Sperling · Zander

Zyklus-Yoga

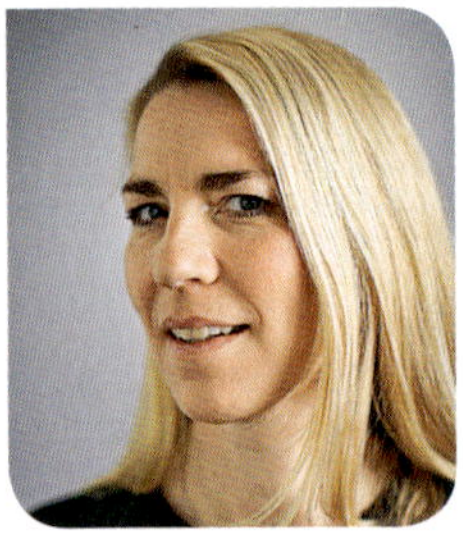

Silja Sperling ist ausgebildete Lehrerin für Vinyasa-Flow-Yoga und Hormonyoga und Shiatsu-Praktikerin. Sie ist Mitbegründerin des Yogastudios »Yoga Elements« in Hamburg. Die Hormonyoga-Therapie-Ausbildung absolvierte sie 2013–2014 bei Dinah Rodrigues; seitdem gibt sie Hormonyoga-Workshops und Hormonyoga-Einführungen als Personal Training. Ulrike Zander und Silja Sperling entwickelten durch ihre Unterrichtserfahrungen »Yoga für die Hormon Balance«. Mehr unter: www.yogaelements.org und www.hormonyoga-hamburg.de

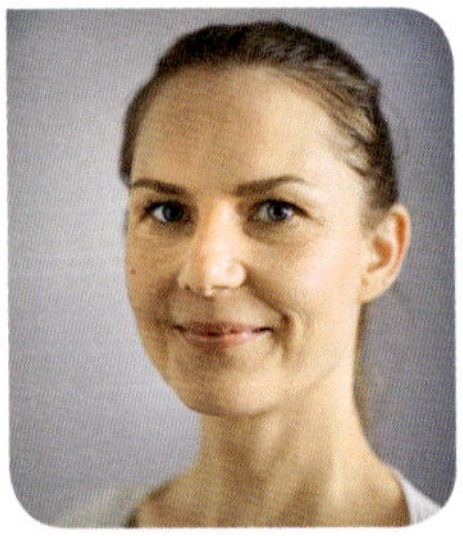

Ulrike Zander ist zertifizierte Yoga-Lehrerin (Vinyasa, Hatha, Yin und Hormonyoga). Sie unterrichtet in Hamburg und Paris. Während ihrer Hormonyoga-Ausbildung bei Dinah Rodrigues im Jahre 2014 lernte sie Silja Sperling kennen. Durch mehrjährige Erfahrungen in gemeinsamen Workshops ergab sich ein fruchtbarer Austausch, aus dem »Yoga für die Hormon Balance« entstand. Mehr unter: www.yogaelements.org, www.hormonyoga-hamburg.de und www.paris-hamburg.yoga

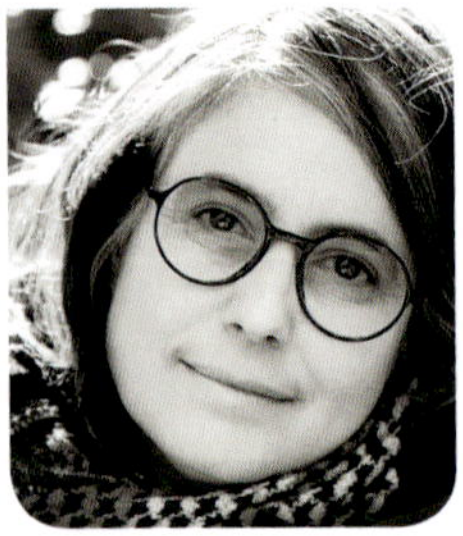

Karolin Lankreijer ist Heilpraktikerin. Sie lebt und arbeitet in Hamburg, wo sie seit 2001 ihre Praxis führt. Einer ihrer Schwerpunkte ist die Behandlung von »Frauenkrankheiten«. Neben Akupunktur und Massage befasst sie sich intensiv mit der Erforschung westlicher Kräuter zur Erhaltung der weiblichen Gesundheit. Weitere Informationen findest du unter: www.karolin-lankreijer.com und www.hoerbs.de

Silja Sperling · Ulrike Zander

Zyklus-Yoga

Asanas für die Hormon-Balance. Menstruationsbeschwerden, Kinderwunsch, PMS, PCOS

Unter Mitarbeit von Karolin Lankreijer

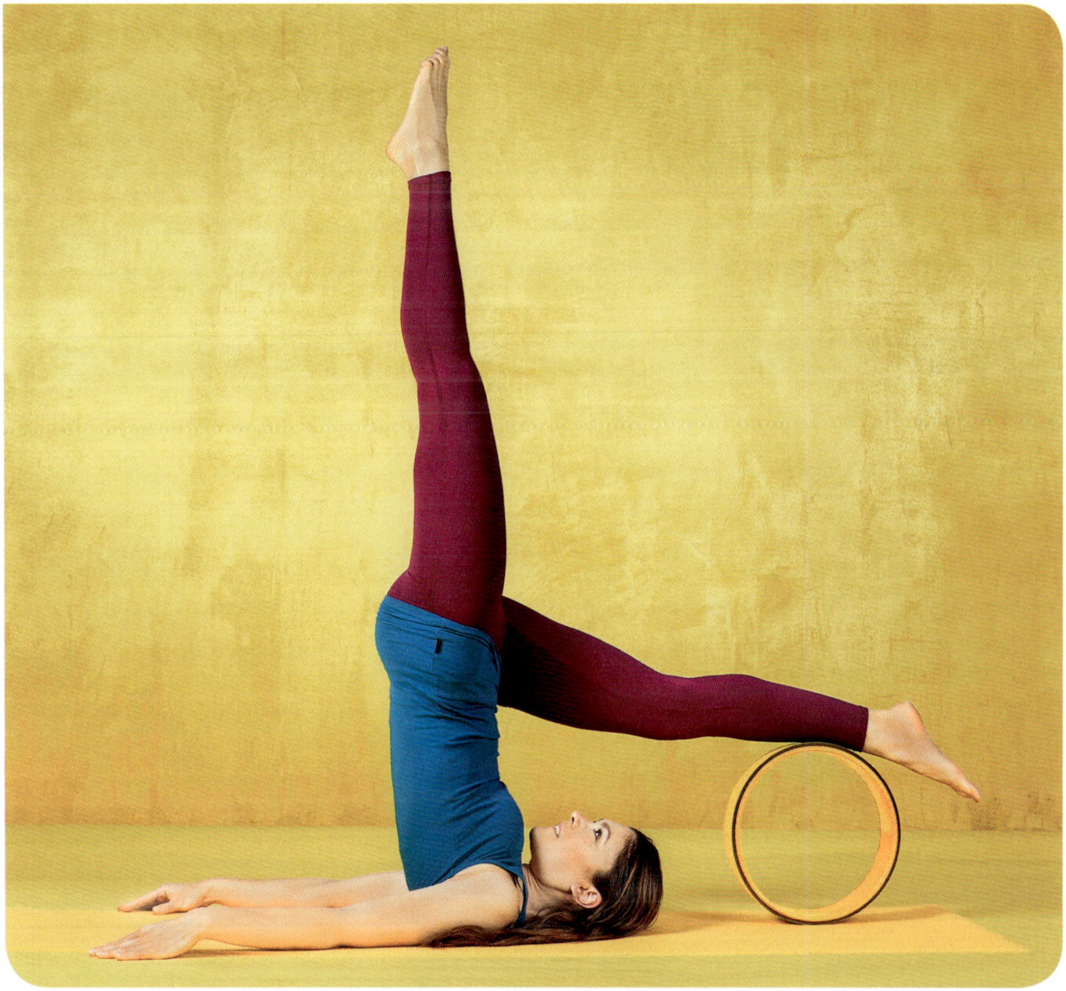

TRIAS

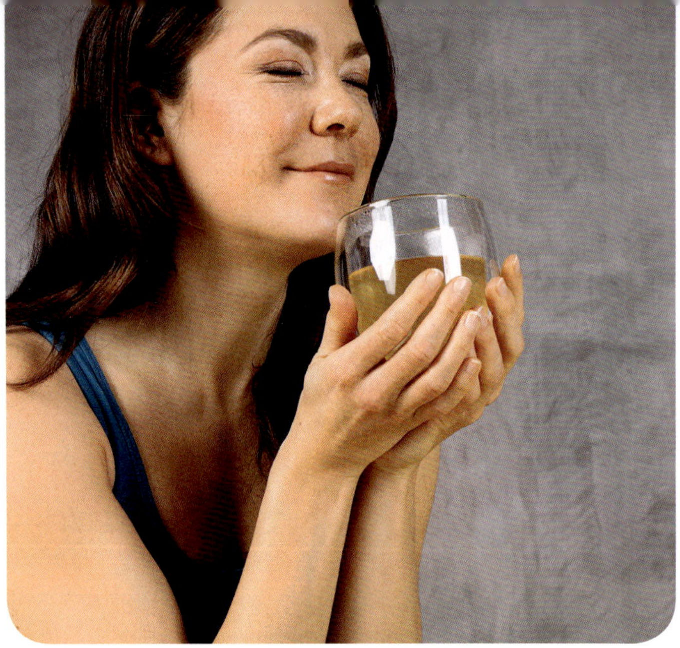

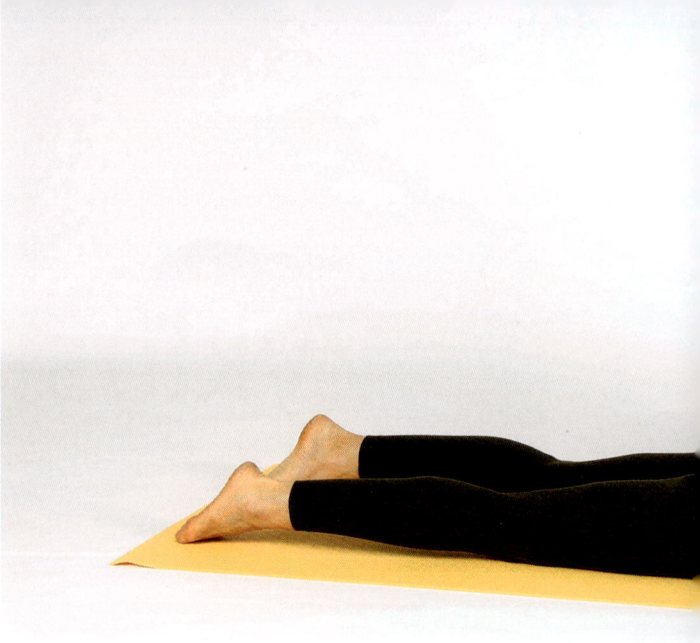

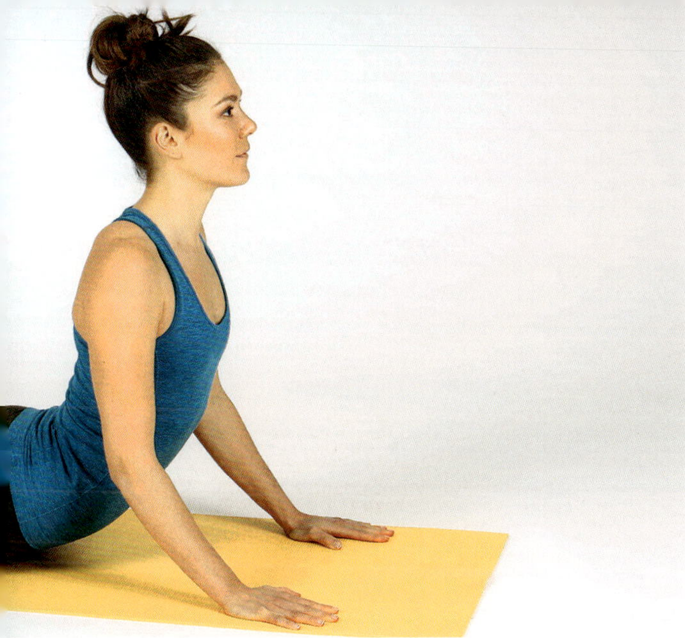

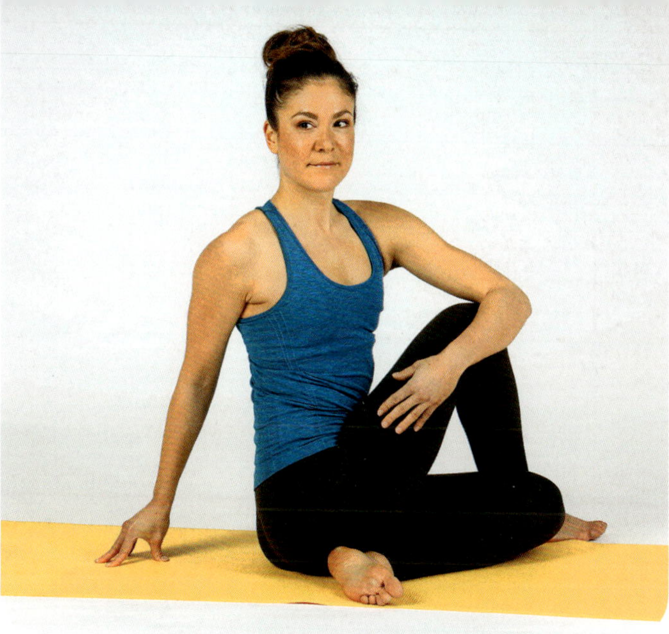

6

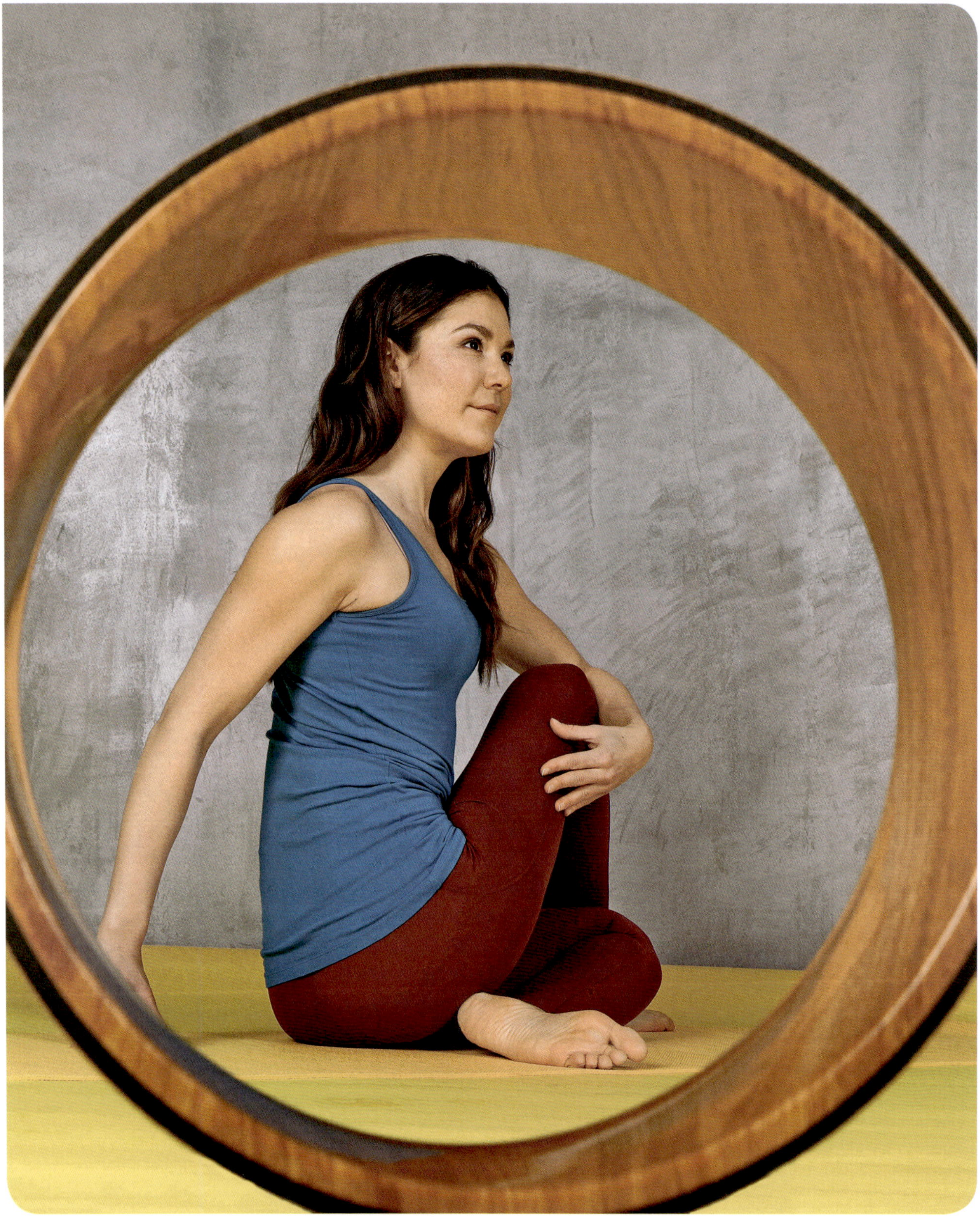

Mit Zyklus-Yoga gegen hormonelle Beschwerden

Leidest du unter Stimmungsschwankungen, Bauchschmerzen, Hautproblemen, Einschlafstörungen oder irgendwelchen anderen hormonellen Beschwerden? Oder hast du einen Kinderwunsch und es will noch nicht klappen? Dann ist dieses Buch genau richtig für dich, egal in welcher Lebensphase du dich gerade befindest.

Die Grundlage für die Gesundheit und das Wohlbefinden einer Frau ist u.a. ein harmonischer Zyklus. Die Weiblichkeit ist durch Pubertät, Schwangerschaft, Geburt und Wechseljahre, aber auch durch die monatlichen Menstruationszyklen ganz besonders geprägt von stetigen Wandlungsphasen.

Hormonelle Ungleichgewichte zeigen sich zum Beispiel durch Menstruationsbeschwerden, Stimmungsschwankungen, unerfüllten Kinderwunsch oder PCOS (polyzystisches Ovarialsyndrom) und geben uns so Hinweise auf körperliche oder seelische Themen, die angeschaut werden wollen. Wenn wir nicht gut zuhören, werden diese Themen immer lauter und größer, bis sie nicht mehr zu ignorieren sind. Aber hormonelle Beschwerden müssen und sollten nicht einfach ertragen werden, sondern du kannst ganz aktiv etwas dagegen tun: Durch einen achtsamen Lebensstil in Kombination mit gezielten Yogaübungen lassen sich durchaus positive Veränderungen bewirken. Du kannst dieses Buch allerdings auch ohne Beschwerden für dich nutzen, um deine Weiblichkeit, Vitalität und Fruchtbarkeit zu unterstützen.

Was hat uns zum Hormon-Yoga geführt?

Seit ihrer Jugend plagte Silja sich mit sehr belastenden prämenstruellen Symptomen (depressiven Verstimmungen, Erschöpfung und starken Regelschmerzen) herum, die ihre Lebensqualität bis zu zwei Wochen pro Monat erheblich beeinträchtigten. Die Ärzte konnten ihr dabei nicht wirklich helfen. Daher probierte sie alle erdenklichen alternativen Heilmethoden aus, kam aber erst durch eine konsequent regelmäßige Hormon-Yoga-Übungspraxis zu einem wirklich positiven Ergebnis und konnte ihre Beschwerden um bis zu 70 Prozent lindern. Zudem fühlte sie sich insgesamt ausgeglichener und energiereicher; die Haare gewannen an Glanz und die Haut wurde reiner. Das Ergebnis war für sie so überzeugend, dass sie diese Yogaform unbedingt weitergeben wollte. Ein paar Jahre später lernte sie zusätzlich die heilende Wirkung der Pawanmuktasana-Serie und die Tibetische Hormongymnastik kennen und sehr zu schätzen.

Ulrike kam ohne akute Beschwerden vorwiegend aus Neugierde zum Hormon-Yoga. Aber auch sie hatte in der Vergangenheit mit starken hormonellen Ungleichgewichten zu tun, angefangen mit einem weitgehend willkürlichen Zyklus, der sehr spät eingesetzt hatte und erst nach ihrer dritten Schwangerschaft und der anschließenden Stillzeit regelmäßig wurde. Drei Jahre nach der Geburt ihres ersten Kindes wurden bei ihr Zysten in den Eierstöcken festgestellt; die darauffolgende Hormonbehandlung ließ die Zysten verschwinden, aber brachte ihre Hormone zunächst völlig aus dem Gleichgewicht. Hormon-Yoga hätte ihr sicher damals schon helfen können, denn auch ohne aktuelle Beschwerden verbessert regelmäßiges Üben von Hormon-Yoga und Tibetischer Hormongymnastik ihr Wohlbefinden und verschafft ihr gute Laune.

Zwei Frauen, zwei unterschiedliche Geschichten individueller Hormon-Dysbalancen. Im Sommer 2014 kreuzten sich die Wege von Ulrike und Silja »zufällig« bei einer Hormon-Yoga-Therapie-Ausbildung von Dinah Rodrigues. Die inzwischen über 90 Jahre alte Dame hat das Konzept der Hormon-Yoga-Therapie zu Beginn der 1990er Jahre entwickelt und weltweit bekannt gemacht. [1]

Wir waren damals schon ausgebildete Yogalehrerinnen und hatten eine langjährige Yogapraxis. Seitdem geben wir Hormon-Yoga-Workshops und Personal-Trainings und treffen jedes Mal auf ganz unterschiedliche Frauen, die alle ihre eigenen, hormonellen Ungleichgewichten entspringenden Beschwerden und unterschiedliche körperliche, private und auch zeitliche Voraussetzungen mitbringen. Von diesen Unterrichtserfahrungen und unserer eigenen Übungspraxis haben wir uns inspirieren lassen und ein effektives, schnell zu erlernendes System entwickelt. Die Übungen sind leicht durchführbar und wurden »Yoga für die Hormon-Balance« getauft.

Wir kombinieren spezifische Atem- und Energielenkungstechniken (angelehnt an Dinah Rodrigues' »Hormon-Yoga-Therapie«) mit verschiedenen Yogahaltungen, der Tibetischen Hormongymnastik (von Olga Orlova) und den Makko-Ho-Meridian-Dehnübungen (von Shizuto Masunaga) sowie Yoga Nidra (von Satyananda Saraswati). Dabei wird die Energie im Körper gezielt zum Fließen gebracht, was alle Hormondrüsen sowie das Verdauungssystem anregt.

Unser Ziel ist es, konkrete Übungsanleitungen zu geben, kombiniert mit Hintergrundwissen und Ernährungstipps auf einer ganzheitlichen Grundlage. Denn bei Yoga geht es immer um Verbindung und Ganzheit. Wir möchten dich dazu anregen, in deinen Körper hineinzuspüren: Dein Körper ist weise und macht dich mit seinen Symptomen darauf aufmerksam, an welcher Stelle er mehr Balance braucht.

Unser Leben als Frau ist eng mit dem weiblichen Zyklus verbunden. Je mehr wir lernen, die unterschiedlichen Phasen unseres Zyklus zu verstehen und anzunehmen, desto besser können wir körperlich und seelisch im Einklang sein. Das gilt auch für einschneidende Ereignisse in unserem Leben als Frau: Schwangerschaft und Wechseljahre. Besonders dann ist Annehmen und in gewissem Sinne auch »Geschehen-Lassen« wichtig – und unser Körper zeigt uns genau, was er braucht.

Letztlich geht es aber um das Sein: Frau-Sein, Weiblichkeit, um die urweibliche Kraft, die uns unser ganzes Leben lang begleitet, auch jenseits der Wechseljahre. Lassen wir uns darauf ein, unserem Körper richtig zuzuhören.

Wie ist dieses Buch aufgebaut?

Im ersten Teil geht es um ein bisschen Theorie. Kurz und knapp, in vereinfachter Form stellen wir das in Wirklichkeit sehr komplexe Zusammenspiel der Hormone dar und erklären, was passiert, wenn es nicht mehr so funktioniert, wie es soll. Ein allgemeiner Störfaktor kann dabei sehr mächtig sein: Stress. Deshalb widmen wir ihm ein eigenes Kapitel und zeigen Möglichkeiten auf, mit ihm umzugehen und ihn bestmöglich zu bewältigen. Auch der weibliche Zyklus wird in diesem Teil beschrieben. Wobei es uns wichtig ist, über das rein medizinisch-biologische Wissen hinauszugehen und diese Phasen auch aus der Perspektive der Gefühle, der inneren Wahrnehmung und in gewisser Hinsicht auch der Spiritualität zu behandeln.

Der zweite Teil ist der Kern dieses Buches: Hier geht es um die Praxis. Du bekommst genaue Anleitungen für die Asanas, die in den spezifischen Übungsreihen im dritten Teil des Buches vorkommen. Damit du die Erfolge deiner Übungspraxis überprüfen kannst, haben wir einen detaillierten Fragebogen zu Beschwerdebildern und allgemeinem Wohlbefinden und einen Übungskalender (Seite 110) beigefügt. Beide können dich bei deiner Praxis systematisch und motivierend begleiten.

Im dritten Teil geben wir dann allgemeine Anregungen für die hormonelle Balance und gehen auf einzelne Beschwerdebilder ein. Dazu zeigen wir dir jeweils eine Übungsreihe, die dabei besonders effektiv sein kann. Außerdem findest du Empfehlungen zu Lebensstil, Ernährung und Nahrungsergänzungsmitteln, zum Beispiel aus Ayurveda und Kräuterheilkunde.

Wie kannst du dieses Buch nutzen?

Das Buch kann chronologisch gelesen werden. So machst du dich zunächst mit dem theoretischen Basiswissen vertraut, bevor du zum praktischen Übungsteil übergehst. Am Ende erhältst du noch Infos zu den einzelnen Beschwerden.

Oder du springst gleich zu den Yogasequenzen und beginnst direkt mit der Praxis. Die Übungsreihen sind so konzipiert und jede einzelne Übung so detailliert erklärt, dass du diese auch ohne Kenntnis des ersten Teils effektiv üben kannst. Falls dennoch Fragen zu Begriffen und Zusammenhängen aufkommen, hast du die Möglichkeit, einfach zurückzublättern und nachzulesen.

Zur Vertiefung deiner Übungspraxis empfehlen wir dir, begleitend zum Buch unsere Übungsreihen als Video und die Endentspannungen als MP3 unter www.hormonyoga-hamburg.de zu erwerben und herunterzuladen oder unsere Workshops zu besuchen.

Gut zu wissen

Dieses Buch ist in erster Linie informativ, es soll aufzeigen, wie du für dich selbst sorgen und deinen Hormonhaushalt in Balance bringen kannst. Es ersetzt in keinem Fall eine ärztliche Diagnose und Therapie. Die Anwendung der Tipps und Methoden sowie das Praktizieren der Übungsreihen geschehen in eigener Verantwortung.

Karolin Langkreijer danken wir für ihre Mitarbeit an den Kapiteln »Die Hormondrüsen«, »Die Zyklen der Frau« und »Hormonell regulierende Pflanzen«.

Und nun wünschen wir dir ein angenehmes Leseerlebnis und viel Spaß und Erfolg beim Üben!

Silja Sperling und Ulrike Zander

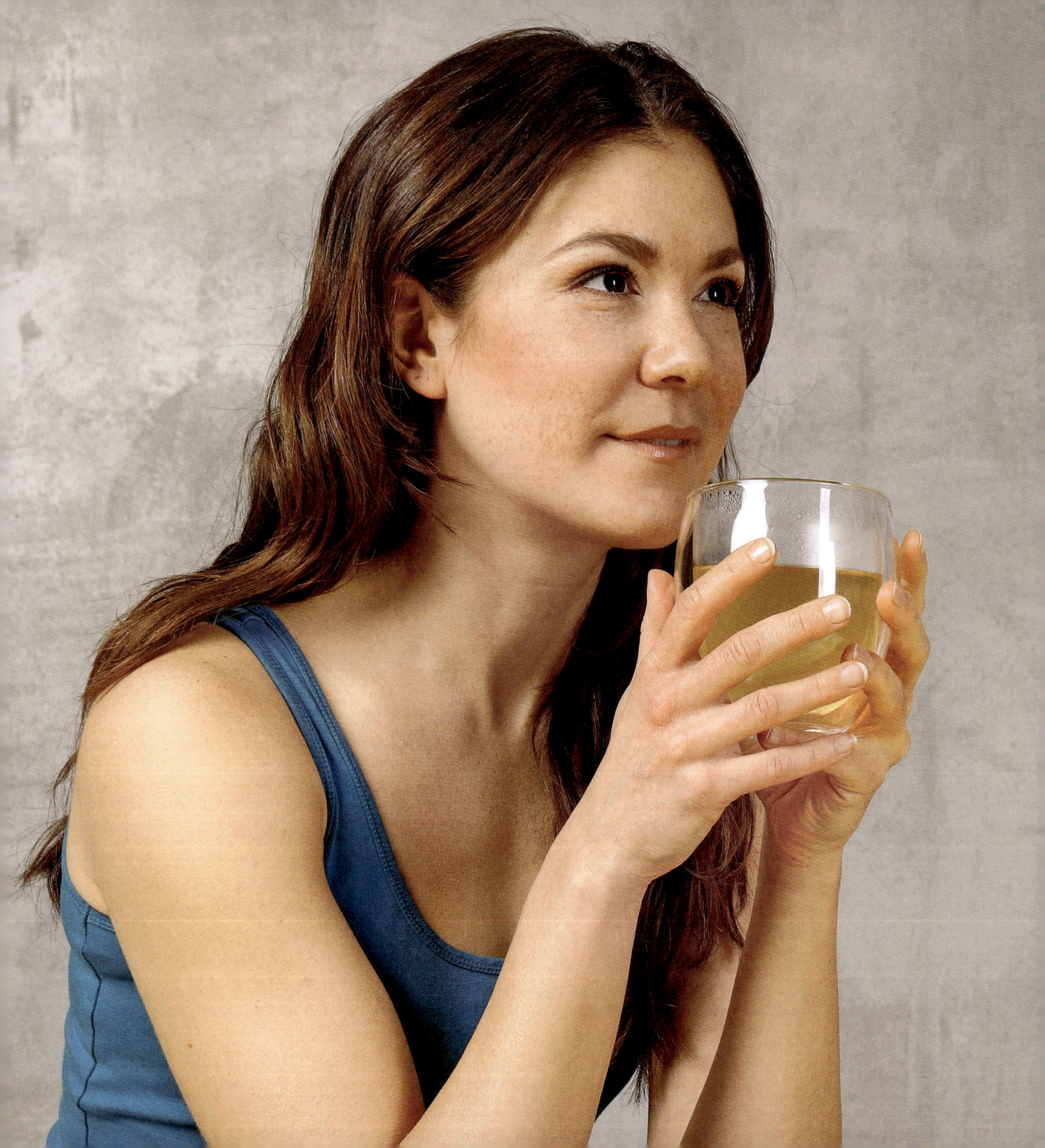

Hormone und Zyklen – wie hängt das zusammen?

Wenn wir uns wohlfühlen, sind unsere Hormone im Gleichgewicht. Bei großen hormonellen Umstellungen wie in der Pubertät, aber auch während der Wechseljahre muss sich der Körper neu sortieren. Was passiert da genau?

Was du über Hormone wissen solltest

Das Wort »Hormon« kommt aus dem Griechischen und bedeutet so viel wie »antreiben«. Gemeint ist hiermit, dass die Hormone verschiedene Reaktionen und Stoffwechselfunktionen im Körper anregen und deren Arbeit »antreiben«.

Gehirn, Nervensystem und Hormone arbeiten eng als Team miteinander. Waren die Erkenntnisse dieser engen Zusammenarbeit bis vor einigen Jahren noch eher im spirituellen Bereich angesiedelt, finden sie heute u. a. in der Hirnforschung Anerkennung. Inzwischen gibt es Forschungsarbeiten über die Wirkmechanismen alter spiritueller Praktiken und Körperübungen.

Wir schlagen in diesem Buch eine Brücke zwischen Yoga, westlicher Medizin und Frauengesundheit. Dieses Wissen kannst du nutzen, um deine Gesundheit zu erhalten oder sogar zu verbessern. Außerdem kannst du viele Beschwerden, bevor sie sich zu Krankheiten entwickeln, lindern. Durch regelmäßiges Üben können sie sogar ganz verschwinden.

Grundsätzlich wichtig für die Gesundheit sind gutes, gesundes und ausgewogenes Essen und Trinken, Bewegung im Allgemeinen und ein gesundes soziales Umfeld. Gerät einer dieser Faktoren aus dem Lot, hat dies Auswirkungen auf die Lebensqualität und kann im schlimmsten Fall zu Beschwerden und später zu Krankheiten führen. So können auch geringe hormonelle Schwankungen langfristig das komplette Hormonsystem stören. Anders als allgemeine sportliche Betätigung wirkt unser Zyklus-Yoga direkt auf die Hormondrüsen des Körpers. Durch spezielle Kompression und Dehnung der Drüsen in Verbindung mit einer massierenden Bauchatmung und einer gezielten Energielenkungstechnik wird Energie im Körper zum Fließen gebracht und die Ausschüttung der Hormone harmonisiert.

Die Hormondrüsen

Hormondrüsen sind endokrine Drüsen, d. h., sie sondern die produzierten Hormone direkt ins Blut ab. Über das Blut werden so Informationen an Organe und Körperteile gesendet, um dort wichtige Lebensprozesse einzuleiten. Welche Hormondrüsen gibt es, wo befinden sie sich und welches sind ihre Aufgaben? Damit wollen wir uns im Folgenden beschäftigen. [2]

Der Hypothalamus

Das Wort »Hypothalamus« kommt aus dem Griechischen und bedeutet »unter dem Thalamus«. Der Hypothalamus ist allen Hormondrüsen übergeordnet, er repräsentiert das Sahasrara Chakra oder Kronenchakra.

Der Thalamus wird als Sehhügel bezeichnet. Er ist *das* Koordinationszentrum für unsere Empfindungen, zum Beispiel Schmerz, Temperatur, Gleichgewicht, Geschmacksempfinden, aber auch deren Ausdruck auf der Gefühlsebene wie das Empfinden von Lust oder auch Unlust. Aus diesem Grund wird er auch »Tor des Bewusstseins« genannt.

Am Thalamus hängt der Hypothalamus, zu dessen Aufgaben die Regulierung unseres Fett- und Wasserhaushalts sowie unser Wärmeausgleich gehören. Im Hypothalamus werden aber vor allem Hormone gebildet, die andere im Körper sitzende Drüsen anregen oder auch hemmen, ihre organspezifischen Hormone auszuschütten (Releasing- und Inhibiting-Hormone). Damit das alles reibungslos abläuft, müssen die Drüsen gut miteinander verbunden sein und permanent miteinander kommunizieren. Hierfür ist der Hypothalamus die oberste Kontrollinstanz.

Die Hypophyse

Die Hypophyse symbolisiert das Ajna Chakra oder das Dritte Auge. Sie sitzt direkt unter dem Hypothalamus und ist mit ihm über den Hypophysenstiel verbunden. Vielleicht kennst du sie auch unter dem Namen »Hirnanhangsdrüse«. Sie wird direkt vom Hypothalamus gesteuert und ist sozusagen sein Sprachrohr. Durch seine Hormone regt er die Hypophyse an, ihre organspezifischen Hormone zu bilden und somit Arbeitsaufträge an weiter unten im Körper gelegene Hormondrüsen weiterzuleiten.

Die Hypophyse ist so groß wie eine Bohne und wiegt nur etwa ein Gramm. Sie hat zwei Teile: die Adenohypophyse und die Neurohypophyse.

Hormone, die in der Adenohypophyse gebildet werden und andere Drüsen stimulieren, sind:

- FSH, das follikelstimulierende Hormon: regt die Follikel an, Östrogen zu bilden, und stimuliert den Follikel (die Eihülle), vollständig auszureifen.
- LH, das luteinisierende Hormon: stimuliert die Eierstöcke und löst das Springen der Eihülle, also den Eisprung, aus.
- TSH: ist das die Schilddrüse (Thyroidea) stimulierende Hormon.

Außerdem produziert sie:

- Somatotropin: stimuliert das Knochenwachstum und den Stoffwechsel.
- Prolactin: ist verantwortlich für die Milchbildung.
- ACTH: stimuliert die Nebennierenrinde zur Ausschüttung von Cortisol.
- LPH (Lipotropin): regt den Fettstoffwechsel an.
- Endorphine (Glückshormone): beeinflussen unsere Schmerzrezeptoren.

In der Neurohypophyse wird u. a. das Oxytocin gebildet, das als Bindungshormon gilt. Während der Geburt eines Kindes werden große Mengen dieses Hormons freigesetzt und leisten einen wichtigen Beitrag zur unendlichen Mutterliebe, die wir Frauen empfinden. Abgesehen von der Bindung zu anderen Lebewesen stärkt das Hormon allgemein unsere »Anbindungsfähigkeit«. Es stärkt unser Selbstvertrauen und unser »Gottvertrauen«, sozusagen die Anbindung an »oben«. Hypothalamus und Hypophyse werden nicht umsonst als das Dritte Auge bezeichnet.

Die Schilddrüse

Die Schilddrüse ist das wichtigste Ausdruckszentrum des Menschen. Mit ihrem Sitz im Vishuddi Chakra bzw. Kehlchakra können wir sie auch als das »Sprachrohr« des Menschen bezeichnen. Sie wird ebenfalls in zwei Teile gegliedert: die Schilddrüse und die Nebenschilddrüsen. Beide produzieren Hormone mit vielfältigen Funktionen.

Die Schilddrüse schüttet die Hormone Thyroxin (T_4) und Trijodthyronin (T_3) aus. Diese jodhaltigen Hormone regulieren unseren Energiehaushalt. Dieser Regelkreis, das Ansteigen und Absinken der Hormone, wird eng von Hypothalamus und Hypophyse überwacht und durch deren Hormone wiederum kontrolliert.

Damit verbundene Fragen sind: Wie viel Energie verbrauchen wir wofür? Fühlen wir uns müde und ausgelaugt? Können wir das auch zum Ausdruck bringen? Haben wir eine gute Balance von Aktion und Entspannung in unserem Leben?

Als Nebenschilddrüsen werden vier linsengroße Drüsen bezeichnet, die an der Oberfläche der Schilddrüse liegen. Hier werden Calcitonin und das Parathormon gebildet. Calcitonin verringert den Kalziumanteil im Blut, das Parathormon dagegen erhöht ihn, indem es vermehrt Kalzium aus unserer Nahrung im Darm löst. Ein gutes Zusammenspiel dieser beiden beeinflusst die Dichte unserer Knochen und Zähne, unsere Muskelfunktion und unsere Herztätigkeit.

Hier wird die energetische Schnittstelle zwischen unserem spirituellen Sein und unserem Körper deutlich, zeigt sich doch in unserer Knochendichte unsere eigene Struktur sowie in unserer Muskulatur unsere Lebenskraft.

Schilddrüsenhormone stehen in enger Kommunikation mit unseren Keimdrüsen und unserem Darm. Generell kann man ihre Funktion folgendermaßen umschreiben:

- Sie haben einen großen Einfluss auf unseren gesamten Stoffwechsel und unseren Grundumsatz.
- Sie erhöhen unsere Herzfrequenz.
- Sie fördern unser Wachstum sowie unsere geistige Entwicklung.
- Sie kommunizieren eng mit unserem Nervensystem und haben Einfluss auf unsere Erregungsleitung.
- Sie erhöhen unseren Kalzium- und Phosphatumsatz.

Schilddrüsenüber- oder -unterfunktion?

Folgen einer Schilddrüsenüberfunktion können sein:

- starke Gewichtsabnahme trotz guten Appetits
- Unruhe, Rastlosigkeit, Irritierbarkeit, starke Emotionen
- unregelmäßige oder ausbleibende Menstruation
- Nachtschweiß
- schneller Pulsschlag
- zitternde Augenlider
- Muskelschwäche und -verlust, besonders in den Beinen
- fettige Haut und fettige Haare
- Durchfall

Folgen einer Schilddrüsenunterfunktion können sein:

- aufgedunsenes Gesicht (Myxödeme)
- Gedächtnisprobleme, schlechte Konzentrationsfähigkeit
- Haarausfall oder Haarausdünnung
- Kälteempfindlichkeit
- langsame Verdauung, Verstopfung
- Müdigkeit
- Probleme mit der Zeugungsfähigkeit, Fehlgeburten
- starke und schnelle Gewichtszunahme trotz geringen Appetits
- trockene Haut
- verminderter Sexualtrieb
- verlangsamter Herzschlag, niedriger Blutdruck
- Zyklusunregelmäßigkeiten

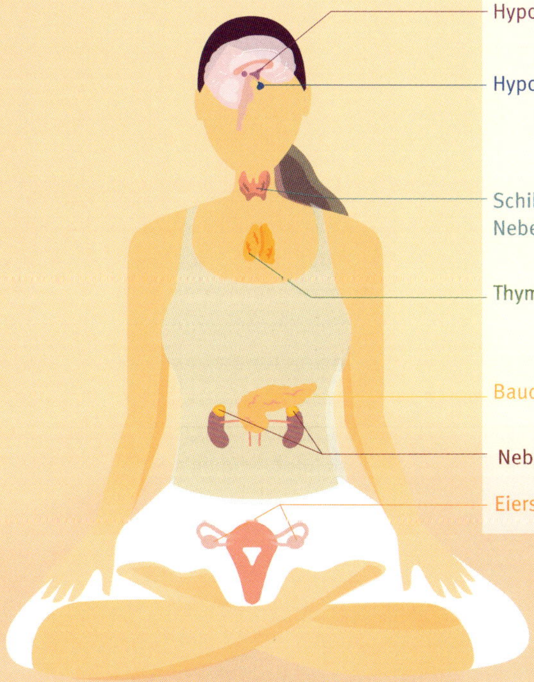

Hormondrüse	Hormon
Hypothalamus	Releasing- und Inhibiting-Hormone
Hypophyse	FSH, LH, TSH, Somatropin, Prolactin, ACTH, LPH, Endorphine, Oxytocin
Schilddrüse, Nebenschilddrüsen	Thyroxin, Trijodthyronin, Calcitonin, Parathormon
Thymusdrüse	aktiviert T-Lymphozyten, die wichtig für unsere Immunabwehr sind
Bauchspeicheldrüse	Insulin, Glucagon
Nebennieren	Testosteron, Cortisol, (Nor-)Adrenalin
Eierstöcke	Östrogen, Progesteron

Die Thymusdrüse

Die Thymusdrüse ist die Drüse, die das Anahata Chakra oder Herzchakra symbolisiert. Sie ist ein wichtiger Bestandteil unserer Immunabwehr und damit unserer Stärke. Nach der Geburt werden die Abwehrzellen des Körpers, die Lymphozyten, im Knochenmark gebildet. Ein Teil der Abwehrzellen reift zu B-Lymphozyten heran und ein anderer Teil zu T-Lymphozyten. Diese T-Lymphozyten werden in der Thymusdrüse aktiviert, bevor sie in ihre weiteren »Trainingslager« ausgesendet werden: in die Mandeln, die Milz, die Lymphknoten und alle weiteren lymphatischen Gewebe im Körper.

Auf der spirituellen Ebene repräsentiert die Thymusdrüse den Sitz des Ichs. Ohne Ich kein Du – das Du steht hier für die Außenwelt. In der Immunabwehr wird entschieden, was körpereigen und was fremd, also von außen, ist.

Im Hinblick auf die immer häufiger auftretenden Autoimmunkrankheiten bedarf die Thymusdrüse also durchaus unserer liebevollen Beachtung, denn bei den sogenannten Autoimmunkrankheiten ist unsere Immunabwehr derart irritiert, dass sie Körpereigenes als fremd wahrnimmt und attackiert. Beispiele hierfür sind Hashimoto, rheumatoide Arthritis, Morbus Crohn.

Die Bauchspeicheldrüse

Die Bauchspeicheldrüse sitzt im Oberbauch und wird dem Manipura Chakra oder Solarplexuschakra zugeordnet. Streng genommen können wir sie nicht als einzelnes Organ betrachten, denn ihre Funktion ist eng mit weiteren an der Verdauung beteiligten Organen verbunden. Ihre engen Mitspieler sind die Gallenblase, die Leber, der Magen und der Dünndarm.

Stress, aber vor allem minderwertige Nahrung machen ihr gehörig zu schaffen. Dabei ist die Informationsflut, der ein moderner Mensch ausgesetzt ist, nicht zu vergessen – denn jegliche Form der Information möchte verdaut werden.

Vereinfacht erklärt ist die Bauchspeicheldrüse an folgenden Prozessen beteiligt:

- Sie produziert die Verdauungsenzyme für unseren Kohlehydrat-, Eiweiß- und Fettstoffwechsel.
- Eine kleine, aber enorm wichtige Gruppe von Zellen in der Bauchspeicheldrüse, die sogenannten Langerhans-Inselzellen, sind für die Hormonproduktion zuständig. Sie schütten zwei Hormone aus, die im besten Fall als Team fantastisch zusammenarbeiten: das Insulin, das den Blutzucker senkt, und das Glucagon, das blutzuckersteigernd wirkt.

Eine nicht funktionierende Bauchspeicheldrüse hat verschiedene Erkrankungen zur Folge. Die wohl bekannteste und zu Recht sehr gefürchtete Erkrankung heißt Diabetes mellitus. Sie entwickelt sich seit Jahren zur Volkskrankheit. Es gibt zwei Typen von Diabetes:

- den angeborenen Diabetes mellitus Typ 1; hier ist die Insulinproduktion gestört.
- den Diabetes mellitus Typ 2, der sich verhindern ließe.

Beim Diabetes Typ 2 haben wir es mit den Folgen von »jahrelangem Schindluder« zu tun: Schlechte Nahrungsmittel mit einem hohen Anteil minderwertiger Kohlenhydrate sowie mangelnde Bewegung sind an erster Stelle zu nennen. Leider wird die Nahrung oft auch regelrecht hinuntergeschlungen statt gut gekaut (wir lieben das altmodische Wort »Mahlzeit«: »Zeit zu mahlen«). Oft genug belasten wir unsere Verdauung zusätzlich mit »schweren Themen«, die bei Tisch besprochen werden – und auch die wollen verdaut werden.

Dabei ist eine gesunde Lebensweise gar nicht schwer: Gute biologische Nahrungsmittel mit vollwertigen Bestandteilen, gut gekaut, in Ruhe verdaut. Dazu ein gesundes Maß an Bewegung – und schon hast du deinem Körper ohne großen Aufwand viel Gutes getan!

Die Eierstöcke

Das Swadhistana Chakra oder Sakralchakra – der »heilige« Ort – ist der Sitz der Eierstöcke, die auch Ovarien genannt werden. Sie sind buchstäblich die körperliche Quelle der Schöpfung. Die Eierstöcke sind Hormondrüsen, in denen die befruchtungsfähigen Eizellen und auch die weiblichen Sexualhormone hergestellt werden. Zum Zeitpunkt der Geburt eines Mädchens sind in ihnen etwa 200 000 Primärfollikel angelegt, potenzielle Kandidaten für ein neues Menschenleben. Im Laufe des Lebens werden sie nach und nach zum Reifen und Wachsen angeregt. In diesen Eizellen wird Östrogen und anteilig auch Progesteron gebildet.

Östrogen stimuliert einerseits die Eireifung, andererseits sendet es Signale an die bereits betrachtete Hypophyse (Seite 13) im Gehirn. Diese wird angeregt, das luteinisierende Hormon (LH) auszuschütten, das für den Eisprung sorgt. Weitere Aufgaben des Östrogens liegen im Aufbau der Gebärmutterschleimhaut und dem Eitransport in den Eierstöcken. Auch unser Knochenwachstum wird vom Östrogen beeinflusst.

»Östrogen« ist der Oberbegriff für drei Unterarten der Östrogene. Alle drei Arten üben eine endokrine Funktion aus und wirken auf den Zellkern jener Zellen, die die Proteinsynthese regulieren:

- Östron stammt aus den Eierstöcken und indirekt aus der Nebenniere. Es gewinnt insbesondere ab der Menopause an Bedeutung.
- Östradiol ist in den fruchtbaren Jahren der Frau reichlich im Körper vorhanden. Es wird in den Eierstöcken und in geringeren Mengen in der Nebenniere erzeugt. In Fettzellen kann außerdem Testosteron in Östradiol umgewandelt werden.
- Östriol wird durch Androsterone synthetisiert. Während der Schwangerschaft ist dieses Hormon reichlich vorhanden.

Progesteron benötigen wir, um die Gebärmutterschleimhaut auf die Einnistung des befruchteten Eis vorzubereiten. Daher wird es in der zweiten Hälfte eines Zyklus ausgeschüttet. Wurde ein Ei befruchtet,

Zu viele oder zu wenige Östrogene?

Folgen eines zu niedrigen Östrogenspiegels können sein:

- depressive Verstimmung
- Hautfalten um den Mund
- Haarausfall
- Hitzewallungen
- Herzklopfen
- häufige Blasenentzündungen
- Inkontinenz
- Kopfschmerzen
- Knochenabbau
- Libido-Verlust
- Müdigkeit
- nächtliches Schwitzen
- depressive Stimmung
- vaginale Trockenheit
- verkürzter Zyklus
- zu viel Bauchfett

Folgen eines zu hohen Östrogenspiegels können sein:

- prämenstruelles Syndrom (PMS), Brustschmerzen
- starke Regelblutungen
- Stimmungsschwankungen
- Scheidenentzündungen
- Überempfindlichkeit
- Wasseransammlungen
- depressive Stimmung
- Zyklusunregelmäßigkeiten
- Zysten
- erhöhte Gefahr von Brustkrebs
- erhöhte Gefahr von Gebärmutterschleimhautkrebs

Einige Symptome können sowohl bei zu viel als auch bei zu wenig Östrogen auftreten, dafür ist das allgemeine Östrogen-Ungleichgewicht verantwortlich.

benötigen wir das Progesteron, um die Schwangerschaft aufrechtzuerhalten. Das ist der Grund für seinen Beinamen »Schwangerschaftshormon«. Ein anderer Name des Progesterons ist »Gelbkörperhormon«. Er deutet schon an, wie es hauptsächlich gebildet wird – nämlich vom Gelbkörper. Der Gelbkörper entsteht nach dem Eisprung aus den Resten des aufgeplatzten Follikels (der Hülle der reifen Eizelle) im Eierstock. Ein kleinerer Teil des Progesterons wird in der innersten Schicht der Nebennierenrinde gebildet, zusammen mit dem Testosteron.

Die vermehrte Ausschüttung des Sexualhormons Progesteron nach dem Eisprung sorgt dafür, dass die Gebärmutterschleimhaut gut durchblutet wird und weiter heranreift, was optimale Bedingungen für die Einnistung einer befruchteten Eizelle schafft.

Die Nebennieren

Die Nebennieren finden ihre Entsprechung im Muladhara Chakra oder Wurzelchakra. In der Medizin alter Kulturen, zum Beispiel in der Traditionellen Chinesischen Medizin (TCM), werden die Nebennieren auch als Sitz der Zeugungskraft angesehen, denn jegliches schöpferische Potenzial ist in ihnen gespeichert. Damit ist sowohl die Zeugung eines Kindes als auch jede andere schöpferische Kraft gemeint. Auch künstlerischer Selbstausdruck findet seinen Ursprung und seine Muße in den Nebennieren. Sie gelten als Basis der Lebenskraft. So verwundert es nicht, dass es im Volksmund heißt: »Etwas geht mir an die Nieren.« Es geht sprichwörtlich »ans Eingemachte«, an unsere Urkraft.

Die Nebennieren sitzen beidseitig auf den Polen der Nieren auf und sind jeweils etwa 12 g schwer. In ihren unterschiedlichen Formen können wir sowohl das weibliche als auch das männliche Potenzial erkennen: Yin und Yang. Die linke Nebenniere ist wie ein Halbmond geformt und repräsentiert die Erde oder auch die Urmutter. Die rechte hingegen hat die Form eines Tetraeders. Ihr wird die Sonne und das Feuer zugeordnet.

In der Pulsdiagnose der TCM wird der Puls beider Nierenseiten an dem jeweiligen Handgelenk gefühlt. Die rechte Seite wird Ming Men, dem »Tor des Lebens«, zugeordnet. Die Kraft ihres Pulses gibt Aufschluss über das schöpferische Potenzial eines Menschen.

Wie vielschichtig und kraftvoll dieses Organ ist, können wir an seinem Aufbau und an der Vielfalt seiner Funktionen gut erkennen.

Zu wenig Progesteron?

Folgen eines Progesteron-Mangels können sein:

- Ausbleiben der Menstruation
- Brustschmerzen vor der Regelblutung (Mastodynie)
- depressive Verstimmungen, Depressionen
- erhöhte Stressempfindlichkeit
- Gewichtszunahme
- Konzentrationsschwäche
- Probleme mit der Fruchtbarkeit, Fehlgeburt
- prämenstruelles Syndrom (PMS)
- psychische Beschwerden
- schmerzhafte Menstruation, Unterbauchschmerzen durch eine starke Uteruskontraktion
- starke, zu häufige oder langanhaltende Menstruationsblutungen
- Zysten, Myome

Die Nebennieren teilen sich in zwei Bereiche: die Nebennierenrinde und das Nebennierenmark.

Die Nebennierenrinde teilt sich in drei Schichten. In der inneren Schicht werden hauptsächlich die sogenannten Androgene gebildet, deren bekanntester Vertreter das

Testosteron ist. Bei Frauen wird in geringen Mengen Testosteron in den Eierstöcken und in der Nebennierenrinde produziert. Es steigert die Libido der Frau, führt aber bei einem Hormonüberschuss zu Zeichen einer allgemeinen Vermännlichung (Virilisierung). Zusätzlich hat Testosteron Wirkungen, die bei Männern und Frauen gleichermaßen auftreten. Testosteron beschleunigt das Längenwachstum von Knochen und beeinflusst die Beschaffenheit der Muskulatur, der Haut und die Funktion der Schweißdrüsen.

In der mittleren Schicht werden die Glukokortikoide gebildet. Hier ist das Cortisol hervorzuheben, das einen engen Bezug zur Leber hat und eine wichtige Rolle in unserem Zuckerstoffwechsel spielt. In Stress- und Notfallsituationen kann durch die Ausschüttung dieses Hormons in Windeseile Energie für Herz und Hirn bereitgestellt werden. Mehr Informationen dazu findest du im Kapitel »Stress und Hormone« (Seite 20).

Weitere Funktionen der mittleren Schicht sind der Eiweiß-, Kohlenhydrat- und Fettstoffwechsel. Vielleicht kennst du das auch: Trotz massiver Anstrengung und Mühe gelingt es dir nicht, deinen Bauchspeck loszuwerden. Bitte denke dann auch an deine Nebennieren. Ursprünglich sicherte es das Überleben, im Kampf diese Reserven für den Moment der Entspannung zu erhalten. Denn nicht immer gab es nach einer Jagd oder einem Kampf ein ordentliches Festmahl. Beim Fehlen eines entsprechenden Ausgleichs (Yoga, Spaziergänge im Wald, Mediation, Ruhephasen), kann es zu einer langandauernden Störung im Hormonsystem kommen. Folgen hiervon sind: Diabetes mellitus, Bluthochdruck, Immunschwäche und Abnahme der Skelettmuskulatur, da zu viel Muskelprotein abgebaut wird.

Die äußere Schicht der Nebennierenrinde erzeugt Hormone für den Mineralstoffwechsel. Deren Aufgabe ist die gleichmäßige Verteilung von Wasser und Salzen in unserem Körper. Als Hauptvertreter ist das blutdruckregulierende Hormon zu nennen.

Das Nebennierenmark produziert streng genommen keine Hormone, sondern Neurotransmitter, die wir oft fälschlich als Stresshormone bezeichnen. Seinen Ursprung hat es im Nervengewebe und seine »Kommunikatoren« (Neurotransmitter) heißen Adrenalin und Noradrenalin. Sie erhöhen bzw. senken die Herzfrequenz und beschleunigen und senken den Puls. Adrenalin reguliert die Blutverteilung im Körper, wäh-

Zu wenig oder zu viel Testosteron?

Folgen eines Testosteron-Mangels können sein:

- Antriebslosigkeit
- Blasenschwäche
- Bluthochdruck
- depressive Verstimmung
- fettige Haut
- Gedächtnisschwäche
- Gewichtszunahme, Fettpolster
- Krampfadern
- mangelndes Selbstwertgefühl
- Muskelschwäche
- Schlafstörungen
- schwaches Bindegewebe, Cellulite
- verminderter Sexualtrieb

Folgen eines zu hohen Testosteronspiegels können sein:

- Akne
- Eierstockzysten
- Haarausfall
- Schmerzen in der Zyklusmitte (Eisprung)
- Reizbarkeit, Wut
- Unfruchtbarkeit
- verstärkte Körper- und Gesichtsbehaarung
- tiefere Stimme

rend Noradrenalin den Druck in den Gefäßen stabil hält.

Stress und Hormone

Die Stressreaktion ist ein natürlicher Bestandteil unseres Lebens und – auch wenn wir sie meist als unangenehm empfinden – erst einmal eine positive Reaktion des Körpers auf Gefahren oder zur Bewältigung von Belastungssituationen. Sobald wir eine Gefahr erkannt haben, sorgt das Gehirn über die sogenannte Stressachse (Hypothalamus-Hypophysen-Nebennieren-Achse, HHN-Achse) dafür, dass genügend Energie mobilisiert wird, um unseren Körper auf Flucht oder Kampf vorzubereiten. Dafür schütten die Nebennieren Adrenalin, Noradrenalin und Cortisol in den Blutkreislauf aus.

Damit steigen Blutdruck und Blutzuckerspiegel, alle Sinne sind aktiviert, der Körper ist in Alarmbereitschaft und auf Höchstleistungen vorbereitet, um die Situation zu bewältigen. Gleichzeitig werden alle anderen Körperfunktionen, die für diese Aktion unwichtig sind, kurzfristig auf Sparflamme gestellt, insbesondere die Verdauung und die Bildung von Sexualhormonen.

Sind wir der Bedrohung entkommen, gibt der Körper das Signal »Gefahr vorbei, du kannst dich jetzt wieder beruhigen und entspannen«. Danach pendelt sich der Hormonspiegel durch den Parasympathikus wieder auf einen Normalzustand ein.

Der Mediziner und Vater der Stressforschung Hans Selye unterscheidet zwischen positivem Stress (»Eustress«) und negativem Stress (»Disstress«). [3] Wenn wir uns kurzfristigem Stress aussetzen, fördern wir sogar unsere Gesundheit langfristig, sind vitaler, ausgeglichener und schlafen besser. Eustress wird als Antriebsmotor verstanden und gibt uns die nötige Motivation und Leistungsfähigkeit, um Herausforderungen mit Konzentration, Kreativität und Schaffensfreude anzunehmen. Die Natur hat uns nur 15 Minuten für eine Stressantwort eingeräumt, in der wir eine unmittelbare Gefahrensituation bewältigen können, da der Energieschub durch die Adrenalinausschüttung gar nicht länger ausreichen würde.

Dagegen können permanente Überlastung und Überreizung durch volle Terminkalender, erhöhten Leistungsdruck, Beziehungsprobleme, Ärger am Arbeitsplatz, den Spagat zwischen Beruf und Familie usw. ungesunden chronischen

Zu viel oder zu wenig Cortisol?

Folgen eines zu niedrigen Cortisol-Spiegels können sein:

- Antriebslosigkeit
- ausgeprägte prämenstruelle Symptome (PMS)
- Erschöpfung, Depression, Burnout
- Traurigkeit

Folgen eines zu hohen Cortisol-Spiegels können sein:

- Angstzustände
- Fetteinlagerungen im Bauchbereich
- Müdigkeit
- Schlafstörungen

Folgen eines Cortisol-Ungleichgewichtes (Störungen im Tageszyklus) können sein:

- anormaler Blutzuckerspiegel, Diabetes
- erhöhter Cholesterinspiegel
- erhöhter Blutdruck
- geringe Stresstoleranz
- Gedächtnisstörungen, Konzentrationsschwierigkeiten
- Infektanfälligkeit
- negative Auswirkungen auf andere Hormonregelkreise
- Osteopenie, Osteoporose
- Verdauungsstörungen
- verzögerte Wundheilung

Stress (Disstress) auslösen und zu dauerhaft erhöhten Adrenalin- und Cortisol-Spiegeln führen. Folgt auf diesen negativen Stress keine regulierende Energieentladung durch Bewegung und Entspannung, kann das gesamte Hormonsystem empfindlich gestört werden. Die natürliche Stressbremse funktioniert dann nicht mehr richtig, unser Stressmechanismus schaukelt sich hoch und die von unserem Gehirn als Gefahr eingestufte Situation kann nicht mehr bewältigt werden. Dauerhaft überlastet das unseren Organismus und verbraucht viel Energie. Die Konsequenz daraus können Schlafstörungen, Depressionen und Störungen des Denkvermögens sein.

Auch andere Hormonregelkreise werden beeinträchtigt, zum Beispiel wird die Produktion von Progesteron und Testosteron durch die Stressachse gehemmt, was sich negativ auf die Libido, den Menstruationszyklus, den Eisprung und somit auch auf die Fruchtbarkeit auswirken kann. Ein dauerhaft erhöhter Cortisol-Spiegel kann das Immunsystem schwächen und häufige Infekte – sogar bis hin zu schweren Krankheiten wie Krebs – begünstigen. Durch einen negativen Einfluss auf den Stoffwechsel können sich leichter Fetteinlagerungen im Bauch bilden. Leidet der Organismus unter einer dauerhaften Störung der Stressachse, kann es sehr lange dauern, bis sich der Mensch wieder vollständig erholen und gesunden kann.

Vom Umgang mit Stress

Um gesund zu bleiben, müssen wir lernen, nachhaltig mit Stress umzugehen. Das gilt besonders für Menschen, die einer längeren und unvermeidbaren Stressbelastung ausgesetzt sind. Dabei ist es wichtig zu wissen, dass jeder anders auf chronischen Stress reagiert.

Neurowissenschaftler vom Max-Planck-Institut für Psychiatrie in München vermuten, dass Menschen mit traumatischen Erlebnissen in der Kindheit, zum Beispiel durch Missbrauch, Gewalt, Krieg oder Naturkatastrophen, Stresshormone schneller und intensiver ausschütten und ein Leben lang anfälliger für eine Störung der Stressachse und somit für Depressionen und Angststörungen sind. [4] Aber auch Veranlagungen oder akut belastende Lebenssituationen, zum Beispiel der Verlust oder die Pflege eines Angehörigen, können Stresskrankheiten begünstigen.

Aber Stress entsteht nicht nur außen, sondern auch innen. Die Stressforschung spricht von einem individuellen »Stress-Thermos-

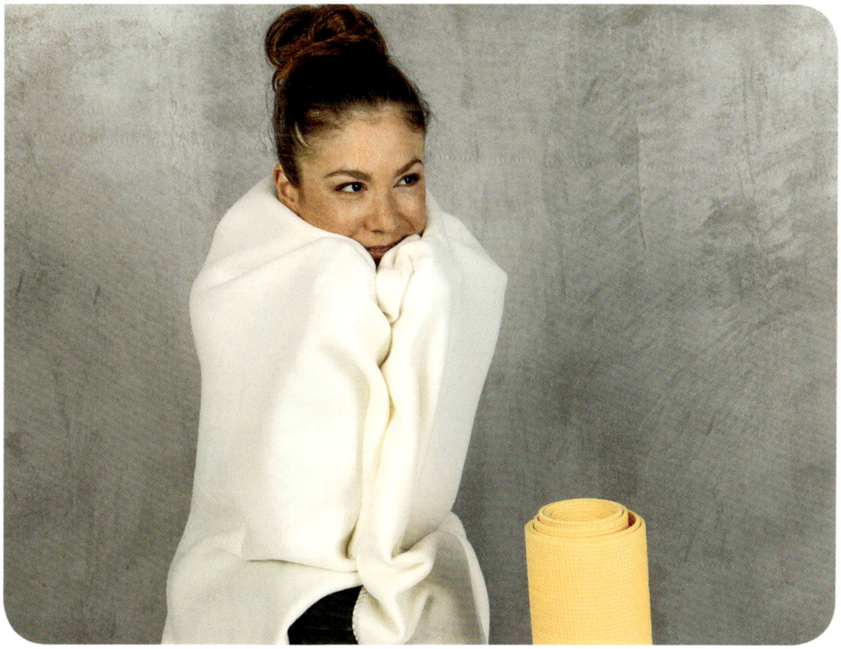

taten«, der entscheidet, welche Herausforderung ein Mensch als optimal und fordernd wahrnimmt und welche ihn überfordert. Dabei ist die eigene Bewertung der Situation entscheidender als die äußere Situation. Ein Gefühl der Bedrohung entsteht, wenn wir denken, dass wir einer Situation nicht gewachsen sind, und unsere Kräfte für zu begrenzt dafür halten. Zum Beispiel, wenn wir »aus jeder Mücke einen Elefanten machen« oder wenn wir »einfach nicht mehr runterkommen«, wir also einen Stressreiz nicht mehr in einer angemessenen Zeit loswerden.

Je nach Selbsteinschätzung und Persönlichkeit ist der »Stress-Thermostat« hoch oder niedrig eingestellt und springt bei entsprechender Belastung an. Es gibt Menschen, die immer neue Herausforderungen oder sogar auch gerne Gefahrensituationen suchen und daraus ihre Energie ziehen, und andere, die mehr Sicherheit und Ruhe brauchen, um aufzutanken. Man geht davon aus, dass 15 Prozent der Menschen besonders resilient, also kaum anfällig für Stress sind, und 15 Prozent der Menschen übermäßig stressanfällig sind.

Zwar fallen die Lösungsansätze für Stressbewältigung sehr individuell aus, aber jeder Mensch braucht regelmäßig Bewegung und Auszeiten, um sich vom Stress zu erholen und um das natürliche Gleichgewicht wiederherzustellen. Leider besteht der Alltag vieler Menschen hauptsächlich aus sitzenden Tätigkeiten und wenig Bewegung. Wir fahren mit dem Auto zur Arbeit, sitzen stundenlang am Schreibtisch und abends bringen wir unser Hormonsystem bei einer spannenden Serie so richtig in Fahrt.

Die gute Nachricht: Ein ausgeglichenes Hormonsystem, das nicht permanent Stresshormone ausschüttet, reguliert sich selbst. Unser Yoga- und Meditationsprogramm zeigt einen effektiven Weg zum hormonellen Gleichgewicht. Aber auch gemäßigter Ausdauersport und die Beschäftigung mit Dingen, die uns Freude bereiten, können unsere Hormone wieder ins Gleichgewicht bringen. Wer also den Tag mit einer Runde Joggen, einer Meditation oder ein paar guten Yogaübungen beginnt, braucht am Abend ziemlich wahrscheinlich weniger vermeintlich »entstressende« Maßnahmen wie Schokolade, Alkohol oder hochspannende Serien.

Die Zyklen der Frau

Unser Leben als Frau wird im Wesentlichen durch zwei Zyklen bestimmt, den Monatszyklus, auch Periode genannt, und den Lebenszyklus von der Pubertät bis nach den Wechseljahren. Sie werden beide durch Hormone gesteuert.

Im Folgenden wollen wir zwei der hormonellen Kreisläufe genauer unter die Lupe nehmen: den monatlichen Hormonzyklus der Frau im gebärfähigen Alter und den hormonellen Zyklus einer Frau zwischen Pubertät und Wechseljahren bzw. dem letztendlichen Ausbleiben der Menstruation in der Menopause.

Der monatliche Zyklus

Die Blutung einer Frau wird auch »Periode« genannt, da sie in periodischen Abständen – etwa alle 28 Tage – wiederkommt. Dieser monatliche Zyklus beginnt mit dem ersten Tag der Menstruation und endet am letzten Tag vor der nächsten Blutung.

Wir können den weiblichen Zyklus in vier Stadien unterteilen:

- Follikelphase
- Eisprung/Zyklusmitte
- prämenstruelle Phase
- Menstruation/Regelblutung

Die Dauer des Zyklus (etwa 28 Tage) schwankt abhängig vom Alter der Frau, ihrer Veranlagung und ihrer Belastung. Bei jungen Frauen in der Pubertät dauert es einige Jahre, bis sich der Körper an die »neuen« Hormone wie Östrogen gewöhnt hat. Er benötigt oft länger für die Follikelphase.

In den Wechseljahren stellt sich die Hormonproduktion erneut um. Auch hier sind Schwankungen in der Länge des Zyklus bis zum Eintreten des eigentlichen Klimakteriums, also dem Versiegen der Menstruation, »normal«.

Follikelphase

Wie bereits erwähnt, beginnt der monatliche Zyklus einer Frau mit dem 1. Tag der Blutung und endet am letzten Tag vor dem erneuten Einsetzen der Menstruation. Der erste Tag der Blutung ist auch der erste Tag der Follikelphase, die bis zum Eisprung andauert. Eine gesunde Menstruation setzt gesunde Follikel voraus.

Die Hypophyse schüttet das follikelstimulierende Hormon FSH aus, ein Ei begibt sich auf die Reise zu einer eventuellen Befruchtung. Das dauert zwischen 7 und 21 Tage.

Je älter eine Frau ist, desto mehr FSH produziert ihr Körper, was eine tendenziell verkürzte Follikelphase zur Folge haben kann. Demgegenüber haben junge Frauen oft noch einen sehr niedrigen FSH-Spiegel, weshalb diese Phase dementsprechend länger ausfallen kann. So erklärt sich diese relativ große Zeitspanne.

Das FSH regt die Eierstöcke an, den Östrogenspiegel weiter ansteigen zu lassen. Dadurch wird die Gebärmutterschleimhaut auf eine Schwangerschaft vorbereitet. Sie wird dick und saftig und das Ei kann sich, wurde es befruchtet, problemlos einnisten.

Aufbruch und Innovation Mit dem Einsetzen der Menstruation fühlen sich viele Frauen erst einmal erleichtert, das Energielevel sinkt für die ersten ein, zwei Tage etwas ab. Ab dem 3. oder 4. Zyklustag folgt meist ein kleiner Energieschub durch die Erhöhung des Östrogenspiegels. Frauen fühlen sich in diesen Tagen flexibel, leicht und mühelos. Sie sind besonders nach außen gerichtet, Kommunikationsfreude und Kreativität halten Einzug. Jedoch ist es auch eine Zeit der Stressanfälligkeit. Deshalb ist es wichtig, sich in dieser Phase nicht zu übernehmen, sondern die vorhandene Energie achtsam einzusetzen, um Ideen und Strategien zu entwickeln und Kontakte zu knüpfen.

Eisprung

Die reifenden Eibläschen schwellen auf ihrem Weg zum Eileiter an. Wenn das erste, manchmal auch zwei den Eileiter erreichen, wird das luteinisierende Hormon (LH) ausgeschüttet. Dadurch platzt die Eihülle und das Ei bricht aus den Eierstöcken und springt in den Eileiter. Viele Frauen erleben diesen Sprung als Ziehen im Becken.

Durchschnittlich ist der Tag des Eisprungs um den 14. Tag des Zyklus herum, also etwa 14 Tage nach dem 1. Tag der Blutung.

Effizienz, Erotik, Empfängnis In dieser Phase sind Frauen kraftvoll, zielgerichtet und belastungsfähig. Sie können sich gut durchsetzen, sind empfänglich und entwickeln eine besonders erotische Anziehungskraft. Neben der Ausschüttung des Progesterons steigt um den Eisprung herum bei Frauen auch der Testosteronspiegel. Evolutionäres Ziel des Körpers ist es, in der fruchtbaren Zeit einen Geschlechtsverkehr herbeizuführen. Deshalb steigt die Lust deutlich an und die Frauen fühlen sich energiegeladen.

Prämenstruelle Phase

Der leere Follikel, der nach dem Eisprung im Eierstock verbleibt, wird in den sogenannten Gelbkörper umgewandelt. Er bildet das Hormon Progesteron, das gemeinsam mit Östrogen die Gebärmutterschleimhaut optimal vorbereitet, damit sich im Fall der Fälle eine befruchtete Eizelle einnisten kann.

Diese Verwandlung ist ein kleines Wunderwerk, dessen Gelingen von vielen verschiedenen Faktoren abhängig ist. So haben die Gesundheit der Schilddrüse und auch der Bauchspeicheldrüse großen Einfluss auf den reibungslosen Ablauf. Ebenso muss der Körper gut mit Nährstoffen wie Magnesium, B-Vitaminen, Vitamin D, Zink, Jod und Selen versorgt sein.

Findet keine Befruchtung statt, bildet sich der Gelbkörper wieder zurück und die Progesteron- und Östrogenkonzentration fällt ab. Die Erhaltung der Gebärmutterschleimhaut ist nun nicht mehr möglich; sie wird mit der Menstruationsblutung abgestoßen.

Intuition, Rückzug und Geborgenheit Die prämenstruelle Phase wird von dem Bedürfnis nach mehr Ruhe und Geborgenheit dominiert. Der Kontakt zur inneren Stimme ist jetzt bei einigen Frauen am intensivsten. Durch die beruhigende Wirkung von Progesteron ist das Energieniveau in der zweiten Hälfte dieser Phase eher gedämpft und es treten oft prämenstruelle Symptome (PMS) auf. Wenn in dieser Phase keine Zeit für Ruhe und Rückzug ist, sondern eher ein stressiger, nach außen gerichteter Alltag vorherrscht, kann das die prämenstruellen Symptome verstärken. Körper und Seele versuchen jetzt, in irgendeiner Form unterdrückte Bedürfnisse, Gefühle oder Sehnsüchte zum Ausdruck zu bringen, die im restlichen Monat durch die Schnelligkeit des Alltags gerne verdrängt werden. In dieser Zeit ist es gut, sich zu entspannen, sich selbst liebevolle Aufmerksamkeit zu schenken und diese Orientierung nach innen freundlich anzunehmen, anstatt sie negativ zu bewerten. Spaziergänge an der frischen Luft und sanfter Sport tun jetzt besonders gut.

Hormone und Gebärmutterschleimhaut verändern sich im Laufe des Zyklus.

Menstruation

Wenn bis hierhin alles einwandfrei verlief, sollte die Gebärmutterschleimhaut nun eine »gesunde Struktur« haben. Sie sollte nicht zu dick oder dünn sein, keine Entzündungen aufweisen und sich leicht lösen können.

Während der Ablösung der Gebärmutterschleimhaut werden blutverdünnende Substanzen freigesetzt, sodass alle Bestandteile den Körper leicht verlassen können. Die Menstruationsflüssigkeit besteht aus Blut, Gebärmutterschleimhaut, Zervixschleim und vaginalem Sekret und hat in der Regel eine rötlich braune Farbe. Die Blutung sollte zwischen zwei und sieben Tage andauern.

Der erste Tag dieser Blutung ist der erste Tag der Follikelphase und

Der weibliche Zyklus

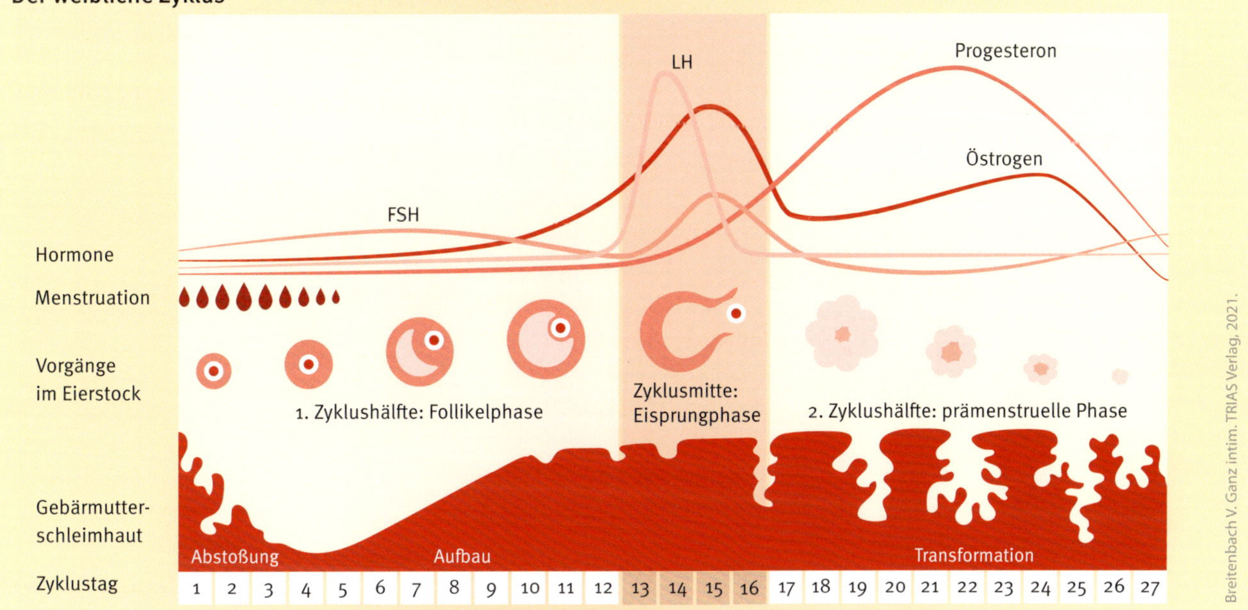

die nächste Generation Eibläschen macht sich auf die letzte Etappe ihrer Reise.

Schutz und Reinigung Jetzt tut es besonders gut, sich Zeit zu nehmen, um neue Kraft zu tanken. Man kann die Menstruation als Reinigungsprozess verstehen, eine Zeit, um Altes loszulassen und Platz für Neues zu schaffen.

Der weibliche Zyklus auf das Leben gesehen

Pubertät und Wechseljahre sind im Leben einer Frau Zeiten der Umstellung. Es sind Zeiten der Wandlung, der natürlichen, gesunden Entwicklung nach vorn. Dieser Prozess muss als Teil des Lebens gesehen werden. Er geschieht weder auf Knopfdruck, noch findet er bei jeder Frau im exakt gleichen Alter statt.

Die Pubertät

Mit der Pubertät beginnt sich der Hormonhaushalt eines Mädchens umzustellen, es entwickelt sich vom Mädchen zur Frau. Dieser Prozess findet zwischen dem 9. und 16. Lebensjahr statt und benötigt wie auch die Wechseljahre Zeit, um sich langsam aufzubauen und dann in einen regelmäßigen periodischen Monatszyklus überzugehen. In den Wechseljahren kehrt sich der Prozess dann um: vom Wechselstrom zum Gleichstrom, wie die bekannte amerikanische Gynäkologin Christiane Northrup schreibt. [5]

Zurück zu den Mädchen. Über Hypothalamus und Hypophyse signalisiert der Körper den Ovarien, vermehrt Östrogen, genauer gesagt Östradiol (Seite 17), auszuschütten. Den Impuls bekommen sie, sobald das Mädchen eine gewisse Körpergröße und ein entsprechendes Gewicht erreicht hat.

Die erste Blutung eines Mädchens wird als Menarche bezeichnet. Oft hat die Östrogenproduktion noch nicht für einen »echten« Eisprung ausgereicht, jedoch bereitet sich der Körper Schritt für Schritt auf eine mögliche Schwangerschaft vor. Nach einiger Zeit pendeln sich die Hormone auf ein gutes Niveau ein. Das Ei kann springen, der Zyklus ist in dieser Zeit oft noch unregelmäßig. Bis es zu einem regelmäßigen Zyklus kommt, kann es Jahre dauern, handelt es sich hierbei doch um eine große Umstellung.

Gleichzeitig mit dem Einschießen der weiblichen Geschlechtshormone verändern sich der Körperbau und die Körperform der jungen Frauen. Die Brüste beginnen zu sprießen und die weiblichen Rundungen beginnen sich zu formen. Die Mädchen verlieren ihre knabenhafte Silhouette.

Während der Pubertät zeigt sich deutlich der Zusammenhang zwischen Hormonen, Emotionen und körperlichen Symptomen. Auf der körperlichen Ebene erleben die jungen Mädchen oft eine Instabilität des Kreislaufs, sie erröten, die Stimmungen schwanken stark. Sicherlich hängt das emotionale Erleben stark mit dem Steigen und Fallen des Östrogenspiegels zusammen. Eine wichtige Rolle spielt hier der emotionale Halt der Gesellschaft. Werden junge Mädchen auf seelischer Ebene von ihren Müttern und dem Umfeld gut auf diese wunderbare, lebensbejahende fruchtbare Zeit vorbereitet, kann sich ihr Körper viel leichter umstellen.

Die fruchtbaren Jahre

Von Mitte 20 bis Mitte 30 ist das Hoch der Fortpflanzungszeit. Körper und Seele der Frau haben sich an die Hormone und deren stetes Auf und Ab gewöhnt. Der Zyklus hat sich eingependelt, wenn gewünscht sollte einer gesunden Empfängnis nichts im Wege stehen.

An dieser Stelle sei erwähnt, dass ein Zyklus, während dessen hormonell verhütet wird, nicht mit einem natürlichen Zyklus zu vergleichen ist. In meiner Praxis habe ich über viele Jahre miterlebt, wie schwer sich Frauen tun, die früh mit der Einnahme der Pille begonnen haben, wieder einen natürlichen Zyklus mit natürlichen Hormonen aufzubauen.

Wie wir am Beispiel der Pubertät sehen konnten, verschwinden die Grenzen zwischen körperlichen Hormonausschüttungen, die lediglich der Fortpflanzung dienen, und ihrem Einfluss auf unser Gefühlsleben. Unsere Stimmungen und unsere Wahrnehmung der Welt sind an den Hormoncocktail in unserem Blut gekoppelt. Dies hat mit dem Wechselspiel von Hypothalamus, Hypophyse, Eierstöcken und anderen Hormonen zu tun.

Zwar reguliert der Hypothalamus als übergeordnetes Zentrum die Produktion aller Hormone, er wird aber über den Rückkopplungsmechanismus auch von ihnen reguliert. So besitzt er nicht nur Rezeptoren für unsere Geschlechtshormone, sondern auch für Neurotransmitter, die unsere Stimmungen, Gedanken und unser Erleben der Welt deutlich färben.

In den fruchtbaren Jahren sorgt dieses System dafür, dass Frauen ihre Bedürfnisse oft hintanstellen können. Die Geschlechtshormone stimulieren die Produktion von Bindungshormonen und regen das Gehirn an, rauschmittelähnliche Substanzen auszuschütten. Unsere mütterliche Kraft befindet sich auf dem Höhepunkt. Durch Hormone gelingt es Frauen, ihre eigenen Bedürfnisse zugunsten der Familie und der Aufzucht und Erziehung der Kinder in den Hintergrund zu stellen. Es macht uns multitaskingfähig. Telefonieren und gleichzeitig die Wäsche falten, während der Reis bereits auf dem Herd kocht, bedeutet keine Schwierigkeit für uns. Ganz nebenbei hören wir uns noch die Sorgen des Tages an, erst von unseren Kindern und, wenn diese dann im Bett sind, von unserem Partner. Eine große Gefahr in dieser Zeit besteht, wenn Frauen keine Zeit mehr zum Innehalten finden.

In gewissen Kulturen gab es sogenannte »Menstruationshütten«. Frauen konnten sich eine Auszeit von ihren Verpflichtungen nehmen und sich um sich selbst kümmern, plaudern, tratschen, meditieren und sich ausruhen. In der heutigen Zeit wird uns schon durch die Werbung suggeriert, wir könnten den kompletten Zyklus durchleben, als unterläge er keinem Rhythmus. Wir benutzen einen Tampon, gehen immer zur Arbeit, rasen danach zu den Schulen und Kindergärten und verlieren uns, unsere Bedürfnisse und unsere Anbindung an den weiblichen Rhythmus leider völlig. Gut beraten ist, wer sich zumindest beim Yoga Zeit für sich selbst nimmt. Zum Glück erfahren wir hier immer mehr einen Wandel.

Die Wechseljahre

Die Zeit, die umgangssprachlich als »Wechseljahre« bezeichnet wird, besteht aus der Perimenopause und der Menopause.

Die Perimenopause bezeichnet einen Abschnitt im Leben einer Frau, der mit Mitte 40 beginnt. Sie hat nichts mit dem Ausbleiben der Regelblutung zu tun. Die Perimenopause dauert zwischen zwei und zwölf Jahre und ist auch die Zeit mit den meisten Symptomen der Umstellung. Diese werden dann als »Wechseljahrsbeschwerden« bezeichnet, denn in der Perimenopause begeben sich die Hormone erneut auf Achterbahnfahrt. Das Östrogen sinkt nicht unbedingt, im Gegenteil! Die Schwankungen können so stark sein, dass im Blut die höchsten je gemessenen Werte zu finden sind.

Als Menopause wird der Zeitpunkt bezeichnet, nachdem die Menstruation über mindestens ein ganzes Jahr ausgeblieben ist.

Sind deine Hormone im Gleichgewicht?

Vermutest du, dass bei dir ein hormonelles Ungleichgewicht vorliegt? Mit diesem Fragebogen kannst du es herausfinden. Am besten, du füllst ihn nach vier Monaten Zyklus-Yoga-Übungspraxis zum Vergleich noch einmal aus.

Beschwerden	nein/keine	ja/leicht–mittel	stark	sehr stark
Allgemeines Wohlbefinden:				
Fühlst du dich gesundheitlich oder in deiner Lebensqualität beeinträchtigt?	☐	☐	☐	☐
Bist du häufig erschöpft und/oder fühlst dich überfordert?	☐	☐	☐	☐
Ist dein Selbstwertgefühl geschwächt?	☐	☐	☐	☐
Bindegewebe:				
Hast du Wassereinlagerungen oder Ödeme?	☐	☐	☐	☐
Eierstöcke und Gebärmutter:				
Wurden bei dir Gebärmuttermyome festgestellt?	☐	☐	☐	☐
Wurden Zysten in den Eierstöcken festgestellt?	☐	☐	☐	☐

Beschwerden	nein/keine	ja/leicht–mittel	stark	sehr stark
Erschöpfung (geistig und körperlich)/Müdigkeit:				
Bist du ständig müde?	☐	☐	☐	☐
Hast du das Bedürfnis nach mehr Schlaf?	☐	☐	☐	☐
Bist du weniger leistungsfähig? Kannst du dich schwer konzentrieren und hast das Gefühl, viel zu vergessen?	☐	☐	☐	☐
Gemütszustände:				
Spürst du depressive Verstimmungen (Antriebslosigkeit, Mutlosigkeit, Sinnlosigkeit, Traurigkeit, Weinerlichkeit)?	☐	☐	☐	☐
Leidest du unter Stimmungsschwankungen?	☐	☐	☐	☐
Bist du schnell reizbar, aggressiv, schlecht gelaunt?	☐	☐	☐	☐
Fühlst du dich dauerhaft gestresst, nervös, innerlich unruhig und angespannt?	☐	☐	☐	☐
Haare:				
Leidest du unter verstärktem Haarausfall?	☐	☐	☐	☐
Haut:				
Fühlt sich deine Haut trocken an?	☐	☐	☐	☐
Leidest du unter Nachtschweiß?	☐	☐	☐	☐

Beschwerden	nein/keine	ja/leicht–mittel	stark	sehr stark
Kopf:				
Leidest du unter Kopfschmerzen oder Migräne, besonders vor oder während der Menstruation?	☐	☐	☐	☐
Körpergewicht/Hungergefühl:				
Nimmst du zu oder ab, ohne dass sich deine Essgewohnheiten geändert haben?	☐	☐	☐	☐
Hast du Heißhungerattacken?	☐	☐	☐	☐
Schlaf:				
Leidest du unter Einschlafproblemen?	☐	☐	☐	☐
Hast du Durchschlafstörungen?	☐	☐	☐	☐
Wachst du viel zu früh auf?	☐	☐	☐	☐
Schleimhäute:				
Leidest du unter vaginaler Trockenheit oder Entzündungen der Scheide?	☐	☐	☐	☐
Hast du Beschwerden beim Geschlechtsverkehr aufgrund trockener Scheidenschleimhaut?	☐	☐	☐	☐
Schilddrüse:				
Wurde bei dir eine Schilddrüsenunterfunktion oder Hashimoto festgestellt?	☐	☐	☐	☐
Wurde bei dir eine Schilddrüsenüberfunktion festgestellt?	☐	☐	☐	☐

Beschwerden	nein/keine	ja/leicht–mittel	stark	sehr stark
Sexualleben:				
Hast du weniger Lust und Spaß am Sex?	☐	☐	☐	☐
Bekommst du Schmerzen beim Geschlechtsverkehr?	☐	☐	☐	☐
Zyklus:				
Leidest du unter prämenstruellen Symptomen (PMS)?	☐	☐	☐	☐
Ist deine Periode sehr schmerzhaft?	☐	☐	☐	☐
Hast du eine unregelmäßige Periode?	☐	☐	☐	☐
Leidest du unter starken Blutungen?	☐	☐	☐	☐
Fallen deine Blutungen auffallend schwach aus?	☐	☐	☐	☐

Dieser Test dient der Selbstbeobachtung und ist ein Anhaltspunkt für die Veränderung deiner Beschwerden. Wir empfehlen die Fragen zu Beginn und nach ungefähr vier Monaten regelmäßiger Übungspraxis jeweils einmal anzukreuzen und dann zu vergleichen.

Bitte beachte, dass dieser Selbsttest keine exakte fachliche Diagnose ersetzt. Um ein konkretes medizinisches Bild über deine hormonelle Balance zu bekommen, kann es sinnvoll und hilfreich sein, deine Hormone bei einem Facharzt oder Heilpraktiker testen zu lassen.

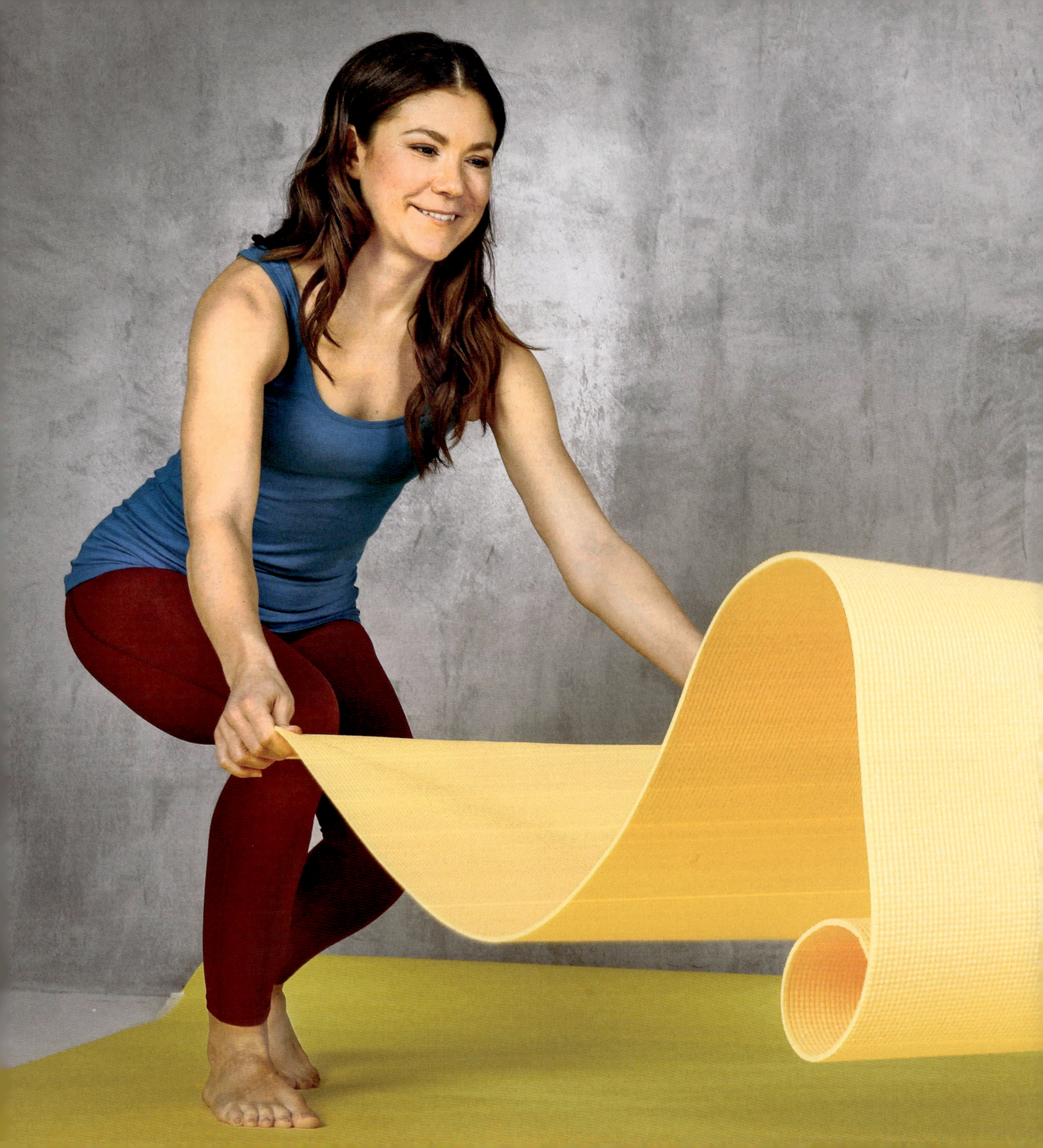

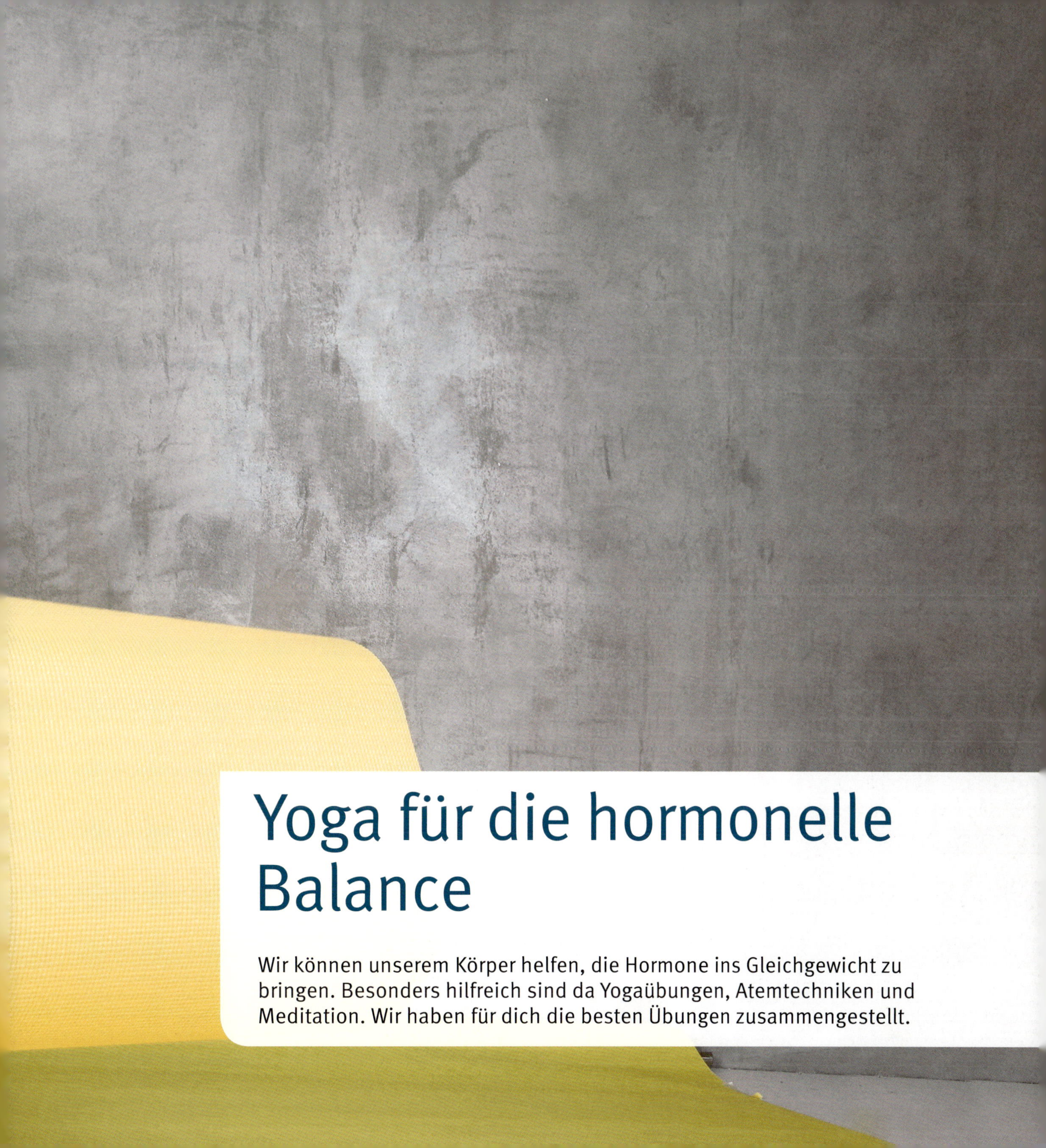

Yoga für die hormonelle Balance

Wir können unserem Körper helfen, die Hormone ins Gleichgewicht zu bringen. Besonders hilfreich sind da Yogaübungen, Atemtechniken und Meditation. Wir haben für dich die besten Übungen zusammengestellt.

Grundlagen des Hormon-Balance-Yoga

Hormon-Balance-Yoga ermöglicht eine energetische Aktivierung und Regulierung des Hormonsystems. Es eignet sich bei PMS, Menstruationsschmerzen, PCOS, Schilddrüsenunterfunktion und Kinderwunsch sowie ab 35 Jahren als Vorbereitung auf die Wechseljahre.

Hormon-Balance-Yoga ist eine effektive Synthese verschiedener altbewährter Techniken, die den Hormonhaushalt energetisch positiv beeinflussen. Wir haben uns angelehnt an die Hormon-Yoga-Therapie von Dinah Rodrigues sowie an die Pawanmuktasana-Serie und Yoga Nidra von Swami Satyananda Saraswati. Zudem vervollständigen Haltungen aus der Tibetischen Hormongymnastik und den Makko-Ho-Meridian-Dehnübungen die Yogapraxis.

Es handelt sich dabei um Übungen und Techniken, die für die Anregung der Hormondrüsen und des Verdauungssystems sowie die Auflösung energetischer Blockaden bekannt sind und einen freien Energiefluss wiederherstellen können. Sie sind einfach durchzuführen und für alle Altersgruppen geeignet.

Diese ausgewählten Yogahaltungen massieren oder dehnen mit Hilfe der Atemtechniken die Hormondrüsen. Diese werden anschließend durch eine Energielenkungstechnik noch intensiver angesprochen.

Yoga-Basics

Yoga gibt es vermutlich schon seit über 4500 Jahren und ist wohl das älteste Übungssystem der Welt, das zunächst mündlich weitergegeben wurde. Die ersten Yogaschriften entstanden im 1. Jahrtausend v. Chr. und basieren auf philosophischen Grundlagen. Das Wort »Yoga« kommt aus dem Sanskrit und bedeutet so viel wie das »Anjochen« oder »Anschirren« des Körpers an die Seele und beschreibt den ganzheitlichen Zustand von Einheit und Harmonie, das Einswerden mit dem Bewusstsein. Im »Yogasutra« hat Patañjali die philosophischen Grundlagen in 195 Versen zusammengefasst. Die Praxis des Yoga beinhaltet ethisches Verhalten (u. a. Gewaltlosigkeit, Ehrlichkeit), Körperübungen, Atemübungen, Tiefenentspannung und Meditation mit dem Ziel, Körper und Geist zu reinigen und so den Zustand der Einheit und Verbundenheit mit dem »großen Ganzen« (oder dem «Göttlichen«) zu erreichen.

Auf körperlicher Ebene kann das Nerven- und Hormondrüsensystem durch bestimmte Yogahaltungen ausgleichend beeinflusst werden, was sich wiederum auf den restlichen Körper, die Organe und die Psyche positiv auswirkt. Eine regelmäßige Übungspraxis baut zudem Muskelspannung und -kraft auf, fördert die Beweglichkeit durch gezielte Dehnungen, verbessert die Koordination und die Balance. Außerdem vergrößert sie das Atemvolumen, was einen erfrischenden und sogar verjüngenden Effekt hat. Durch eine geschulte Körperwahrnehmung wird zudem oftmals auch der gesamte Lebensstil achtsamer und gesünder, weil es viel einfacher wird wahrzunehmen, was frau guttut und was nicht.

Durch das Zusammenspiel von Körperhaltungen, sogenannten Asanas, Atemtechniken, Muskel- und Energieverschlüssen sowie energielenkenden Gesten können wir die Energieleitbahnen (auch Nadis genannt) reinigen. Darüber hinaus aktivieren und regulieren wir Prana, unsere Lebensenergie, und lassen sie gezielt durch Nadis und Chakras (Energiezentren) fließen.

In der indischen Philosophie wird von fünf Körperhüllen, den sogenannten Koshas, gesprochen, um den Menschen in seiner Ganzheit zu beschreiben. Sie stellen die Dimensionen des menschlichen Seins dar und zeigen den Weg des Yoga von der »groben« bis zur »feinstofflichen« Wahrnehmung:

Anamaya Kosha – die Nahrungshülle. Den physischen Körper kann man reinigen durch Asanas, »sattvische« [6] Ernährung und Entspannung.

Pranamaya Kosha – die Vitalenergiehülle. Der Energiekörper wird beeinflusst durch Atemtechniken.

Manomaya Kosha – die geistig-emotionale Hülle. Der Emotionalkörper wird harmonisiert durch Meditation und durch das Singen von Mantras.

Vijnanamaya Kosha – die intellektuelle Hülle. Der Weisheitskörper wird durch das Studieren spiritueller Texte gefördert.

Anandamaya Kosha – die Wonnehülle. Der Glückseligkeitskörper wird in Samadhi erfahren, im Zustand der Erleuchtung.

Im Hormon-Balance-Yoga-Programm wollen wir vor allem mit den ersten drei der oben genannten Hüllen arbeiten, der Energiekörper stellt dabei die Verbindung zwischen Körper und Geist her.

Asanas

Yogis entdeckten, dass sich durch bestimmte Körperhaltungen (Asanas) die Chakras und Energiekanäle öffnen lassen, die auf Hormondrüsen und Nervengeflechte ausgleichend oder anregend wirken können.

Ausgewählte Yogaübungen stimulieren bestimmte Hormondrüsen. Dies wird in unserem Hormon-Balance-Yoga-Programm, in dem der Fokus auf den Hormondrüsen mit Atem-, Energielenkungs- und Visualisierungstechniken liegt, verstärkt und intensiviert.

Umkehrhaltungen wirken anregend auf die Aktivität von Zirbeldrüse, Hypophyse, Schilddrüse und Herz. Der Schulterbrücke (Seite 82) wird sogar eine verjüngende Wirkung nachgesagt.

Liegende Drehungen können ausgleichend auf die Nebennieren wirken, das vegetative Nervensystem aktivieren und somit auch das gesamte Hormonsystem positiv beeinflussen. Zudem regen Drehhaltungen die Verdauung an.

Vorwärtsbeugen stimulieren mit einer sanften Bauchmassage die Bauchspeicheldrüse und mit der rückseitigen Dehnung die Nebennieren, was sich auf den Blutzuckerspiegel und die Schlafqualität positiv auswirken kann.

Meditation lässt Blutdruck, Atem- und Herzfrequenz sinken und wirkt nachweislich stressreduzierend. Regelmäßige Meditation wirkt sich positiv auf das Gehirn, vor allem auf die Zirbeldrüse und die Hypophyse, aus und stärkt Selbstwahrnehmung und Empathie.

Eine bewusste, tiefe und ruhige Atmung ist ein gutes Mittel gegen Stress und versorgt den Körper mit mehr Sauerstoff, der die Zellen und das Gewebe belebt. Durch eine tiefe Bauchatmung bewegt sich das Zwerchfell intensiver und so bekommen die endokrinen Bauchorgane eine sanfte Massage. Bei der aktivierenden Bauchatmung (Seite 43) wird dieser Effekt noch verstärkt.

Durch innere Ausrichtung und äußere Form in den verschiedenen Asanas, verbunden mit gezielter Atmung, können wir unsere Körperwahrnehmung fördern und Energie und Geist beeinflussen.

Pranayama

Pranayama (Atemtechniken) ist eines der acht Glieder des Raja Yoga [7]. Pranayama bedeutet so viel wie Atemkontrolle oder Ausdehnung von Prana (Lebensenergie). Sie gibt uns eine Methode an die Hand, unsere Lebensenergie auszudehnen und zu lenken. Der Atem ist ganz eng mit unserem Geist und unserer psychischen Verfassung verbunden. Wenn der Atem hektisch oder kurz ist, ist auch der Geist unruhig, wir fühlen uns unwohl. Wenn der Atem tief und ruhig fließt, dann ist auch der Geist ruhig und beständig, so wie eine Kerzenflamme, die ruhig brennt.

In Patanjalis Yogasutra steht, Prana zu beherrschen, erfordere Atemübungen. Diese enthielten die Einatmung, die Ausatmung und das Anhalten des Atems. Weiterhin sagt er, wenn jemand Pranayama intensiv übe, dann werde der graue Schleier seines Geistes gelüftet, der das innere Licht verhülle.

Nadis

»Nadi« bedeutet »Strom« oder »Fluss«. Man kann darunter einen Energiekanal verstehen. Yogis sprechen von 72 000 Nadis – sie bilden ein feinstoffliches Netzwerk im Körper, durch dessen Kanäle Prana fließt. Nadis entsprechen zwar in ihrem Verlauf den Nerven, gehören aber wie die Chakras nicht zum physischen Körper. Die drei wichtigsten Nadis verlaufen entlang der Wirbelsäule und heißen Ida, Pingala und Sushumna.

Ida Nadi

Ida Nadi beherrscht den linken Teil des Körpers, regiert die rechte Gehirnhälfte und ist verbunden mit dem parasympathischen Nervensystem, das für Entspannung sorgt. Ida beginnt im Muladhara Chakra am Ende der Wirbelsäule, verläuft über die linke Seite der Wirbelsäule nach oben, kreuzt dabei den mittleren Kanal ein paar Mal, geht durch Ajna Chakra zwischen den Augenbrauen und endet in der Mulde des linken Nasenflügels. Ida Nadi steht für die kühlende Mondenergie, die in der Traditionellen Chinesischen Medizin (TCM) »Yin« genannt wird: Gefühl, Intuition, Hingabe, weiblich, nach innen gerichtet.

Pingala Nadi

Pingala Nadi verläuft im rechten Teil des Körpers, beherrscht die linke Gehirnhälfte und ist mit dem sympathischen Nervensystem verbunden, dessen Prinzip Aktivität ist. Pingala beginnt auch im Muladhara Chakra, läuft entlang der rechten Seite der Wirbelsäule nach oben, kreuzt dabei den Sushumna Nadi ein paar Mal, fließt ebenso durch Ajna Chakra und endet in der Mulde des rechten Nasenflügels. Pingala symbolisiert die wärmende

Sonnenenergie, die in der Traditionellen Chinesischen Medizin (TCM) »Yang« genannt wird und für die folgenden Themen und Eigenschaften steht: Denken, Aktivität, Durchsetzungskraft, männlich, nach außen gerichtet.

Meistens sind die Energien beider Kanäle nicht vollkommen ausgeglichen, sondern sie wechseln sich etwa alle 90 Minuten ab, mal herrscht Ida vor, mal Pingala. Dies äußert sich in der Dominanz des Atems in dem entsprechenden Nasenloch. Ist der Atemfluss in beiden Nasenlöchern gleichmäßig, ist Sushumna aktiv.

Sushumna Nadi

Sushumna Nadi verläuft vom Steißbein durch den Zentralkanal inmitten der Wirbelsäule bis zum Scheitelpunkt und ist der wichtigste Energiekanal in der feinstofflichen Wirbelsäule. Der physische Zentralkanal in der Mitte des Rückenmarks bildet den Ursprung für Nervenbahnen, wogegen Sushumna, den man auch als energetischen Zentralkanal bezeichnen kann, der Ursprung für Nadis ist, die unser gesamtes Energiesystem versorgen. Dieser Kanal ist dem spirituellen Wachstum vorbehalten und kann erst in uns wirken, wenn Ida und Pingala im Gleichgewicht sind und wir weder von unseren Emotionen noch von unseren Gedanken beherrscht werden. In Sushumna Nadi befinden sich auch die Wurzeln der sieben Hauptchakras.

Durch Pranayama und Meditation versuchen wir, die beiden äußeren Kanäle auszubalancieren. Dadurch kann sich die Energie des mittleren Kanals verstärken und spirituelles Wachstum kann entstehen.

Chakras

»Chakra« bedeutet »Rad« oder »Scheibe«. Auf feinstofflicher Ebene sind Chakras Energiewirbel, an denen alle Nadis zusammentreffen und die die Verbindungspunkte zwischen physischem Körper und subtilem Energiekörper darstellen. Es gibt sieben Haupt-Chakras und viele Neben-Chakras.

Die sieben Haupt-Chakras befinden sich in der feinstofflichen Wirbelsäule und im Kopf, auf körperlicher Ebene an den Hauptnervengeflechten (auch Plexus genannt) und den Drüsengeflechten. Sie nehmen Einfluss auf Nerven, Hormone und Gefühle. Medizinisch würde man sie psychosomatische Punkte nennen, jedoch sind sie nicht mit den Körperfunktionen gleichzusetzen. Chakras empfangen Energie und leiten diese an Körper und Bewusstsein weiter. So wirken sie auf die entsprechenden Nerven-, Drüsen- und Organtätigkeiten ein, mit denen sie verbunden sind. Jedes Chakra hat eine spezifische Schwingungsfrequenz, die wir aktivieren können, indem wir die Energie in das jeweilige Zentrum lenken oder uns auf das Chakra in seiner Ausdrucksform und Farbe konzentrieren. Aber auch durch Asanas und Mantras (Klänge) ist dies möglich.

Jedem Chakra sind u. a. bestimmte Eigenschaften, Lebensthemen, Sinneswahrnehmungen, Organe, Hormondrüsen und Nervengeflechte sowie eine Farbe zugeordnet. Den fünf unteren Chakras ist auch jeweils eines der fünf Elemente zugeordnet.

Muladhara Chakra (Wurzelchakra)

Das Wurzelchakra liegt bei der Frau am Muttermund, beim Mann zwischen Anus und Genitalien, und trägt die Farbe Rot (in manchen Traditionen wird es auch die Basis der Wirbelsäule genannt). Es ist verbunden mit dem Element Erde und dem Geruchssinn.

Eigenschaften/Themen: Beständigkeit, Geborgenheit, Sicherheit, Fortbestand/Familie

Körperlich: Ausscheidungsorgane, Fortpflanzungsorgane, der Wohnplatz von Kundalini Shakti (der individuellen Energie)

Hormondrüsen: Geschlechtsdrüsen, Nebennieren

Nervengeflecht: Steißgeflecht (Plexus coccygeus) Die Anal-Steiß-Nerven des Steißbeingeflechts gehören zu dem unteren Ende des Plexus lumbosacralis und innervieren die Haut der Analregion und des Dammes.

Lebensthema: Überleben (biologisch und psychologisch)

Swadhistana Chakra (Sakralchakra)

Das Sakralchakra sitzt auf der Höhe des Kreuzbeins und hat die Farbe Orange. Es ist verbunden mit dem Element Wasser und dem Geschmackssinn.

Eigenschaften/Themen: Hingabe, Genuss, Loslassen, Intuition

Körperlich: Geschlechtsorgane, Nieren, Blase, Lymphsystem

Hormondrüsen: Eierstöcke, Keimdrüsen

Nervengeflecht: Kreuzbeingeflecht (Plexus sacralis) Von diesem Geflecht aus fließen motorische Nerven in die Gesäßmuskulatur und in den gesamten Muskelstrang, der sich von der Rückseite der Ober- und Unterschenkel bis in die Füße zieht. Ebenso innervieren feinere Nervenfasern die Haut des Afters, der Rückseite der Beine und der Füße.

Lebensthema: Fühlen

Manipura Chakra (Solarplexuschakra)

Dieses Chakra befindet sich auf der Höhe des Nabels und trägt die Farbe Gelb. Es ist verbunden mit dem Element Feuer, mit Wärme, Licht und dem Sehsinn.

Eigenschaften/Themen: Macht, Kraft, Durchsetzungsvermögen, Leidenschaft, Begeisterungsfähigkeit

Körperlich: obere Verdauungsorgane, Anus, Ausscheidungsorgane

Hormondrüse: Bauchspeicheldrüse (wird auch manchmal mit den Nebennieren assoziiert)

Nervengeflecht: Sonnengeflecht (Plexus solaris) Das Sonnengeflecht ist für die Verschaltung von Nervenfasern zuständig, die die Verdauungstätigkeit regeln und unser Verdauungsfeuer (Agni) entfachen.

Lebensthema: Handeln

Anahata Chakra (Herzchakra)

Das Herzchakra liegt auf der Höhe des Herzens und ist grün. Es wird assoziiert mit dem Element Luft und dem Tastsinn.

Eigenschaften/Themen: im Kontakt mit sich sein, Verzeihen, Mitgefühl, Selbstliebe

Körperlich: Herz, Lunge, Immunsystem

Hormondrüse: Thymusdrüse

Nervengeflecht: Herzgeflecht (Plexus cardiacus) Das Herzgeflecht innerviert das Herz und beeinflusst somit die Herzfrequenz.

Lebensthema: Kontakt

Vishuddi Chakra (Kehlchakra)

Das Kehlchakra sitzt auf der Höhe des Kehlkopfes und trägt die Farbe Hellblau. Es ist verbunden mit dem Element Äther/Raum und dem Gehörsinn sowie dem Sprechen.

Eigenschaften/Themen: Ausdrucksvermögen, Kommunikation, Verbundenheit mit anderen

Körperlich: Zunge

Hormondrüsen: Schilddrüse, Nebenschilddrüsen

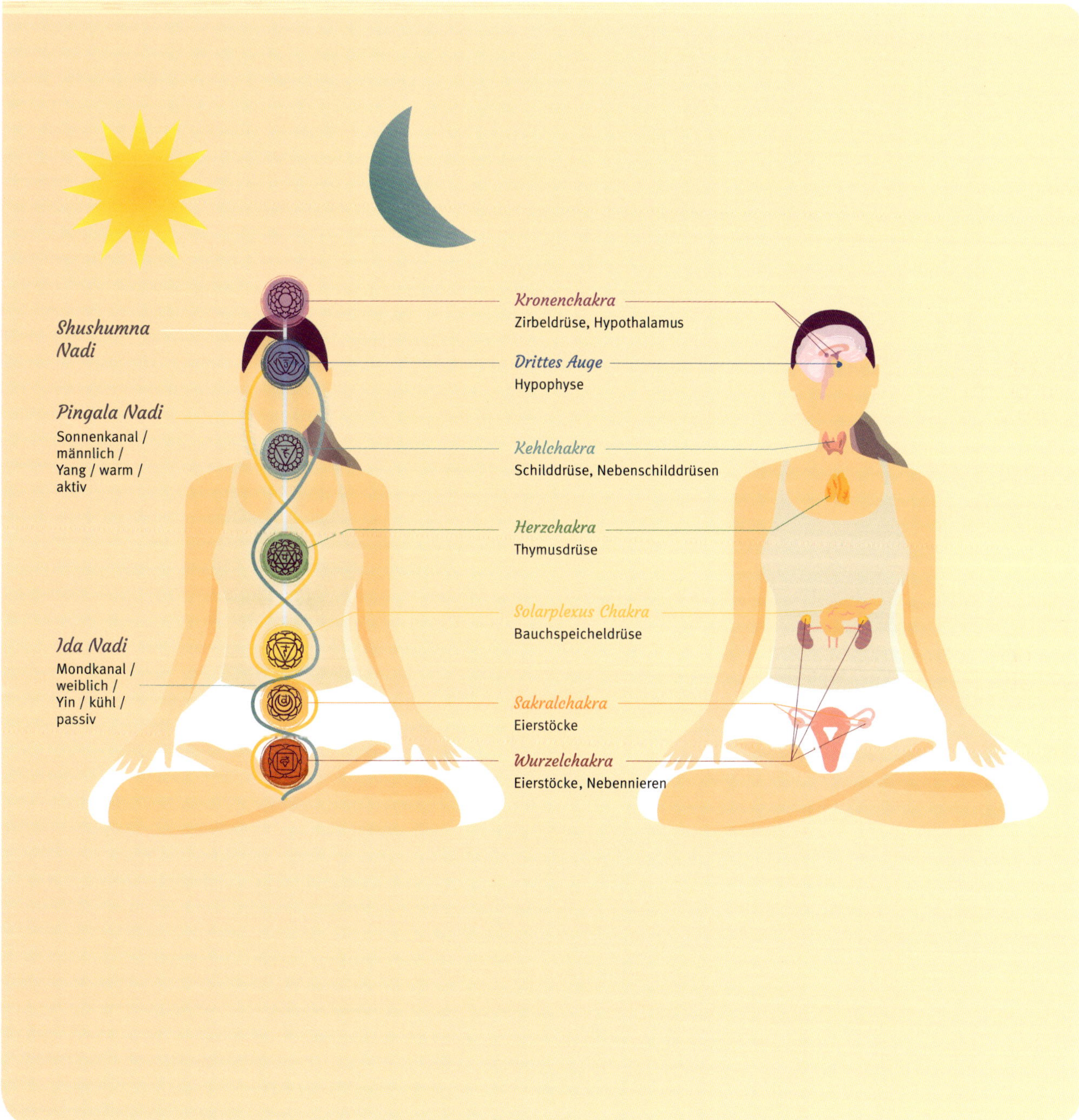

Shushumna Nadi
Pingala Nadi
Sonnenkanal / männlich / Yang / warm / aktiv
Ida Nadi
Mondkanal / weiblich / Yin / kühl / passiv
Kronenchakra
Zirbeldrüse, Hypothalamus
Drittes Auge
Hypophyse
Kehlchakra
Schilddrüse, Nebenschilddrüsen
Herzchakra
Thymusdrüse
Solarplexus Chakra
Bauchspeicheldrüse
Sakralchakra
Eierstöcke
Wurzelchakra
Eierstöcke, Nebennieren

Nervengeflecht: Halsgeflecht (Plexus cervicalis) Das Halsgeflecht versorgt vor allem die vordere Halsmuskulatur und das Zwerchfell mit motorischen und sensiblen Nerven. Feine Fasern fließen zu den Ohren, zum Hals, in die Haut über dem Schlüsselbein und bis in die Schultern.

Lebensthema: Ausdruck

Ajna Chakra (Drittes Auge)

Das dritte Auge ist in der Mitte des Schädels und strahlt in der Farbe Indigoblau (oder Weiß) nach vorn zum Augenbrauenzentrum und ist jenseits der Elemente.

Eigenschaften/Themen: Denken, Intuition, alle geistigen Kräfte, höhere Erkenntnis, Visionen, Phantasie, Präsenz

Körperlich: Gehirn, Augen

Hormondrüse: Hypophyse

Nervengeflecht: Karotisgeflecht (Plexus caroticus) Das Karotisgeflecht gehört zum vegetativen Nervensystem und schickt Nervenfasern zu Schweißdrüsen und verschiedenen Blutgefäßen in der Hals- und Kopfregion, zum Auge und in die Speicheldrüsen.

Lebensthema: Erkennen

Sahasrara Chakra (Kronenchakra)

Das Kronenchakra befindet sich am Scheitelpunkt und hat die Farbe Lila. Es ist jenseits der Sinne, Stille.

Eigenschaften/Themen: Integration, Einheitsbewusstsein, Verbindung mit dem Göttlichen

Körperlich: Nerven, Gehirn

Hormondrüsen: Zirbeldrüse (Epiphyse), Hypothalamus (auch mit der Hypophyse assoziiert)

Wobei kann Hormon-Balance-Yoga helfen?

Eine regelmäßige Übungspraxis kann dir helfen,

- wenn die Hormone aus dem Gleichgewicht geraten sind, zum Beispiel beim prämenstruellen Syndrom (PMS), bei unregelmäßigem Zyklus, starken Blutungen, zyklusbedingten Kopfschmerzen
- bei Kinderwunsch
- beim polyzystischen Ovarialsyndrom (PCOS)
- bei Schilddrüsenunterfunktion
- bei verfrühter Menopause, besonders wenn sie durch Stress ausgelöst wurde
- als Vorbereitung auf die Wechseljahre

Auf Yoga für die Hormon-Balance verzichten solltest du

- während der Menstruation, besonders in den ersten Tagen
- in der Schwangerschaft (sobald du erfährst, dass du schwanger bist)
- bei Krebserkrankungen, vor allem hormonell bedingten Krebsarten wie Brustkrebs
- bei akuter Endometriose (gebärmutterschleimhautähnlichen Zysten und Entzündungen an Eierstöcken, Darm oder Bauchfell)
- bei großen Myomen in der Gebärmutter (kleinere Myome sollten beobachtet werden, sie können durch die Übungspraxis verschwinden)
- bei akuten Entzündungen im Bauchraum
- bei Schilddrüsenüberfunktion (dann siegreichen Atem und Übungen für die Schilddrüse auslassen)
- bei akuten Herzkrankheiten
- nach Operationen
- bei schweren Depressionen und ernsten psychischen Krankheiten
- bei Bluthochdruck
- bei Asthma (unsere Übungen können eventuell mit einer erfahrenen Hormon-Yoga-Lehrerin angepasst werden)

Wenn du Zweifel hast, solltest du diese mit deinem Arzt oder deiner Ärztin besprechen.

Wann und wie oft ist es sinnvoll zu üben?

Am besten ist es, den Tag gleich mit der Übungspraxis zu beginnen, auf nüchternen Magen und möglichst mit entleertem Darm. Die Aufwärmübungen (Tibetische Hormongymnastik, Seite 46) kannst du auch direkt nach dem Aufwachen im Bett machen.

- Regelmäßigkeit ist einfacher aufzubauen, wenn du dir möglichst immer die gleiche Zeit am Tag fest reservierst. Yoga sollte mit leerem Magen geübt werden (d. h., 2–4 Stunden davor nichts Schweres essen), da viele Übungen sonst unangenehm oder auch ungesund sein können. Falls der Magen morgens knurrt oder du dich unterzuckert fühlst, kannst du vorher ein Glas warmes Wasser trinken und eine Dattel, eine Banane oder eine kleine Handvoll Nüsse essen. Ratsam ist es auch, eine Nasenspülung (Neti, Seite 125) durchzuführen, um die Atemwege und die Energiekanäle zu reinigen und so auf die Atemtechniken vorzubereiten. Yoga wird barfuß auf einer Matte geübt, um das Bewusstsein für den ganzen Körper und den Kontakt zum Boden zu stärken. Zudem gibt es an den Füßen viele Energiepunkte, die barfuß besser stimuliert werden können.
- Die besten Ergebnisse erreichst du, wenn du die ersten vier Monate möglichst täglich die Übungsreihe, die am besten zu deinem Beschwerdebild passt, übst. Danach kannst du auf etwa 3–5-mal pro Woche reduzieren, um den erreichten Level zu halten.
- Bei kleineren Beschwerden oder um die Beweglichkeit und die Weiblichkeit zu fördern, reicht 3–4-mal die Woche.

Zu Beginn ist es sinnvoll, den Fragebogen (Seite 28) auszufüllen, um deinen jetzigen Zustand festzuhalten und dann einen Vergleich nach einem Monat und nach vier Monaten zu machen. So kannst du selbst verfolgen, wie dir die Hormon-Yoga-Übungspraxis dabei hilft deine Hormone wieder in Balance zu bringen und deine Beschwerden zu lindern. Zusätzlich könntest du auch zum Frauenarzt oder zur Heilpraktikerin gehen und deinen Hormonspiegel zu Beginn und dann nach vier Monaten noch einmal bestimmen lassen.

Der Übungskalender (Seite 110) dient der täglichen Selbstbeobachtung und deiner Motivation. So kannst du sehen, wie sich die Übungspraxis direkt und konkret auf dein Wohlbefinden und dein Beschwerdebild auswirkt.

Techniken und Übungen

In den Hormon-Balance-Yoga-Hauptübungen werden Asanas mit Atemtechniken und Energielenkungstechniken kombiniert: Während der Übungen oder nach einer Übung praktizierst du 3–5-mal den siegreichen Atem (Seite 42) oder 10–15-mal die aktivierende Bauchatmung (Seite 43). Im Anschluss führst du die Energielenkung (Seite 44) in eine entsprechende Hormondrüse aus.

Im Hormonyoga stellen wir uns vor, mit den Atemtechniken Prana anzuregen, somit eine Tür zum »Energiekörper« zu öffnen, Prana mit Energieverschlüssen im Körper zu halten, durch den Hauptenergiekanal Sushumna entlang der Wirbelsäule nach oben zu leiten und an der Nasenspitze zu sammeln, um es dann mit der Ausatmung gezielt in die gewünschten Hormondrüsen zu leiten.

Die meisten Übungsreihen beginnen mit der Tibetischen Hormongymnastik als Aufwärmübungen (Seite 46), dann folgen die Hauptübungen. Eine kurze oder lange Endentspannung bildet den Abschluss. Für verschiedene Beschwerdebilder (PMS, Menstruationsschmerzen, PCOS) und Kinderwunsch gibt es spezielle Übungsreihen, die etwa 30 Minuten dauern.

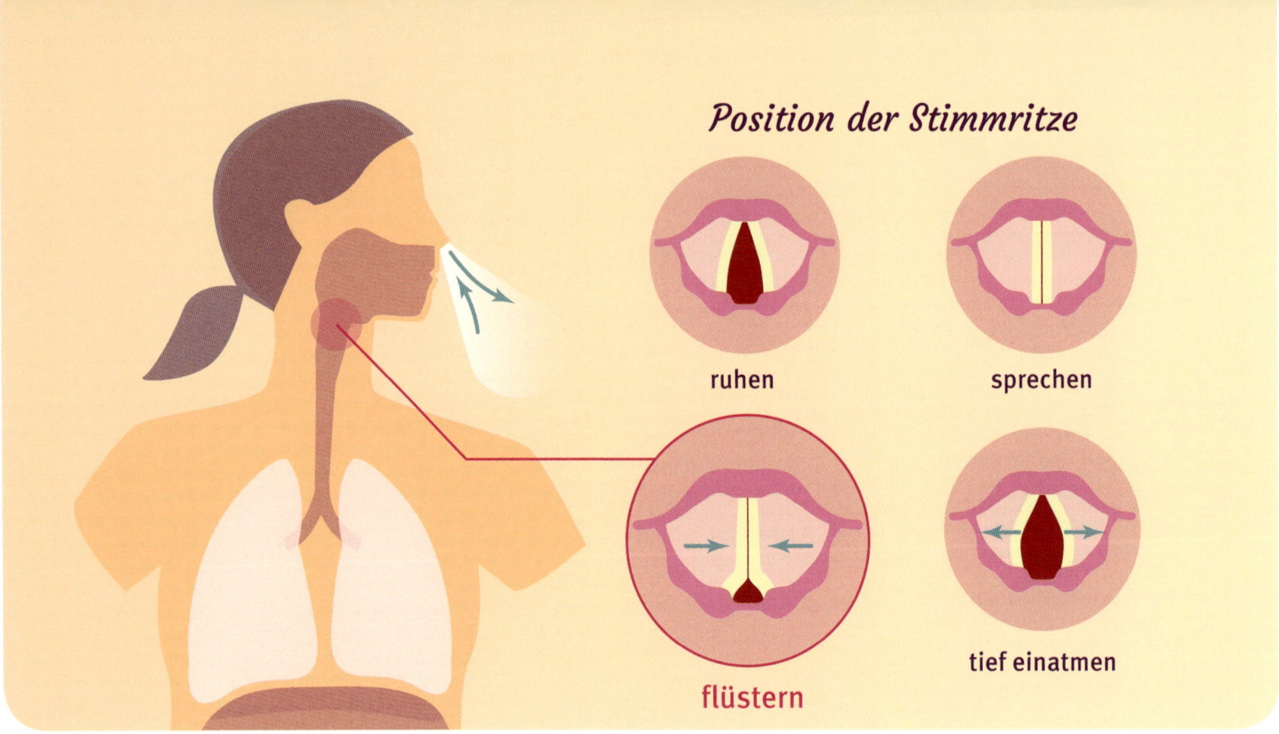

Siegreicher Atem

Ujjayi Pranayama

- Setze dich gerade und aufrecht hin, schließe die Augen und richte die Aufmerksamkeit auf deinen Atem.
- Der Atem fließt ruhig und rhythmisch durch die Nase in den Brustkorb ein und wieder aus.
- Lenke nun die Wahrnehmung zum Hals und verenge die Stimmritzen, sodass ein leichtes Meeresrauschen oder ein sanfter Schnarchton entsteht. Stelle dir vor, du atmest durch ein kleines Loch im Hals und sprichst mit geschlossenem Mund im Flüsterton mit der Einatmung ein langes »Haaa« und mit der Ausatmung ein »Mhhh«. Dadurch werden die Atemzüge länger.
- Daraus kannst du dann das Atemmantra »So« (Ein) »Ham« (Aus) machen. Es entsteht ein Geräusch wie ein Meeresrauschen, deshalb wird der siegreiche Atem auch häufig »Meeresrauschenatem« genannt.

Wirkung: Fördert eine tiefe, bewusste Atmung, hat eine beruhigende Wirkung auf dein Nervensystem, deinen Geist und deine Psyche. Der Körper wird innerlich erwärmt und der Blutdruck gesenkt. Der reibende Ton massiert die Schilddrüse sanft, da diese wie ein Schmetterling in U-Form auf und vor dem Kehlkopf sitzt.

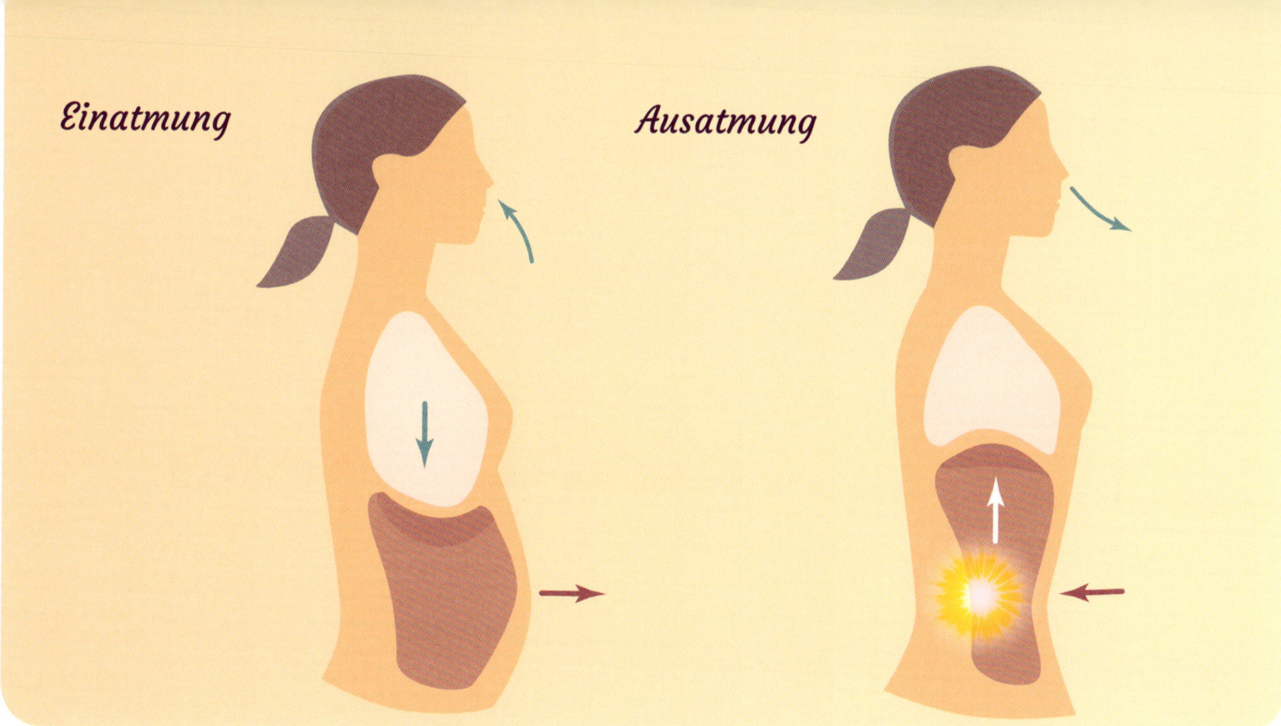

Aktivierende Bauchatmung

Bhastrika-Variante

- Finde eine stabile Sitzhaltung, entspanne den ganzen Körper und schließe die Augen.
- Richte deine Aufmerksamkeit auf den Atem im Nabelbereich. Beobachte, wie sich der Bauch mit der Einatmung leicht anhebt und mit der Ausatmung wieder zusammenzieht.
- Verstärke diesen natürlichen Rhythmus: Atme gleichmäßig und fest durch die Nase in den Bauch ein, der Bauch hebt sich.
- Ziehe mit der Ausatmung den Nabel kräftig heran.
- Sowohl die Einatmung wie die Ausatmung sind kraftvoll und rhythmisch wie das Ticken einer Uhr. Es hört sich an wie ein Blasebalg, wenn du eine Luftmatratze aufpumpst.

Achtung: Bitte nicht üben während der Menstruation (kann die Blutung verstärken), in der Schwangerschaft, bei Bluthochdruck, Herzkrankheiten, Magengeschwüren, Schlaganfall oder ernsthaften Lungenerkrankungen.

Wirkung: Wirkt wie eine sanfte Massage auf die inneren Organe und aktiviert die eigene Energie (Prana). Durch den schnelleren Luftaustausch in den Lungen wird auch der Austausch von Sauerstoff und Kohlendioxyd im Blut beschleunigt. Das regt den Stoffwechsel an, erzeugt Energie und entgiftet den Körper. In Kombination mit den Hormon-Yoga-Übungen werden die Eierstöcke massiert. Auf der feinstofflichen Ebene soll das innere Feuer körperlich wie geistig entfacht werden.

Energielenkung

Die Energie fließt immer dorthin, wohin die Aufmerksamkeit gelenkt wird. Daher ist die Visualisierung eine sehr wirkungsvolle Methode. Durch Yogaübungen (Asanas) und Atemtechniken (Pranayama) bringen wir Lebensenergie (Prana) zum Fließen. Bandhas (= halten, festigen) sind bewusst herbeigeführte Muskelverschlüsse, die die Lebensenergie wie ein Ventil im Körper halten und ganz gezielt steuern. Die wichtigsten Bandhas sind: Mula Bandha (im Beckenboden), Uddiyana Bandha (im unteren Bauch) und Jalandhara Bandha (im Kehlkopfbereich).

Die Energielenkung erfolgt immer nach 3–5 siegreichen Atemzügen (Seite 42) oder 10–15 Atemzügen mit der aktivierenden Bauchatmung (Seite 43) in Kombination mit dem Atem-Mantra »SO-HAM«.

- Einatmen: Halte den Atem an.
- Aktiviere Mula Bandha (den Wurzelverschluss): Sauge den Beckenboden nach innen oben, indem du Schambein und Steißbein sowie beide Sitzhöcker wie einen Diamanten zueinander und innerlich nach oben ziehst. Dadurch wird die Bewegung der aktivierten Energie durch die Nadis (Energiekanäle) entlang der Wirbelsäule nach oben unterstützt.
- Rolle die Zungenspitze mit sanftem Druck an den weichen Teil des Gaumens (Kechari Mudra). Das fördert den Energiefluss.
- Richte die Augen auf die Nasenspitze, das fördert die Konzentration, lenkt die Aufmerksamkeit nach innen und unterstützt so den Zugang zur meditativen Ebene. Dort bündeln wir die Energie, die durch die Energiekanäle (Nadis) nach oben fließt.
- Sage dir im Stillen das Atem-Mantra »SO« und stelle dir vor, wie die Energie dabei entlang der Wirbelsäule nach oben fließt.
- Schließe die Augen und konzentriere dich auf die jeweilige Drüse, die angesteuert werden soll, zum Beispiel die Eierstöcke.
- Dann atme langsam aus. Sage dir in der Stille dabei das Atem-Mantra »HAM« und löse die Beckenbodenkontraktion und die Zunge am Gaumen.
- Stelle dir vor, wie die Energie jetzt zu der jeweiligen Drüse fließt und wie die Drüse leuchtet.

Info: »SO-HAM« ist ein Mantra aus der Vedanta-Philosophie, das mit der Atmung unbewusst ausgeführt wird: »SO« mit der Einatmung und »HAM« mit der Ausatmung. »SO-HAM« bedeutet: Ich bin »DAS«. Ich bin weder Körper noch Geist, nicht die Psyche, nicht die Emotionen. Ich bin das unsterbliche Selbst. »SO-HAM« kann dich mit Kraft und Energie füllen und gleichzeitig deinen Geist beruhigen.

Energielenkung kurzgefasst

- Atme ein.
- Halte den Atem an.
- Aktiviere den Wurzelverschluss (Mula Bandha).
- Rolle die Zunge an den Gaumen (Kechari Mudra).
- Richte die Augen auf die Nasenspitze.
- Sage dir in Stille das Mantra »SO« vor.
- Schließe die Augen und konzentriere dich auf die jeweilige Drüse.
- Atme mit dem Mantra »HAM« aus.
- Löse dabei Mula Bandha und Kechari Mudra.

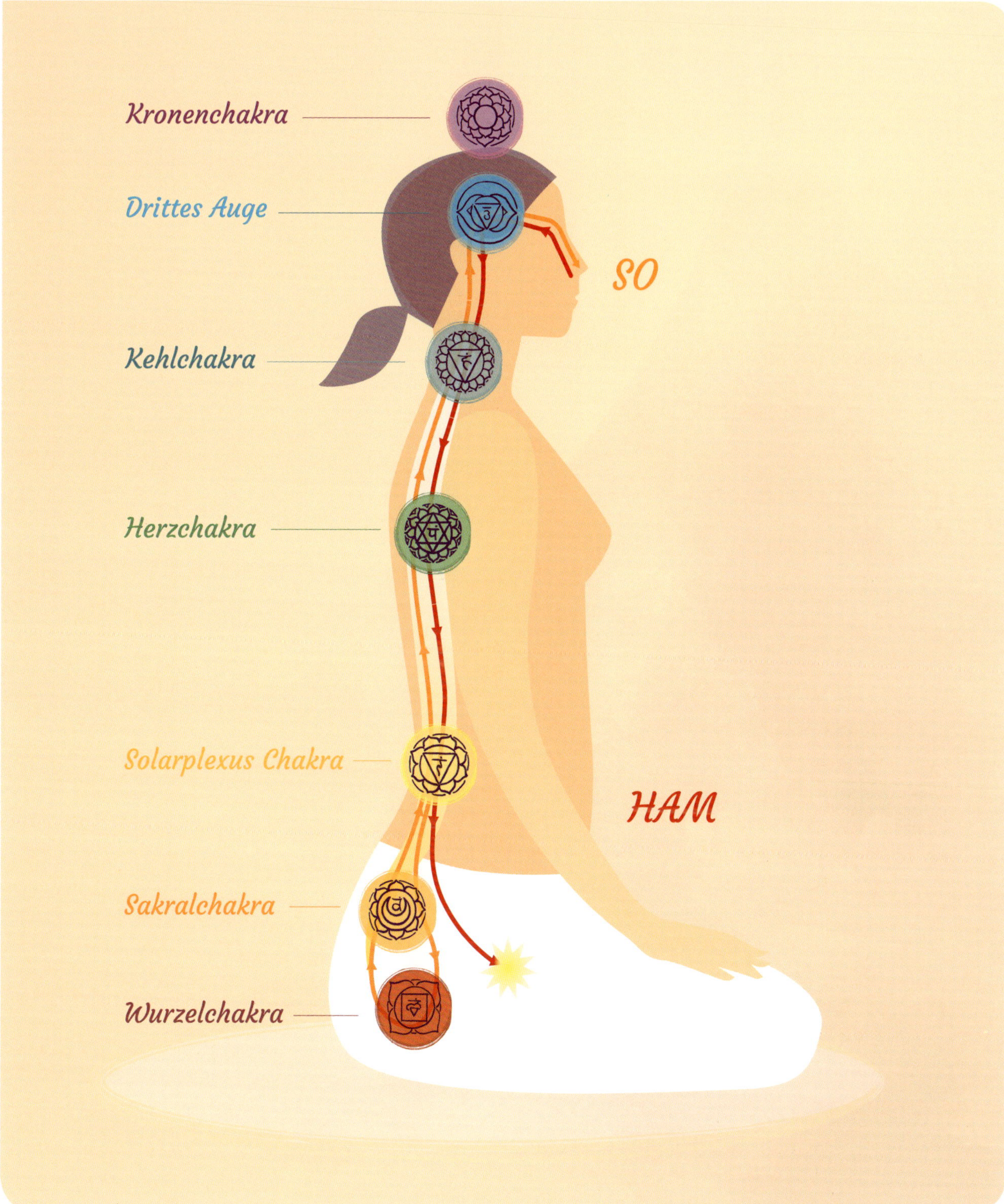
Kronenchakra
Drittes Auge
SO
Kehlchakra
Herzchakra
Solarplexus Chakra
HAM
Sakralchakra
Wurzelchakra

Aufwärmübungen

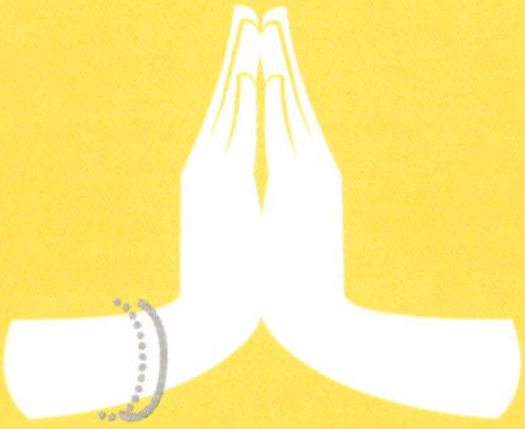

Die Aufwärmübungen, angelehnt an die Tibetische Hormongymnastik, aktivieren den Energiefluss vom Kopf bis zu den Füßen und harmonisieren das Nerven- und Hormonsystem. Du kannst die Übungsreihe auch separat üben. Die Wirkung ist sehr erfrischend. Dauer: ca. 6 Minuten.

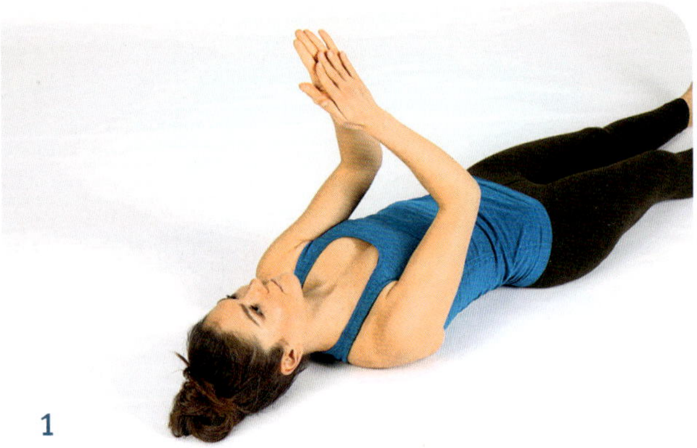

1

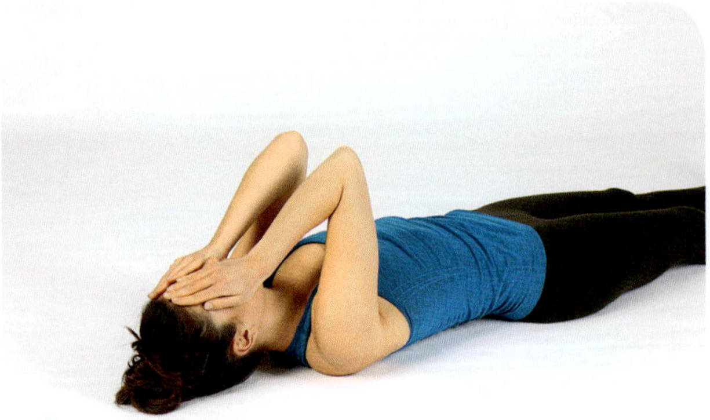

2

1 Hände warm reiben: Lege dich in Rückenlage und entspanne deinen ganzen Körper. Reibe die Handflächen 30-mal kräftig aneinander, damit sie schön warm werden.

2 Augenpressur: Drücke mit den Handballen 30-mal sanft stimulierend auf die Augen. Massiere die Augenbrauen 3-mal mit Daumen und Zeigefinger von innen nach außen.

3 Ohrenpressur: Presse mit den Handballen 30-mal gegen die Ohrmuscheln. Massiere danach die äußeren Ohrränder zwischen Daumen und Zeigefinger 3-mal von oben nach unten.

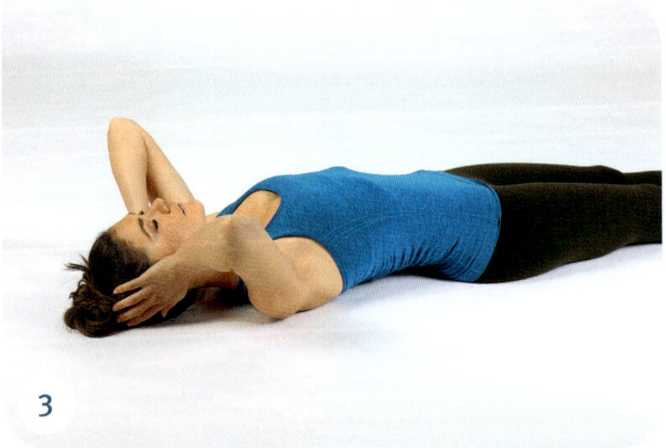

3

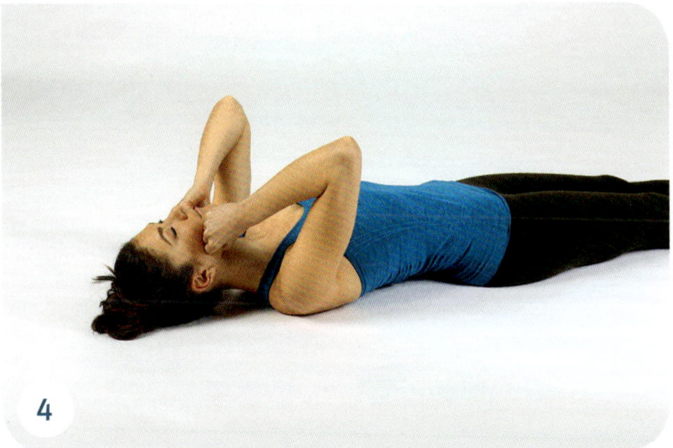

4

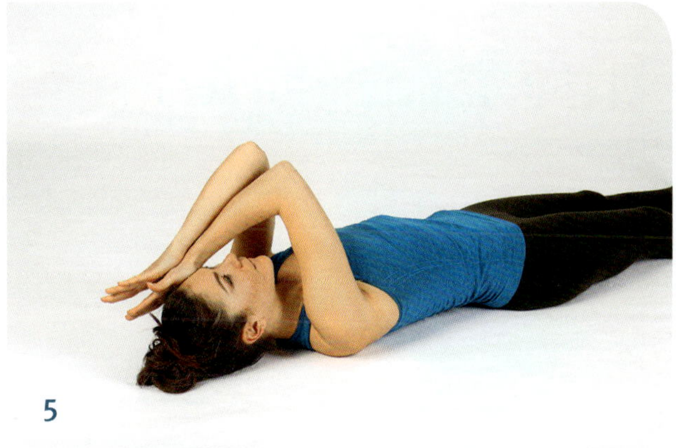

5

4 Kiefer- und Wangenmassage: Rahme den Kieferknochen mit eingerollten Fingern und ausgestreckten Daumen ein. Ziehe und schiebe die Daumen von den Ohren und den äußeren Kieferknochen bis zum Kinn und wieder zurück.

5 Stirn reiben: Lege die Handflächen übereinander auf deine Stirn (die rechte ist unten). Massiere die Stirn, indem du die Hände 30-mal von Schläfe zu Schläfe reibst.

6 Arme über den Kopf: Hebe die Hände (die linke auf der rechten) ca. 10 cm über den Kopf. Führe sie 30-mal bis auf Kinnhöhe und wieder zurück (Abstand 10 cm).

7 Schultern aufwärmen: Wechsle die Position der Hände (die rechte über die linke). Schiebe sie 30-mal von Ohr zu Ohr, ohne den Kopf zu berühren.

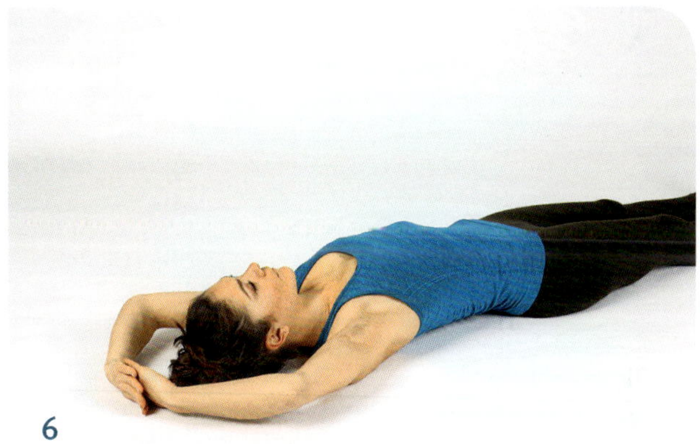

6

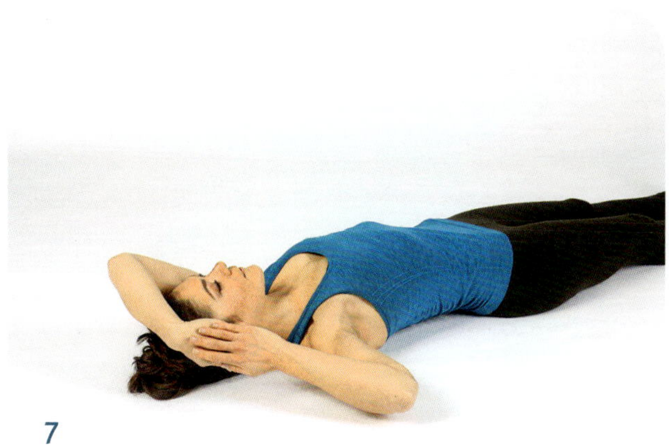

7

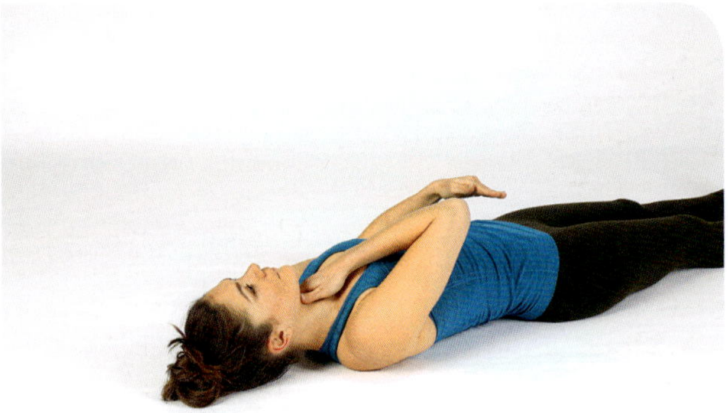

8

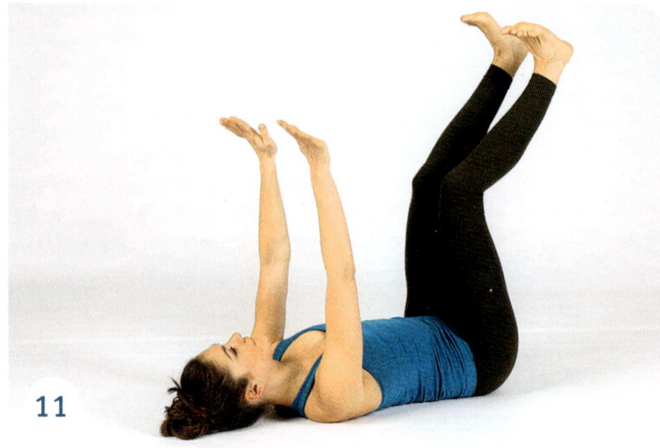

11

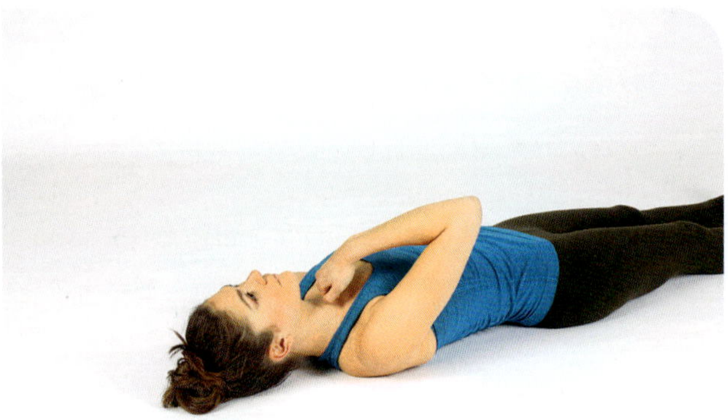

9

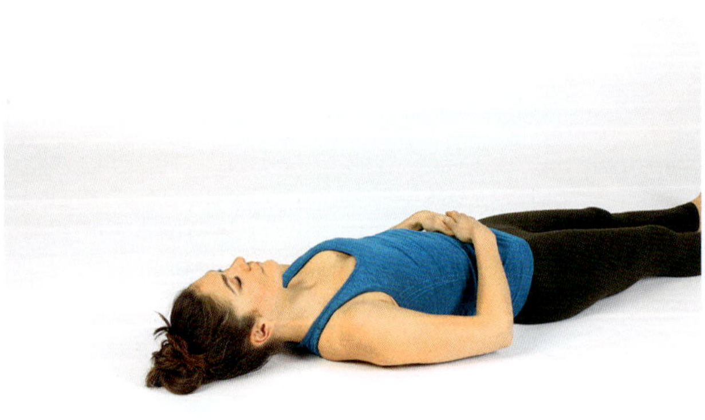

10

8 Schilddrüse aktivieren: Lege deine rechte Hand auf die Kehle, die linke schwebt darüber. Führe die linke Hand 30-mal vom Hals zum Nabel und wieder zurück (10 cm Abstand).

9 Thymusdrüse klopfen: Mache mit der rechten Hand eine Faust. Klopfe 30-mal kreisend im Uhrzeigersinn das obere Drittel des Brustbeins.

10 Bauch massieren: Lege die Hände übereinander auf den Unterbauch. Lasse sie 30-mal zügig und mit sanftem Druck im Uhrzeigersinn um deinen Nabel kreisen.

11 Füße und Hände kreisen lassen: Hebe Beine und Arme in Richtung Decke. Lasse Hand- und Fußgelenke 10-mal nach außen und 10-mal nach innen kreisen.

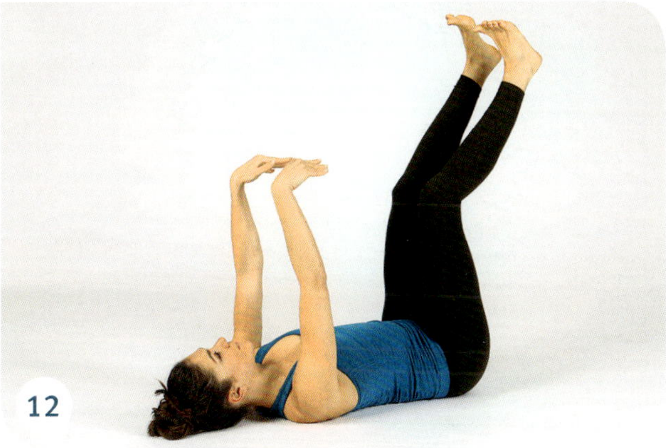

12

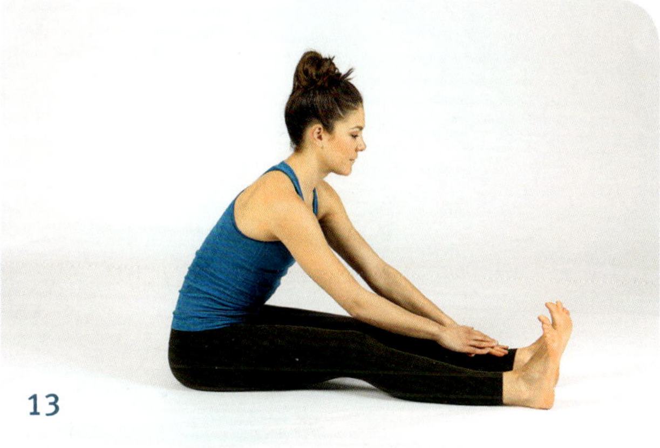

13

12 Arme und Beine schütteln: Schüttle Arme und Beine 30-mal kräftig aus.

13 Beine von unten nach oben streichen: Streiche im Sitzen mit ausgestreckten Beinen 30-mal mit beiden Händen kraftvoll das linke und das rechte Bein abwechselnd von den Fußgelenken aufwärts bis zu den Hüften.

14 Beine von außen nach innen streichen: Streiche die Beine von außen nach innen, von den Hüften bis zu den Fußgelenken in 5 Zügen und genauso wieder hoch (insgesamt 3-mal). Massiere deine Knie, 3–6-mal kreisend.

15 Fußsohlen reiben: Beuge die Beine und klappe das rechte Knie nach außen, das linke nach innen. Winkle die Füße an. Reibe 30-mal kraftvoll deine Fußsohlen warm. Dann Seitenwechsel.

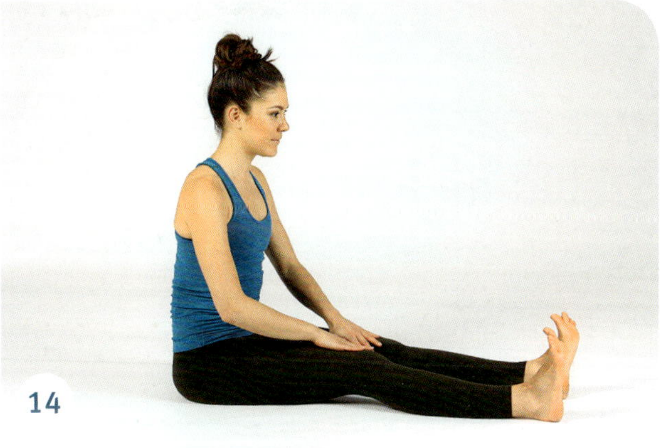

14

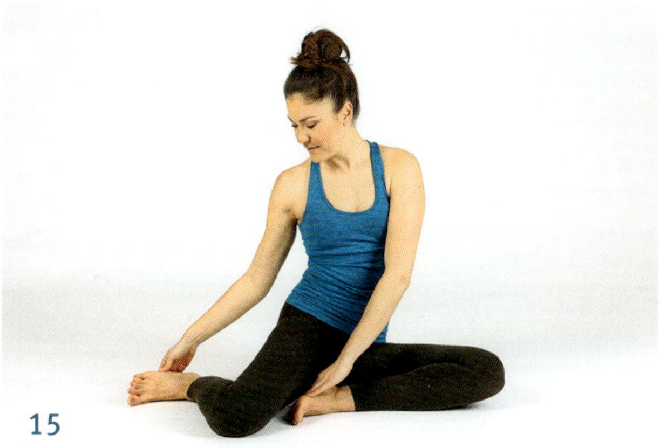

15

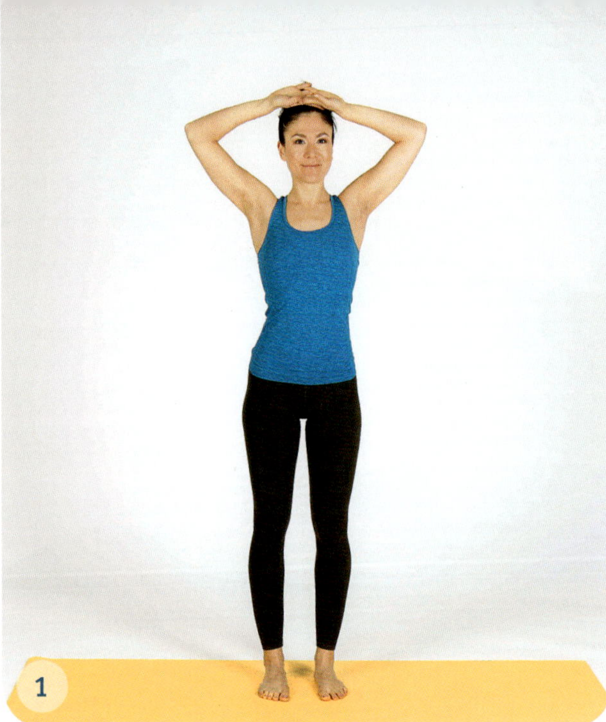

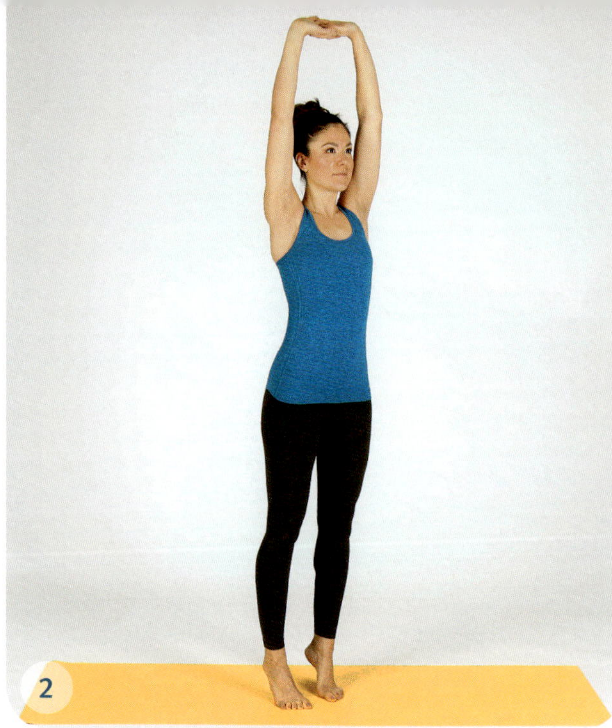

Stehende Palme

Tyraka Tadasana

Übung für inneres und äußeres Gleichgewicht

- Stelle dich in die Berghaltung (Seite 102): hüftbreiter Stand, Füße parallel und gut geerdet.
- Aktiviere den siegreichen Atem (Seite 42).
- Verschränke die Finger ineinander, drehe die Handinnenflächen nach außen und lege die Hände auf dem Kopf ab ❶.
- Suche dir einen Fixpunkt am Boden. Atme ein, verlagere dein Gewicht leicht nach vorn, hebe langsam die Fersen vom Boden und strecke gleichzeitig die Arme über den Kopf, die Schultern bleiben entspannt ❷.
- Versuche, Stabilität und Leichtigkeit entstehen zu lassen.
- Atme aus, lass die Fersen langsam wieder sinken, löse die Arme über die Seite und komme zurück in die Berghaltung.
- Wiederhole die Übung noch 2-mal und dann verharre 5 Atemzüge lang in der Endposition.

Wirkung: Diese Übung erfordert Standhaftigkeit und Flexibilität, wirkt erdend, zentrierend und fördert das innere und äußere Gleichgewicht. Die Konzentrationsfähigkeit wird verbessert, was sich wiederum positiv auf den Energiefluss auswirkt. Das Fußgewölbe und die Beinmuskulatur werden gestärkt.

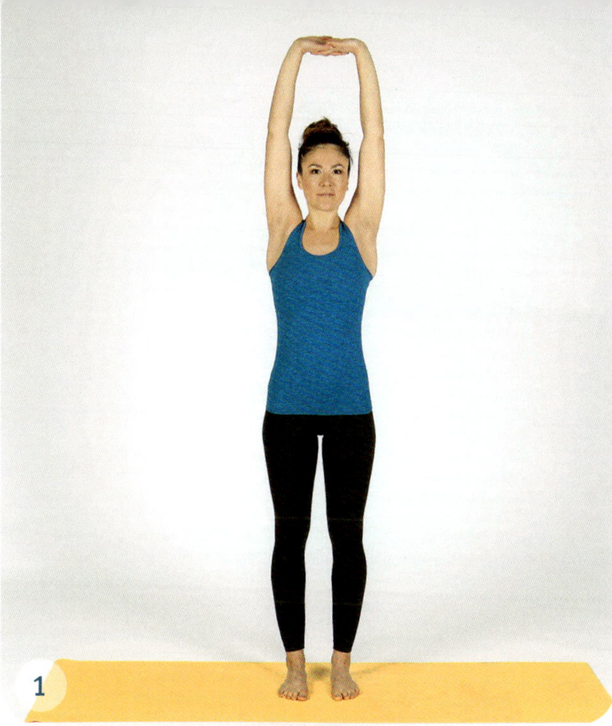
1

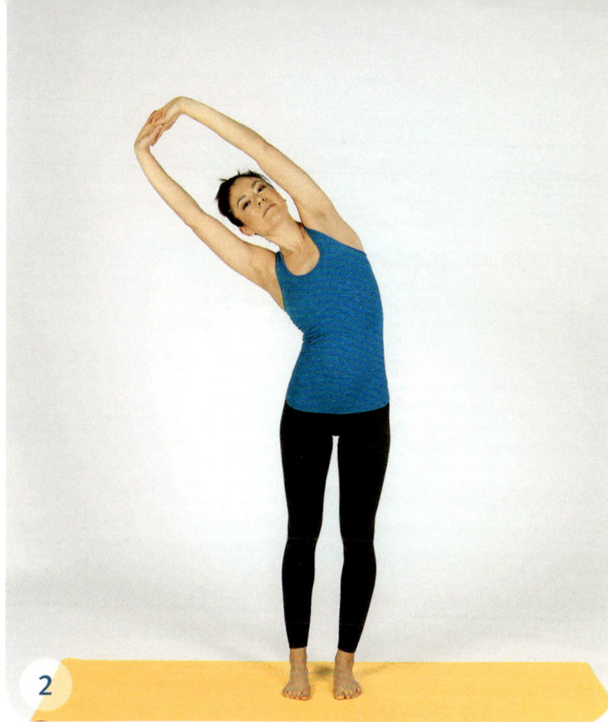
2

Sich wiegende Palme

Tiryaka Tadasana

Übung für inneres Gleichgewicht und zur Stimulierung der Gallenblasen-Meridiane

- Ausgangsposition: hüftbreiter Stand, Füße parallel und gut geerdet.
- Aktiviere den siegreichen Atem (Seite 42).
- Verschränke die Finger ineinander, drehe die Handinnenflächen nach außen, atme ein und strecke die Arme über den Kopf. Schaffe so Länge in beiden Körperseiten ❶.
- Lehne dich mit der Ausatmung nur mit Armen und Oberkörper über die rechte Seite, halte dabei die Hüften über den Fußgelenken. Öffne die linke Achselhöhle und das Herz weiter nach oben in Richtung Decke. Bleibe hier ein paar Sekunden ❷.
- Atme ein, komme zurück in die Mitte und mit der Ausatmung beuge dich aus der Taille nach links.
- Wiederhole 10 Runden und genieße die intensive Dehnung der Körperseiten.

Wirkung: Verbessert die Beweglichkeit der Wirbelsäule, sorgt für eine schlanke Taille und wirkt ausgleichend auf die Körperseiten. In der TCM verläuft der Gallenblasenmeridian entlang der Körperseiten. Die Gallenblase ist der Assistent der Leber. Sie sorgt für das Gleichgewicht von Körper und Psyche. Die Dehnung des Gallenblasenmeridians trägt dazu bei, Stress abzubauen, Frust und Zorn in mehr Gelassenheit umzuwandeln, und sorgt für geistige Klarheit und Entscheidungskraft.

Katze – Kuh

Marjari Asana

Übung für die Beckendurchblutung und die Eierstöcke

- Ausgangsposition: Vierfüßlerstand. Platziere die Hände direkt unter den Schultern, die Finger breit aufgefächert und gut geerdet. Die Arme sind leicht gestreckt und die Oberarme dabei nach außen rotiert. Die Knie befinden sich direkt unter den Hüften.

- Mit der Einatmung komme aus dem Becken beginnend in ein geführtes Hohlkreuz – in die Kuh – und öffne die Körpervorderseite. Der Kopf folgt der wellenartigen Bewegung der Wirbelsäule sanft: Hebe deinen Blick zwischen die Augenbrauen ❶.

- Mit der Ausatmung runde deinen Rücken aus dem Becken folgend. Presse dabei die Hände sanft in den Boden, ziehe den Punkt zwischen den Schulterblättern noch höher und den Nabel heran. Der Nacken ist entspannt und der Blick zum Nabel gerichtet ❷.

- 5–10-mal im Atemrhythmus wiederholen. Dabei liegt der Fokus auf der Wirbelsäule und deinem Sakralchakra.

Wirkung: Mobilisiert die ganze Wirbelsäule, entspannt Nacken und Schultern. Das Becken und die Sexualorgane werden massiert und stimuliert. Das Sakralchakra wird aktiviert und Energieblockaden im Beckenbereich und Menstruationskrämpfe können sich auflösen.

Kindhaltung mit Fäusten an den Leisten

Balasana (Variante)

Übung für die Eierstöcke

- Setze dich auf die Fersen, lege die Hände zu Fäusten geballt in die Leisten und beuge deinen Oberkörper nach vorn, die Stirn liegt am Boden (oder auf einem Kissen) ❸.

- Führe 10–15-mal die aktivierende Bauchatmung (Seite 43) aus und lenke die Energie in die Eierstöcke (Seite 44).

Wirkung: Massiert und entspannt die Eierstöcke und die Bauchorgane, wirkt Menstruations- und Verdauungsproblemen entgegen und dehnt die Wirbelsäule sanft. So können sich auch Spannungen im Nacken- und Schulterbereich lösen. Energetisch werden die Eierstöcke, Swadhistana, Manipura und Ajna Chakra angesprochen.

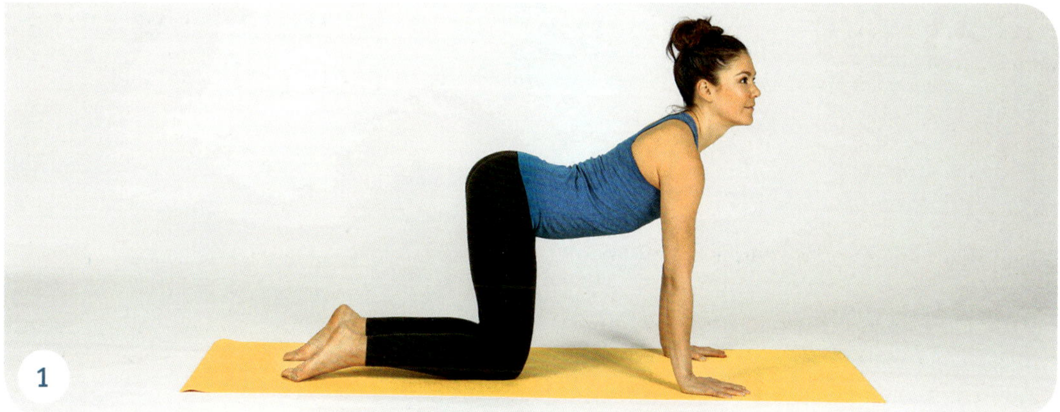
1

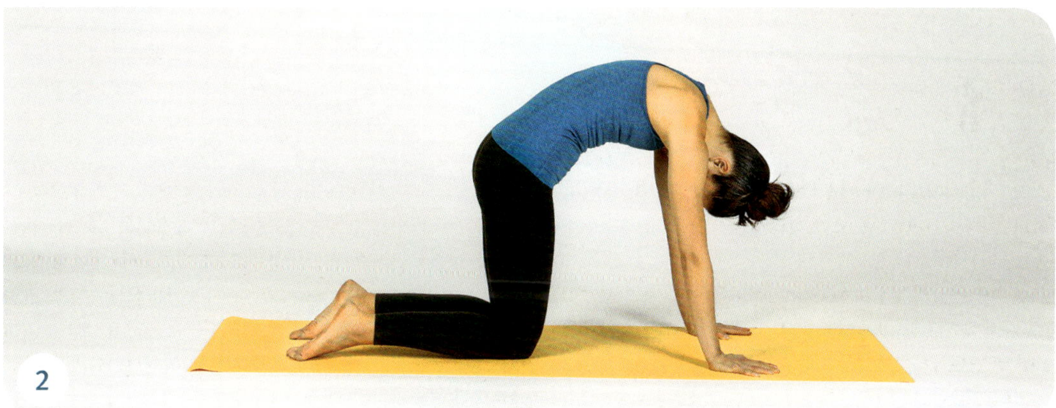
2

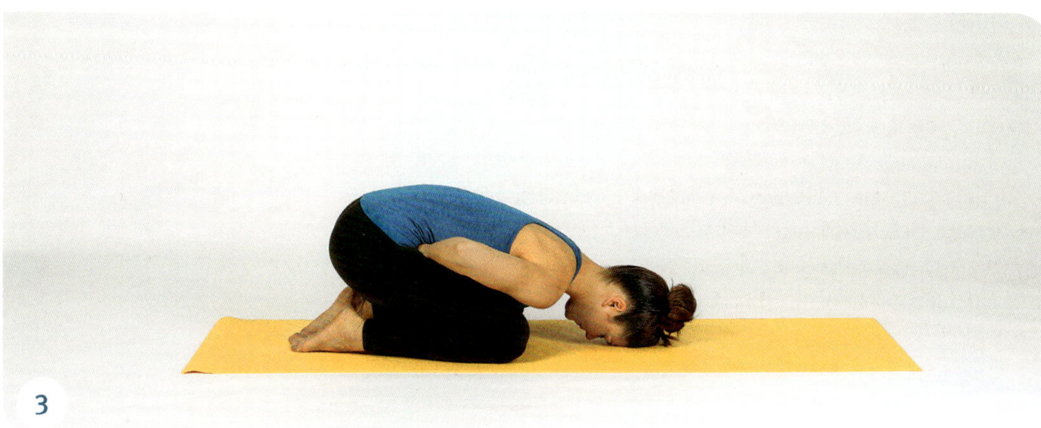
3

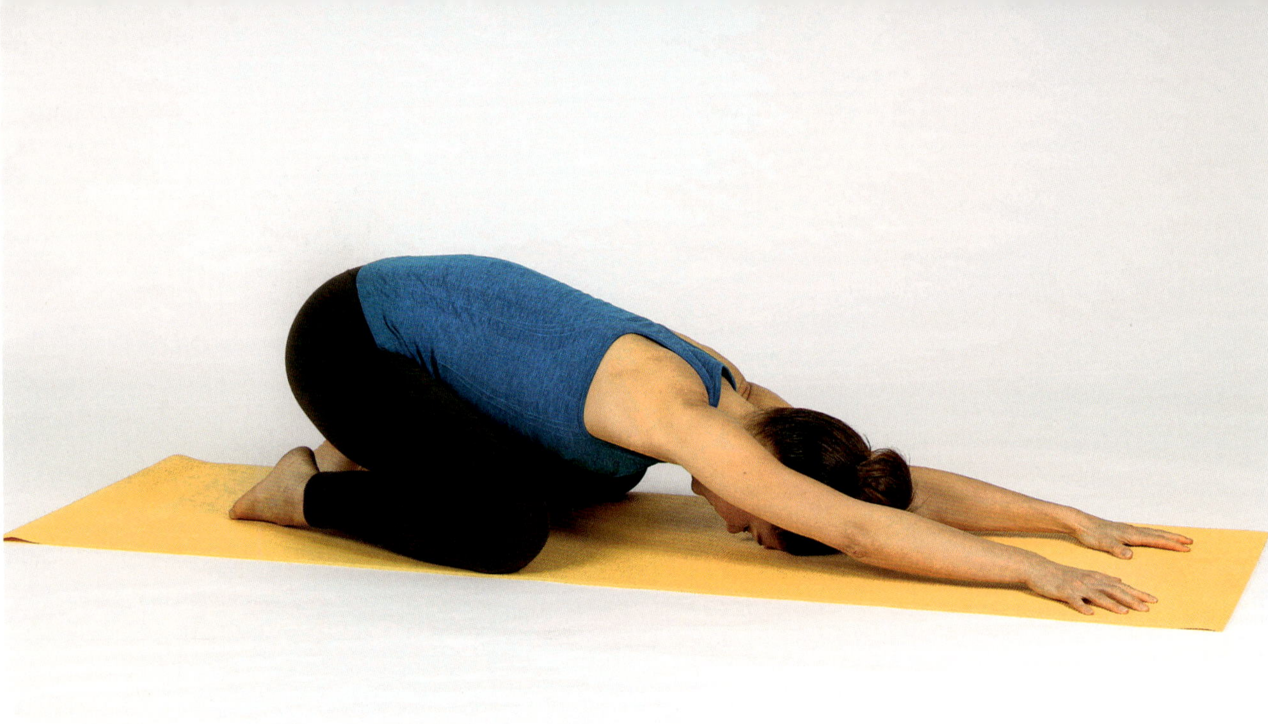

Offene Kindhaltung

Balasana (Variante)

Übung für die Eierstöcke

- Komme in den Fersensitz und öffne die Knie so, dass sie an den Außenkanten deiner Matte liegen (oder leicht außerhalb, je nach Beinlänge und Kapazität der Hüftöffnung).
- Wandere mit den Händen nach vorne und lege die Stirn auf der Matte ab (oder lege dir eine Decke darunter).
- Schaffe Länge im Rücken und Raum zwischen Schultern und Nacken.
- Atme 5–8 Atemzüge den siegreichen Atem (Seite 42) und lenke dann die Energie in beide Eierstöcke und in den Unterleib.

Wirkung: Die Gewebe im ganzen Rücken werden gedehnt, sodass sich Verspannungen der Rückenmuskulatur sowie in Schultern und Nacken lösen können. Das Becken wird sanft geöffnet und der Unterleib kann sich entspannen.

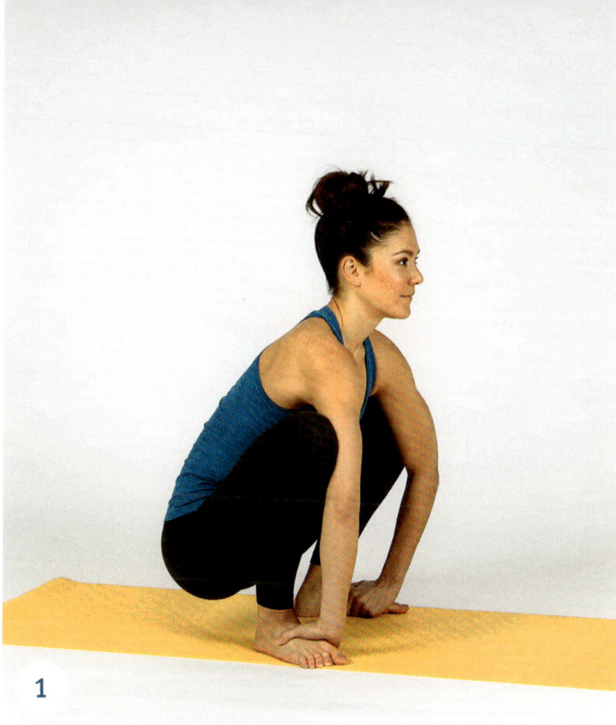
1

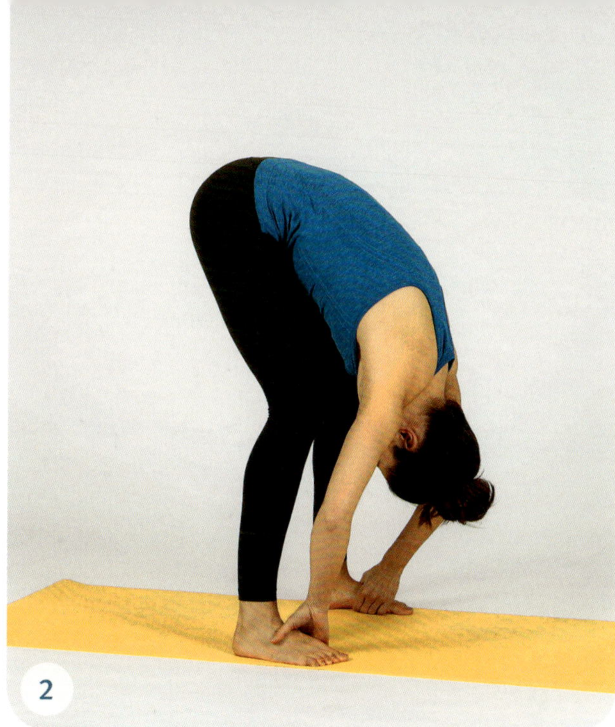
2

Windentferner

Vayu Nishkasana

Übung für die Eierstöcke

- Komme in die Hocke (Seite 56). Die Füße stehen mattenbreit und flach auf dem Boden.
- Greife mit den Händen unter die Fußsohlen. Die Daumen liegen auf den Fußrücken ❶.
- Mit der Einatmung ziehe die Wirbelsäule lang, hebe deinen Blick und halte die Position etwa 3 Sekunden mit angehaltenem Atem.
- Mit der Ausatmung hebe dein Gesäß, strecke die Beine, so gut du kannst, und entspanne Kopf und Nacken ❷.
- Mit der Einatmung komme zurück in die Ausgangsposition.
- Wiederhole die Übung 5–10-mal.
- Gehe dann zurück in die Hocke. Führe die Handinnenflächen vor dem Herzen zusammen. Atme 10–15-mal die aktivierende Bauchatmung (Seite 43) und führe die Energielenkung zu beiden Eierstöcken (Seite 44) aus.
- Alternativ kannst du die Hände an die inneren Unterschenkel legen, dich auf einen Stuhl oder ein festes Kissen setzen und von dort aus das Gesäß heben.

Wirkung: Massiert die Eierstöcke, Becken- und Bauchorgane. Verbessert die Beweglichkeit der Hüften und der Beine. Dehnt die Körperrückseite. Das wirkt gesundheitsfördernd auf Nerven und Muskeln von Oberschenkeln und Knien. Schultern und Nacken werden gestärkt.

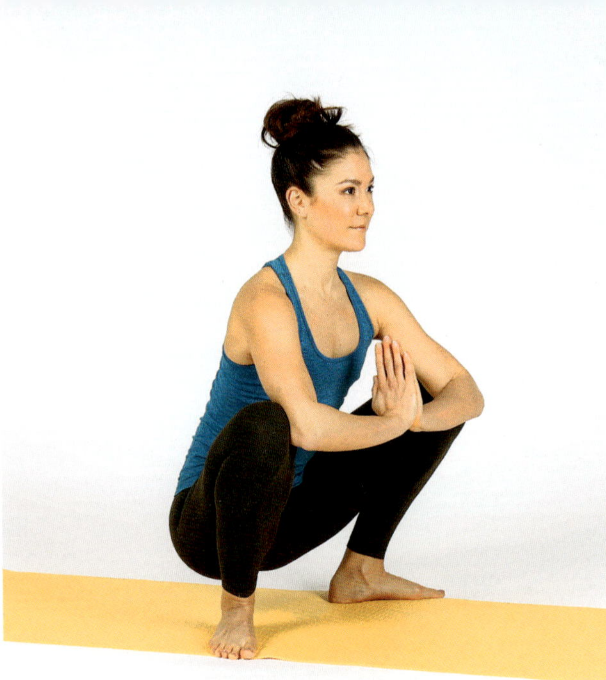

1

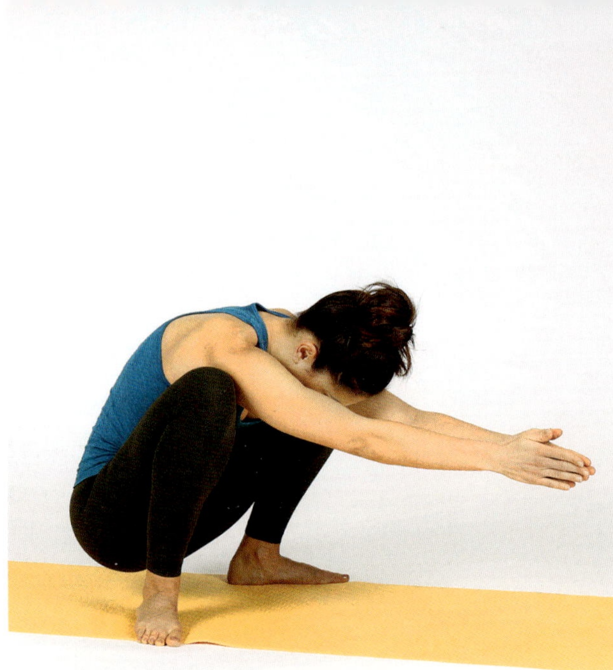

2

Hocke

Namaskarasana

Übung für die Eierstöcke

- Stelle dich in die Hocke, die Füße etwas weiter als hüftbreit auseinander, flach auf dem Boden. (Wenn die Fersen den Boden nicht berühren können, lege dir eine gerollte Decke darunter.)
- Nimm die Hände vor dem Herzen in Gebetshaltung (Namaskar/ Anjali Mudra).
- Drücke deine Ellenbogen sanft gegen Knie- und Beininnenseiten.
- Richte den Rücken so gerade wie möglich auf ❶.
- Atme sanft im siegreichen Atem (Seite 42). Mit der Einatmung hebe das Brustbein, den Kopf und den Blick leicht an und schiebe die Ellenbogen gegen die Knieinnenseiten. Halte hier für 3 Sekunden inne.
- Mit der Ausatmung führe die Handinnenflächen gerade nach vorn, dabei drücken die Knieinnenseiten gegen die Oberarme und der Rücken wird rund, das Kinn bewegt sich zum Brustbein ❷. Bleibe hier 3 Sekunden mit angehaltenem Atem.
- 5–10-mal wiederholen.
- Komme in die Ausgangsposition zurück, atme 10–15-mal die aktivierende Bauchatmung und lenke die Energie in beide Eierstöcke.

Wirkung: Massiert die Eierstöcke, Becken- und Bauchorgane. Verbessert die Beweglichkeit der Hüften und Beine. Dehnt die Körperrückseite. Dies wirkt stärkend auf Nerven und Muskeln der Oberschenkel, Knie, Schultern und Nacken.

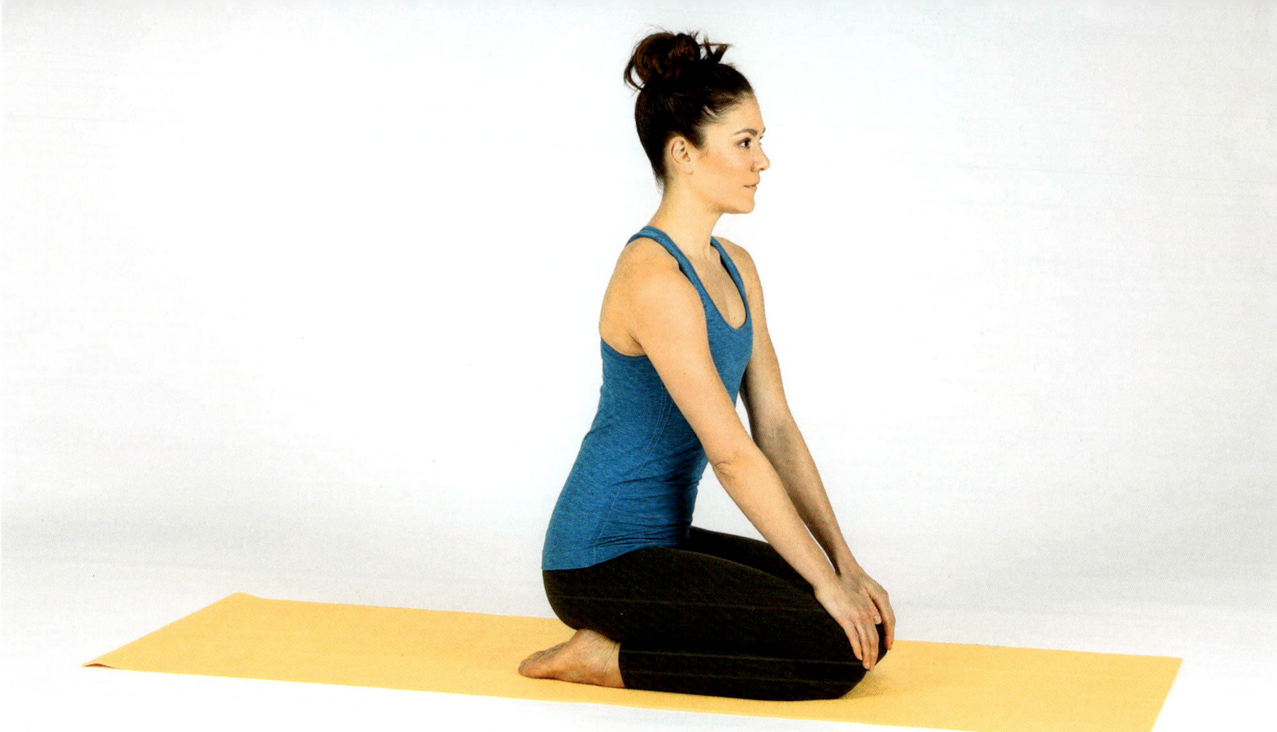

Diamantsitz

Vajrasana

Übung für die Eierstöcke und die Durchblutung des Beckens

- Setze dich auf die Fersen: die Knie nebeneinander, die großen Zehen berühren sich und die Fersen sinken nach außen. Das Gesäß sinkt auf die Fußinnenseiten, die Sitzhöcker ruhen auf oder neben den Fersen.
- Ziehe das Schambein in Richtung Nabel und das Steißbein zum Schambein und richte so dein Becken auf. Der Rücken ist lang, der Scheitel strebt nach oben und die Schultern sind entspannt. Lasse deine Hände auf den Oberschenkeln ruhen.

Wirkung: Diese Meditationshaltung massiert das Nervengewebe der Genitalien, regt deren Durchblutung an und mildert Zyklusstörungen. Eine harmonische Verdauung wird gefördert und die Beckenregion gestärkt.

Weiter Ausfallschritt

Utthita Ashwa Sanchalasana

Übung für die Eierstöcke

- Ausgangsposition: halbe stehende Vorbeuge mit gestrecktem Rücken.
- Lege die Hände unter den Schultern am Boden ab und setze mit deinem linken Fuß einen weiten Schritt zurück. Das rechte Knie ist leicht mittig neben dem Brustbein positioniert, die Handflächen oder Fingerspitzen auf dem Boden oder auf zwei Blöcken, die Füße stehen hüftbreit auseinander wie auf zwei Schienen ❶.
- Führe 10–15-mal die aktivierende Bauchatmung (Seite 43) und die Energielenkung in den rechten Eierstock (Seite 44) aus.

Wirkung: Massiert den rechten Eierstock, dehnt die linke Leiste, kräftigt die Beinmuskulatur und strafft Bauch und Gesäß.

Weiter Ausfallschritt mit abgesetztem Knie

Ashwa Sanchalasana

Übung zur Dehnung der Eierstöcke

- Lege im weiten Ausfallschritt das hintere Knie ab (bei empfindlichen Knien auf einer Decke) und richte den Oberkörper auf.
- Strecke die Arme schulterbreit nach oben aus und schaffe Länge in den Körperseiten.
- Mit der Einatmung richte das Becken und die Wirbelsäule auf, indem du dein Schambein in Richtung Nabel ziehst.
- Mit der Ausatmung schiebe das Becken sanft nach vorn, behalte die Aufrichtung bei und achte darauf, dass das rechte Knie über dem Fußgelenk bleibt. Vermeide einen spitzen Winkel ❷.
- Pulsiere mit dem Becken 3–5-mal mit der Ausatmung leicht vor und mit der Einatmung zurück. Behalte die Aufrichtung bei und achte darauf, dass das rechte Knie über dem Fußgelenk bleibt. Vermeide einen spitzen Winkel. Führe dabei den siegreichen Atem (Seite 42) aus.
- Lege die Hände übereinander auf dem Oberschenkel ab, strecke die Arme und führe die Energielenkung zum linken Eierstock (Seite 44) aus.
- Komme zurück in die Ausgangsposition und wiederhole den weiten Ausfallschritt und diese Übung auf der anderen Seite.

Wirkung: Der linke Eierstock und der linke Hüftbeuger werden intensiv gedehnt. Das fördert die Beweglichkeit im Becken und verbessert die Aufrichtung des Oberkörpers.

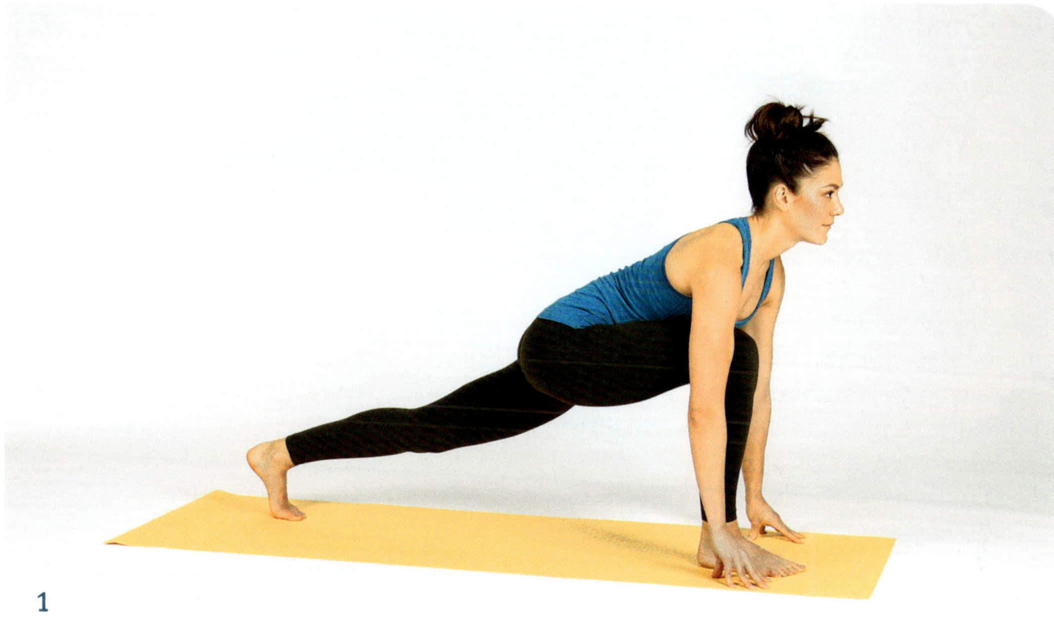

1

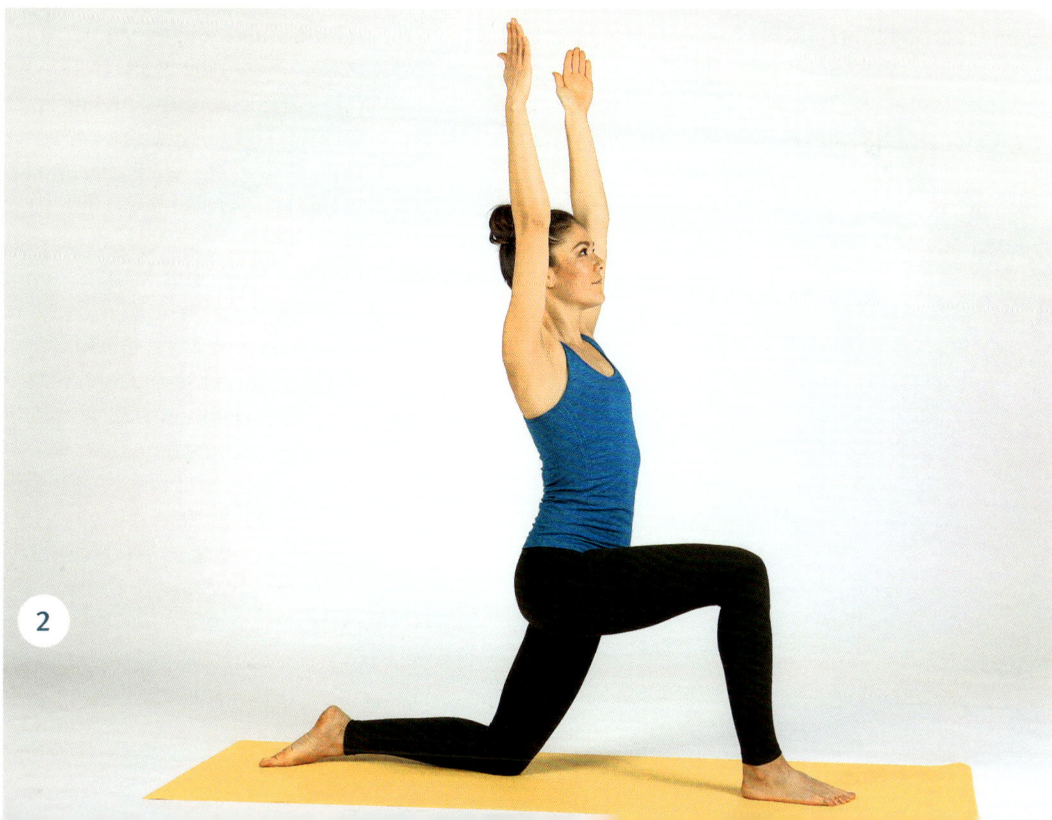

2

Taube (Variante)

Variante Eka Pada Rajakapotasana

Übung für die Eierstöcke

- Ausgangsposition: Vierfüßlerstand (Seite 106). Setze die Knie unter den Hüften ab, die Hände befinden sich unter den Schultern, die Arme sind gestreckt.
- Führe dein rechtes Knie nach vorn mittig zwischen die Hände, strecke dein linkes Bein nach hinten aus und lege dich mit Oberkörper und Brustbein über dein rechtes angewinkeltes Bein.
- Strecke die Arme nach vorn aus und lege die Stirn am Boden (oder auf einem Kissen) ab. Schließe die Finger ❶.
- Atme 10–15-mal die aktivierende Bauchatmung (Seite 43) und führe die Energielenkung in den rechten Eierstock (Seite 44) aus.
- Komme mit einer Einatmung zurück in den Vierfüßlerstand und tausche die Seiten.

Wirkung: Intensive Massage für die Eierstöcke und die unteren Bauchorgane

Pyramide (Variante)

Parsvottanasana

Übung für die Eierstöcke

- Ausgangsposition: weiter Ausfallschritt (Seite 58) mit den Händen (Fingerspitzen) schulterbreit am Boden. Mache deinen Schritt etwas kleiner (ca. 1,20–1,40 m), setze die hintere Ferse ab, der Fuß ist ungefähr auf 10 Uhr eingedreht, die Füße stehen hüftbreit, wie auf zwei Schienen auseinander.
- Dann strecke deinen Rücken parallel zum Boden, ziehe die Hüftknochen auf eine Linie, lege die Fingerspitzen am Boden (oder auf 2 Blöcken) ab und beuge dich über dein vorderes, rechtes Bein. (Zur Intensivierung kannst du mit den Fingerspitzen weiter nach hinten wandern.) ❷
- Atme 15-mal die aktivierende Bauchatmung (Seite 43) und führe die Energielenkung in den rechten Eierstock (Seite 44) aus.
- Danach komme in den herabschauenden Hund (Seite 104), schwinge dein linkes Bein nach vorne zwischen die Hände, komme in den weiten Ausfallschritt und wiederhole die Übung auf der linken Seite.

Wirkung: Massiert die Eierstöcke und die unteren Bauchorgane, dehnt die Rückseite des vorderen Beins, stärkt Bein- und Hüftgelenke. Der Blutfluss zum Kopf und zu den endokrinen Drüsen im Hals und im Gehirn wird optimiert und der Geist beruhigt.

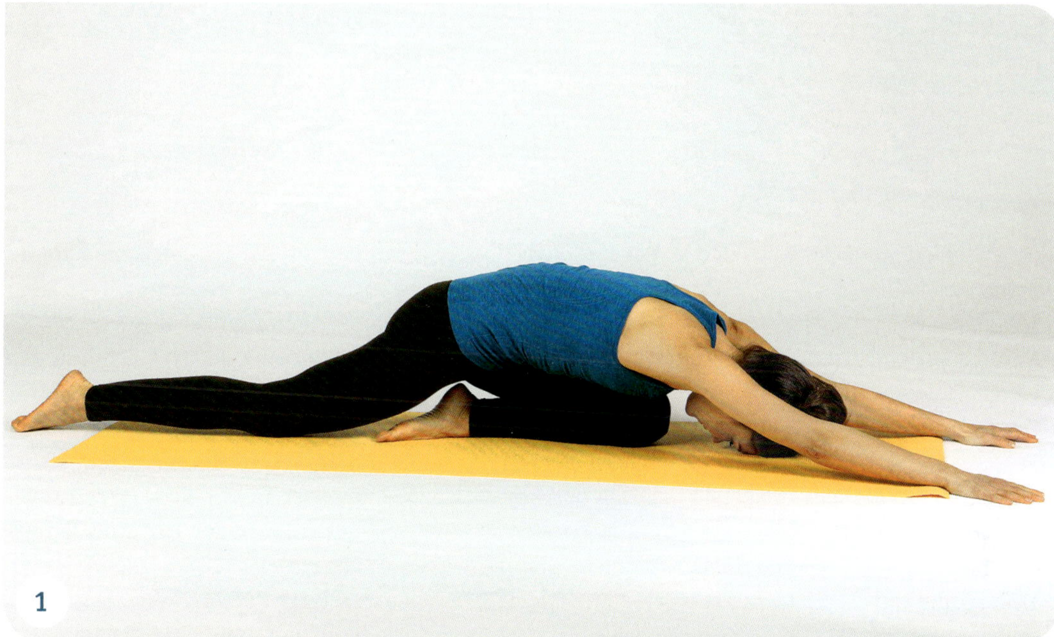
1

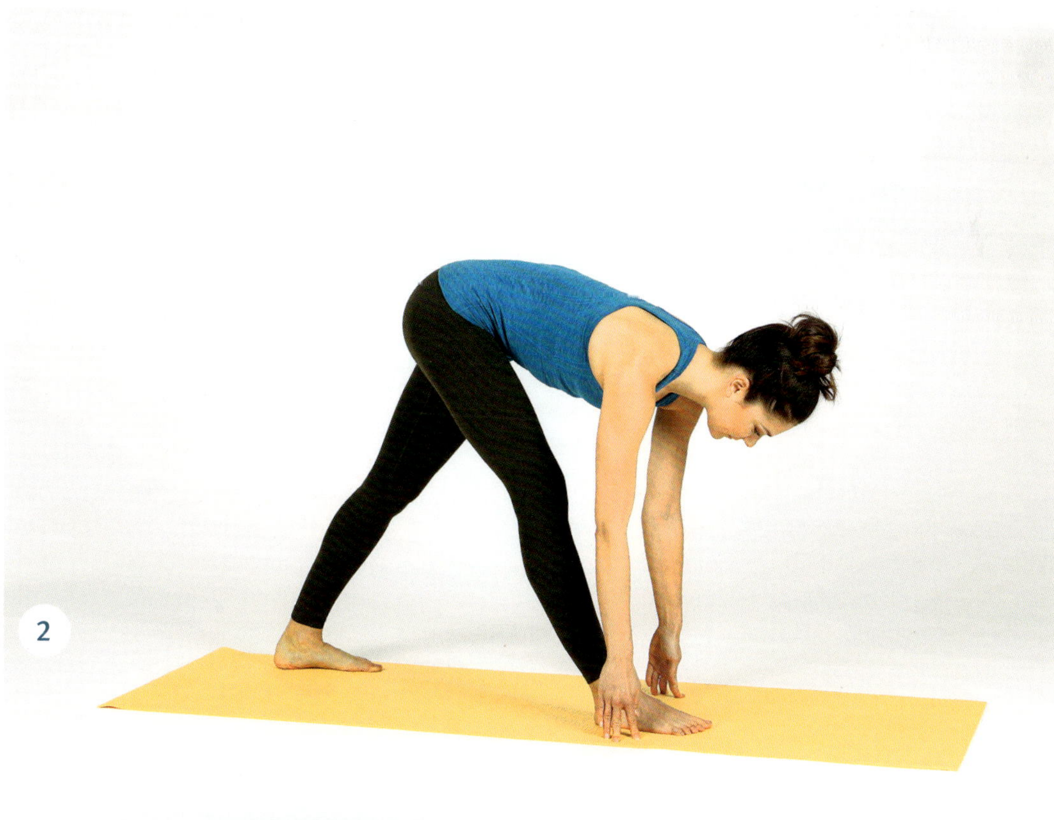
2

Halber Sattel

Supta Virasana (leichte Variante)

Übung für die Eierstöcke, Milz- und Magenmeridian-Dehnung

- Komme in den Fersensitz oder den Heldensitz (hier ist das Gesäß zwischen den Fersen platziert und die Oberschenkel sind nach innen rotiert).
- Stelle den linken Fuß hüftbreit neben dem rechten Oberschenkel auf und lehne dich langsam und kontrolliert zurück. Stütze dich mit den Händen oder den Ellenbogen hinter dem Gesäß ab und lass deinen Oberkörper langsam sinken. Das rechte Knie bleibt dabei am Boden ❶.
- Bleibe entweder hier oder lege dich mit dem Rücken über eine Yogarolle.
- Wenn dir die Übung leichtfällt, kannst du den ganzen Rücken am Boden ablegen und die Arme über den Kopf am Boden nach hinten ausstrecken. Bei empfindlichen Fußrücken kannst du dir eine Decke unter die Füße legen.
- Bleibe hier 3 Minuten pro Seite.
- Danach spüre in Rückenlage nach oder ziehe die Knie zur Brust.

Achtung: Bei Rückenproblemen diese Übung besser nicht praktizieren!

Wirkung: Diese Haltung dehnt intensiv die Körpervorderseite und regeneriert die Kurve der Lendenwirbelsäule. Die Magen- und Milzmeridiane werden stimuliert, die zum Element Erde gehören und einen Einfluss auf den harmonischen Fluss der Menstruation nehmen.

Drehsitz

Arda Matsyendrasana

Übung für die Eierstöcke und die Nebennieren

- Setze dich aufrecht mit ausgestreckten Beinen auf den Boden oder auf eine gefaltete Decke.
- Winkle das rechte Bein an und setze den Fuß an die Außenseite des linken Knies. Dann beuge das linke Bein und setze den linken Fuß an die Außenseite der rechten Gesäßhälfte (wenn sich die linke Hüfte vom Boden hebt, lass das linke Bein gerade ausgestreckt am Boden).
- Ziehe das angewinkelte Knie zum Bauch, erde die Sitzknochen und richte die Wirbelsäule gut auf.
- Umfasse mit der linken Hand das rechte Bein oder lege den angewinkelten Arm an die Außenseite des aufgestellten Knies. Die rechte Hand ist hinter dem Kreuzbein aufgesetzt.
- Mit der Einatmung strebe mit dem Scheitel nach oben. Mit der Ausatmung drehe dich nabelaufwärts nach rechts. Der Kopf dreht sanft mit, das Kinn bleibt dabei auf Höhe des Brustbeins, der Blick geht in die rechten Augenwinkel ❷.
- Führe hier 10–15-mal die aktivierende Bauchatmung (Seite 43) aus und lenke die Energie in den rechten Eierstock (Seite 44).
- Tausche die Seiten.

Wirkung: Baut Stress ab, wirkt beruhigend auf den Geist. Hält die Wirbelsäule beweglich, reduziert Anspannungen in der Rückenmuskulatur und regt die Spinalnerven an. Massiert sanft die Bauchorgane und die Eierstöcke und lindert Verdauungsprobleme.

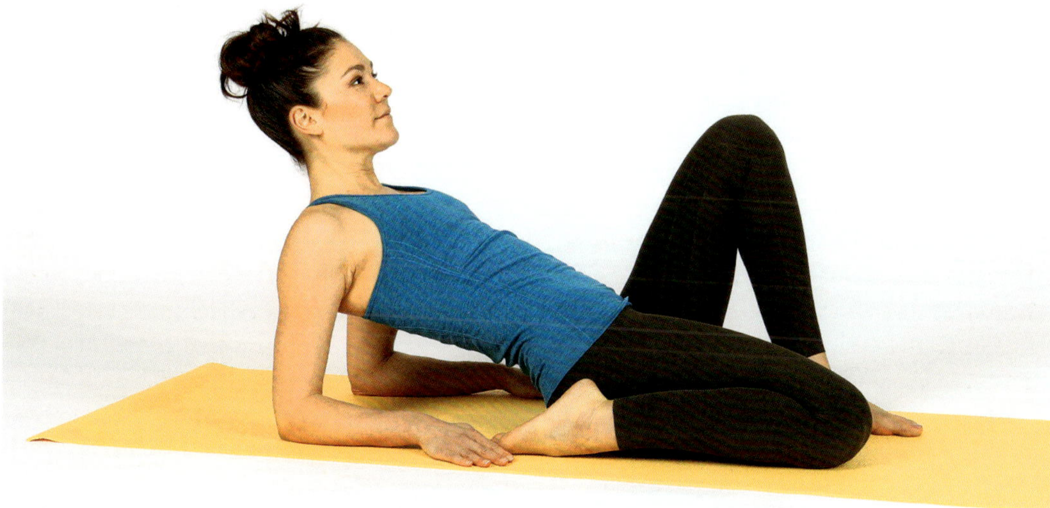

1

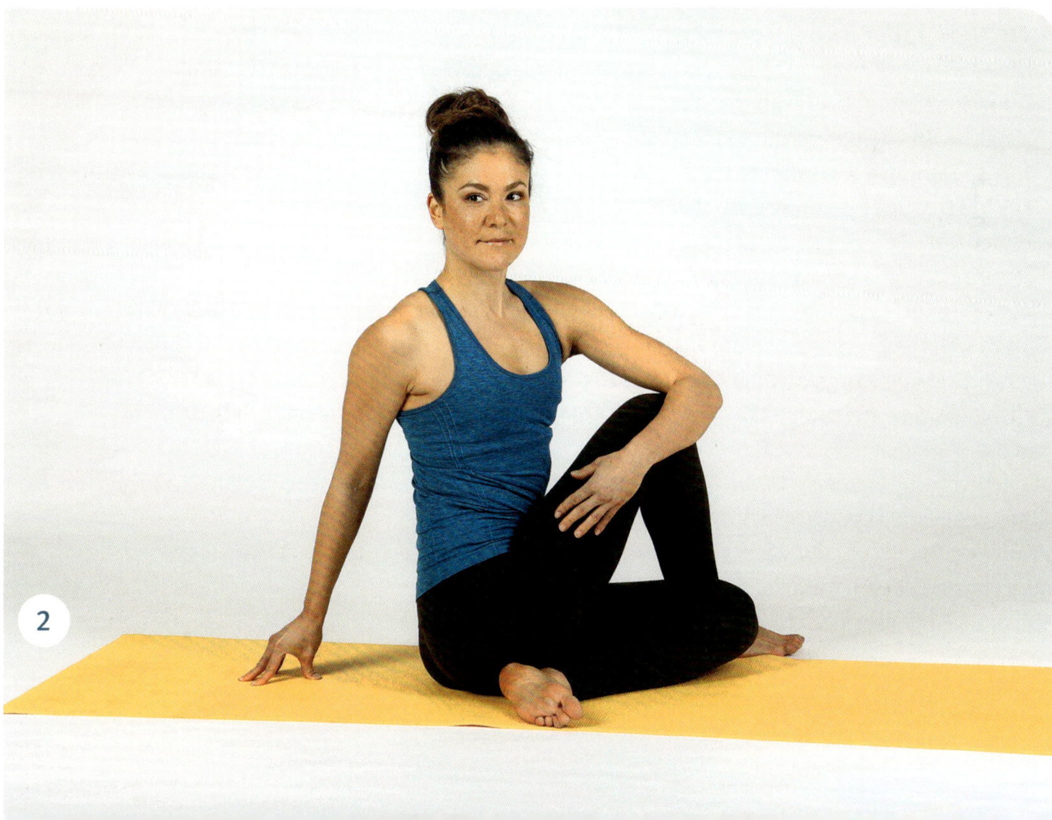

2

Liegender Schmetterling

Supta Baddha Konasana

Übung für den Unterleib und die Eierstöcke Für diese Übung brauchst du ein Yogabolster, zwei Blöcke und ein Kissen (oder eine gerollte Decke und drei Kissen).

- Positioniere das Bolster (oder die Deckenrolle) mittig auf der Matte. Setze dich so davor, dass das untere Bolsterende eine Handbreit vom Kreuzbein entfernt ist.
- Ziehe die Fußsohlen zueinander und die Fersen zum Gesäß. Deine Knie sinken nach außen. Lege dir zwei Blöcke (oder Kissen) zur Unterstützung unter die Oberschenkel.
- Lege dich mit dem Rücken über die Länge des Bolsters, unterstütze deinen Kopf evtl. mit einem weiteren Kissen. Entspanne die Arme etwa schulterbreit neben dem Oberkörper, die Handinnenflächen nach oben gerichtet ❶. Richte dich so ein, dass du eine angenehme Dehnung in Hüfte, Beininnenseiten und Brustmuskulatur spürst, ohne etwas festhalten zu müssen.
- Atme ruhig und tief in den Bauchraum und entspanne dich für die nächsten 3–10 Minuten, indem du dich ausschließlich auf deinen ruhigen, rhythmischen Atem und die Dehnungsstellen fokussierst.
- Atme 10-15 Atemzüge in der aktivierenden Bauchatmung (Seite 43) und lenke die gebündelte Energie in die Eierstöcke (Seite 44).

Wirkung: Dehnt die Körpervorderseite und die Hüfte, öffnet den Brustkorb und lässt tieferes Atmen zu. Unterstützt das Loslassen und löst Energiestaus im Unterleib, was u. a. Menstruationskrämpfe lindert.

Mahlen

Chakki Chalanasana

Übung für die Eierstöcke und die Stärkung des Unterleibs

- Ausgangsposition: Setze dich mit gegrätschten Beinen auf den Boden, der Rücken ist gerade aufgerichtet. Falte deine Hände und strecke die Arme auf Schulterhöhe aus. (Versuche die Arme während der ganzen Übung gestreckt zu halten. Wenn das für den Nacken unangenehm ist, beuge die Arme leicht.)
- Stelle dir vor, wie du mit einer alten Steinmühle Getreide mahlst: Atme tief ein, mit der Ausatmung beuge dich aus der Hüfte nach vorn ❷, dann ziehe Oberkörper und Arme in einem großen Kreis über rechts, atme ein, lehne dich nach hinten und ziehe den Kreis ❸ weiter über links und schließe ihn vorne. Mit der Einatmung lehnst du dich nach hinten, mit der Ausatmung nach vorne.
- Insgesamt 10-mal wiederholen: 5-mal im Uhrzeigersinn, 5-mal entgegengesetzt.

Wirkung: Wirkt anregend auf Nerven und Organe des Beckens und reguliert den Menstruationszyklus. Spannungen in den Schultern, im unteren Rücken und im Beckenbereich können gelöst werden.

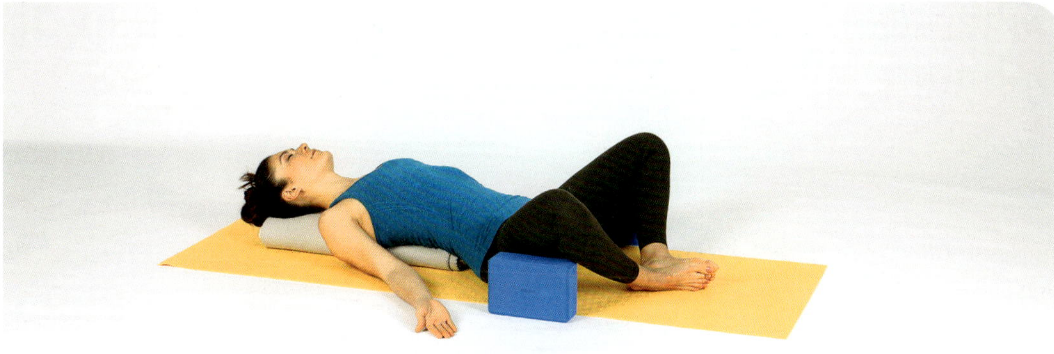

1

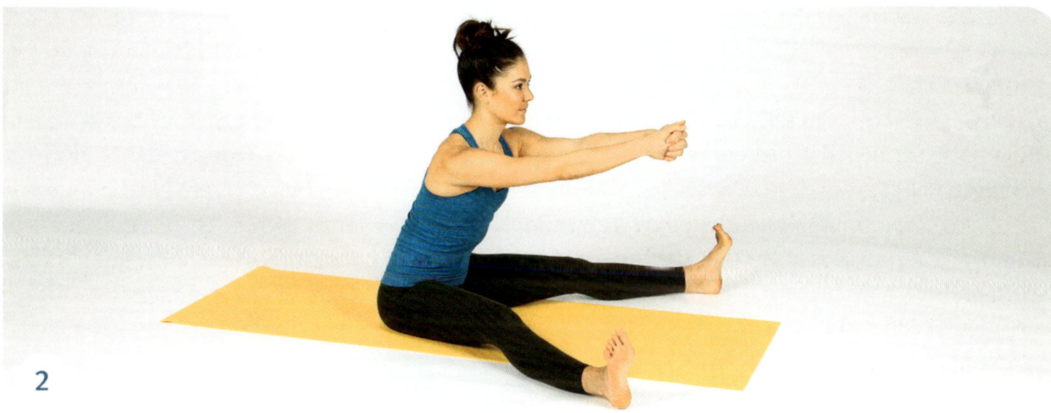

2

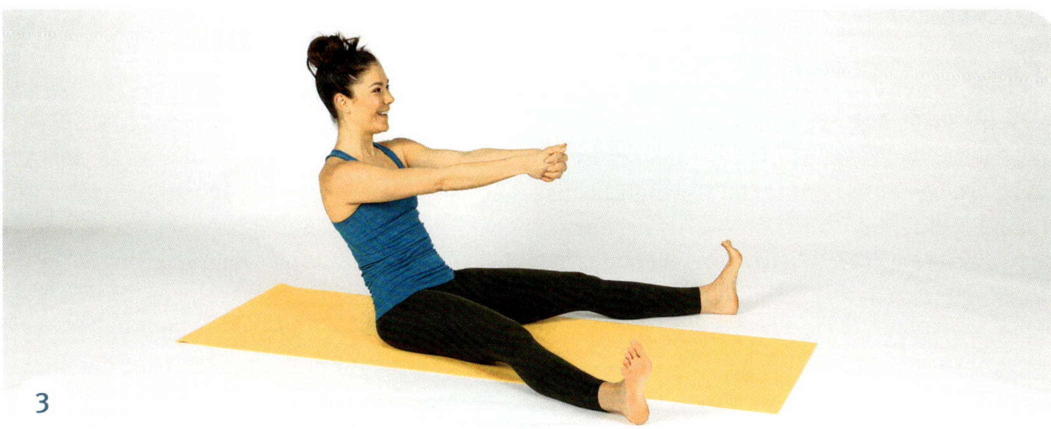

3

Gallenblasenmeridian-Dehnung

Makko-Ho von Shizuto Masunaga

Übung zur Öffnung der Körperseiten und für die Eierstöcke

- Ausgangsposition: Setze dich mit gegrätschten Beinen auf den Boden, der Rücken ist gerade aufgerichtet. Falte die Hände ineinander, die Handinnenflächen sind nach außen gerichtet. Strecke die Arme nach vorn und dann über den Kopf. So schaffst du Länge im Rumpfbereich.
- Drehe dich leicht nach rechts auf und lehne dich dann über die linke Beinseite, halte dabei den rechten Sitzknochen gut geerdet. Öffne die rechte Achselhöhle, Herz und Nabel weiter nach oben in Richtung Decke.
- Atme bewusst in die rechte Zwischenrippenmuskulatur und genieße die intensive Dehnung der gesamten rechten Rumpfseite ❶.
- Führe hier 8–10-mal den siegreichen Atem (Seite 42) aus, dann senke den Blick und richte dich wieder auf.
- Wechsle die Seiten.

Wirkung: In der TCM ist die Gallenblase der Assistent der Leber und sorgt für das Gleichgewicht von Körper und Psyche. Die Dehnung des Gallenblasenmeridians trägt dazu bei, Anspannung und Stress abzubauen und Frust, Ungeduld und Zorn in mehr Gelassenheit umzuwandeln. Sie sorgt für geistige Klarheit und Entscheidungskraft.

Lebermeridian-Dehnung

Makko-Ho von Shizuto Masunaga

Übung für die Eierstöcke und den freien Fluss der Leberenergie

- Ausgangsposition: Setze dich mit gegrätschten Beinen auf den Boden, der Rücken ist gerade aufgerichtet. Falte die Hände ineinander, drehe die Handflächen nach außen und strecke die Arme über den Kopf. So schaffst du Länge im Rumpfbereich.
- Lehne dich aus der Hüfte nach vorn. Je nach Beweglichkeit lege deine Fingerspitzen, Hände oder Unterarme am Boden oder auf einem Kissen ab. Die Sitzknochen bleiben dabei gut geerdet, der untere Rücken bleibt möglichst gerade, sodass die Dehnung in den Beininnenseiten deutlich spürbar wird. Die Zehen zeigen dabei nach oben, die Fersen ziehen ganz leicht zum Gesäß, ohne dass sie sich bewegen. Das fördert die Erdung über den Damm und die Sitzknochen ❷.
- Wenn du hinter deinen Sitzknochen sitzt und dir die Vorbeuge aus der Hüfte heraus schwerfällt, setze dich auf eine gefaltete Decke.
- Atme in dieser Position 10–20-mal den siegreichen Atem (Seite 42).

Wirkung: In der TCM ist die Leber für den freien Fluss des Qi (Prana, Lebensenergie) und des Blutes verantwortlich. Sie bewahrt mit klarem Blick die innere Ordnung von Körper und Seele. Durch diese Übung kann die Leberenergie freier fließen und harmonisiert so die Menstruation, die Emotionen und die Verdauung. Spannung kann abgebaut und das allgemeine Wohlbefinden verbessert werden.

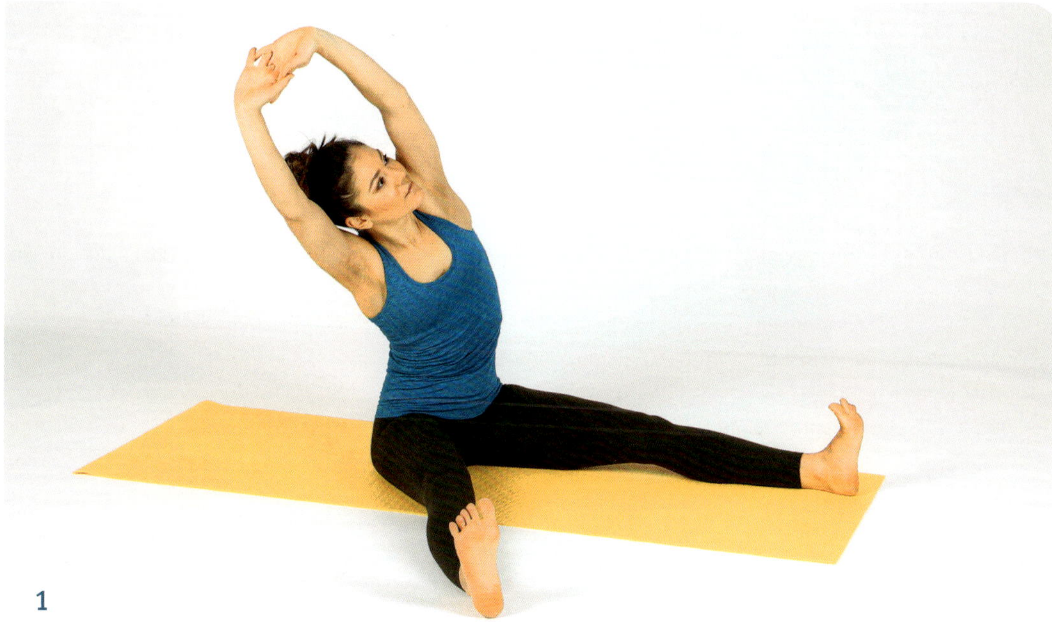

1

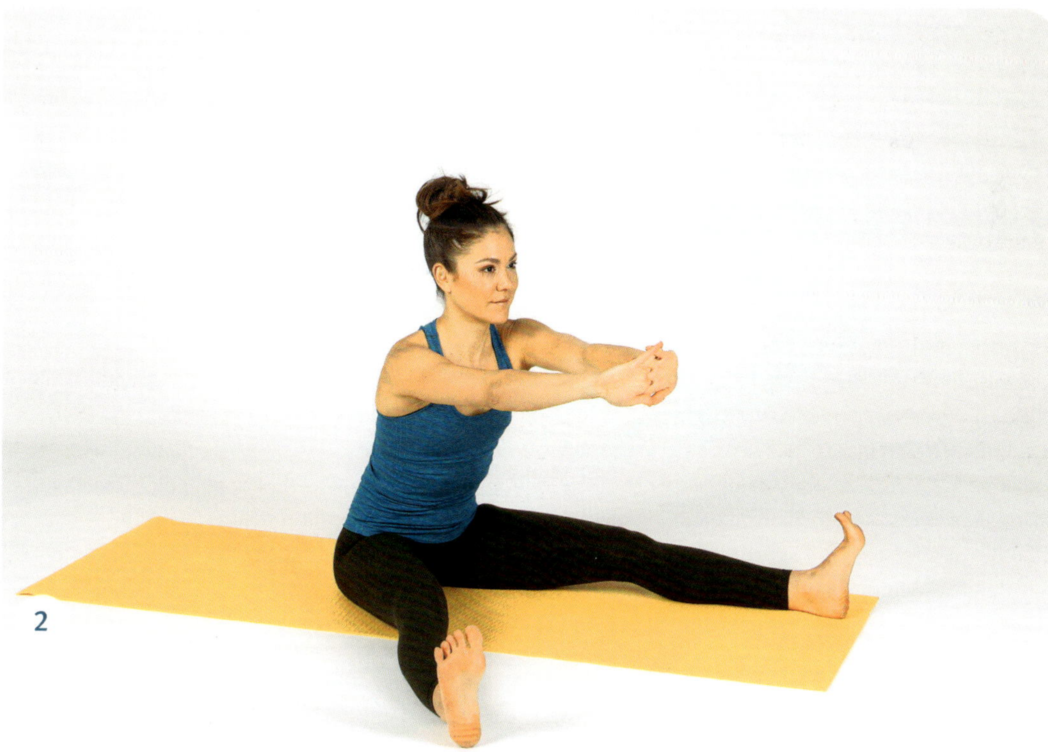

2

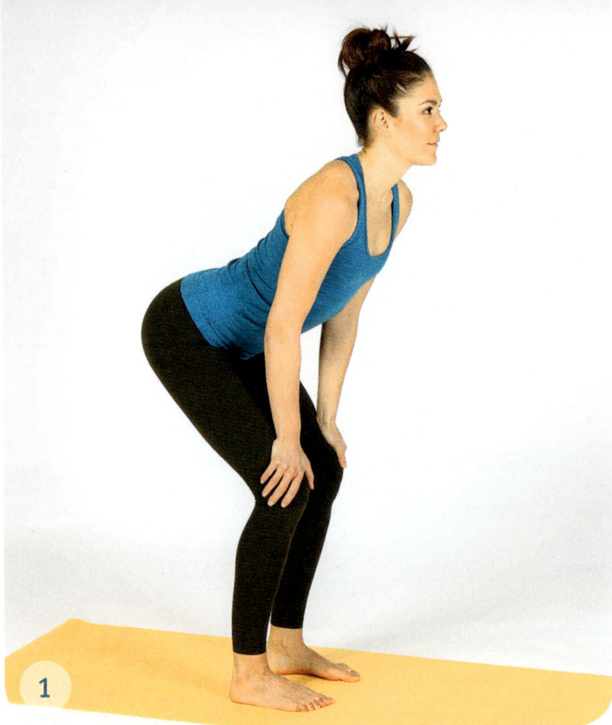

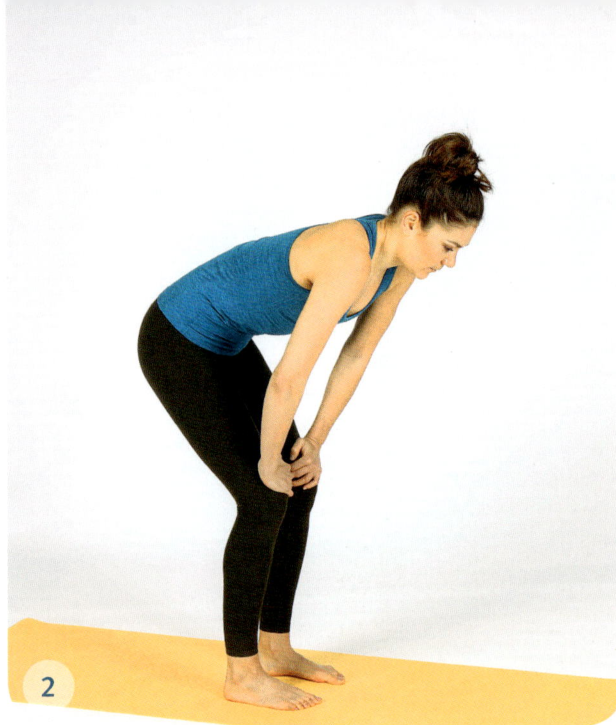

Verdauungsfeuer anregen

Agni Sara

Übung für die Nebennieren und die Bauchspeicheldrüse

- Ausgangsposition: hüftbreiter Stand.
- Atme tief durch die Nase ein.
- Mit der vollständigen Ausatmung beuge die Beine, stütze die Hände auf den Oberschenkeln mit gestreckten Armen ab und lehne dich leicht nach vorn ❶.
- Sauge den Oberbauch sanft nach innen und oben. Mit leeren Lungen schiebe den Bauch mehrmals rhythmisch und zügig heraus und wieder hinein (ca. 10-mal), solange es angenehm ist ❷.
- Richte den Oberkörper mit der Einatmung wieder auf.
- 1–3-mal wiederholen.

Achtung: Bitte nur mit leerem Magen und Darm üben!

Wirkung: Der Bauch wird massiert, das stärkt und belebt die Verdauungsorgane und regt den Appetit an. Der Energielevel wird angehoben, was Lethargie, Trägheit und Depressionen reduzieren kann. Führe die folgende Übung (Bauchkontraktion im Stehen) gleich im Anschluss aus.

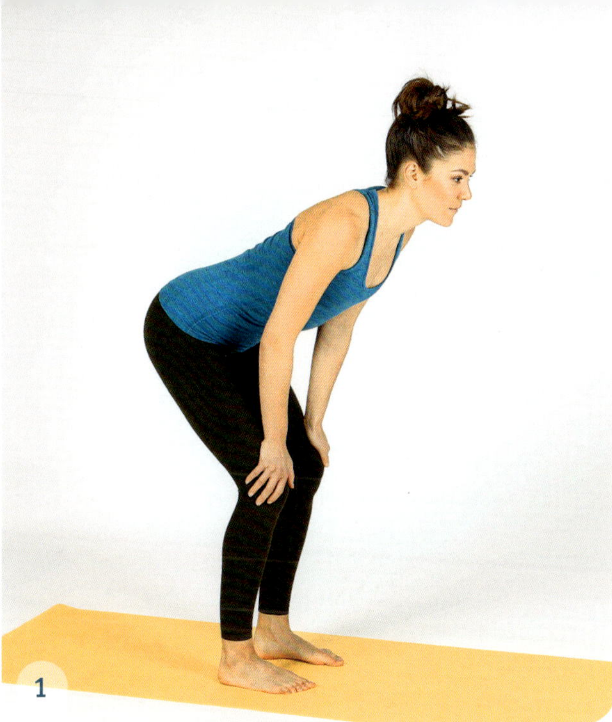

1

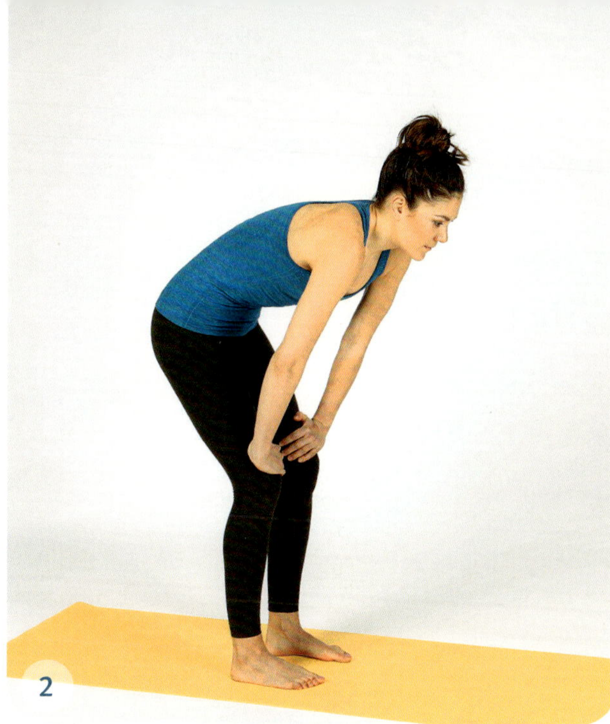

2

Bauchkontraktion im Stehen

Uddiyana Bandha

Übung für die Nebennieren und die Bauchspeicheldrüse

- Die Füße stehen hüftbreit auseinander. Richte dich so aus, dass die Beine leicht gebeugt sind und die Hände auf den Oberschenkeln ruhen. Die Arme sind dabei gestreckt und der Körper ist leicht nach vorn gebeugt.
- Atme durch die Nase ein, danach kräftig durch den Mund aus und verharre mit leeren Lungen in der Haltung ❶.
- Dann sauge den Oberbauch nach innen und oben, indem du mit leeren Lungen eine Einatmung simulierst. Dadurch entsteht automatisch ein Bauchvakuum. Der Kopf ist leicht nach vorn gebeugt und die Schultern leicht nach oben gezogen ❷.
- Bleibe in der Haltung, solange sie angenehm ist. Richte dann den Oberkörper auf, atme noch ein Stück weiter aus und dann wieder ein.
- 1–3-mal wiederholen.

Achtung: Bitte nur mit leerem Magen und Darm üben!

Wirkung: Regt das Verdauungsfeuer an, stärkt und belebt die Bauchorgane, regt Leber und Bauchspeicheldrüse an und harmonisiert die Adrenalinausschüttung der Nebennieren. Dadurch können sich Angst und Anspannung abbauen und Trägheit und Lethargie auflösen. Das Manipura Chakra (Solarplexuschakra) und seine Feuerenergie wird intensiv angeregt.

Allgemeine Wirbelsäulendrehung

Shava Udarakarshanasana

Übung für die Nebennieren

- Komme in die Rückenlage, breite die Arme auf Schulterhöhe aus, die Handinnenflächen zeigen zum Boden. Winkle dein rechtes Bein an und lege deinen rechten Fuß auf den linken Oberschenkel und die linke Hand auf das rechte Knie. Atme ruhig im siegreichen Atem (Seite 42) ein.
- Mit der Ausatmung führe das rechte Knie langsam über die linke Seite in Richtung Boden, der Kopf dreht gleichzeitig nach rechts, der Blick geht zur rechten Hand. Der rechte Fuß bleibt auf dem linken Knie und beide Schultern möglichst im Kontakt mit dem Boden ❶.
- Bleibe in dieser Haltung ca. 5–10 tiefe siegreiche Atemzüge und lenke die Energie in die rechte Nebenniere (Seite 44).
- Mit der nächsten Einatmung komm zurück in die Mitte und wiederhole die Übung auf der anderen Seite.

Wirkung: Fördert die Beweglichkeit der Wirbelsäule, entspannt und erfrischt die Muskulatur im unteren Rückenbereich. Massiert die Nebennieren und stimuliert die Unterleibsorgane.

Dynamischer Twist im Liegen

Supta Udarakarshanasana

Übung für die Nebennieren

- Komme in die Rückenlage, positioniere deine Fersen nah an deinem Gesäß und lege die Hände an den Hinterkopf, die Finger sind ineinander verschränkt. Oberkörper, Ellenbogen, Hände und Kopf ruhen am Boden. Atme ruhig im siegreichen Atem (Seite 42) ein.
- Mit der Ausatmung lasse die Knie zur rechten Seite bis zum Boden sinken, die Beine bleiben dabei zusammen, der Kopf dreht gleichzeitig leicht nach links. Bleibe hier ungefähr drei Sekunden ❷.
- Mit der nächsten Einatmung komme zurück in die Mitte und lasse die Beine mit der nächsten Ausatmung nach links sinken, der Kopf dreht dabei nach rechts.
- 5–10-mal wiederholen.
- Kehre zurück in die Ausgangsposition in Rückenlage mit aufgestellten Füßen und lege deine Hände seitlich unter die Rippen, sodass die Daumen auf Höhe der Nebennieren sind ❸.
- Führe 10–15-mal die aktivierende Bauchatmung (Seite 43) aus und lenke die Energie in beide Nebennieren (Seite 44).

Achtung: Bei Rückenproblemen übe die allgemeine Wirbelsäulendrehung (siehe links).

Wirkung: Fördert die Beweglichkeit der Wirbelsäule, dehnt und streckt die Rückenmuskeln und dehnt die Unterleibsmuskulatur und -organe. Nieren und Nebennieren bekommen eine leichte Massage.

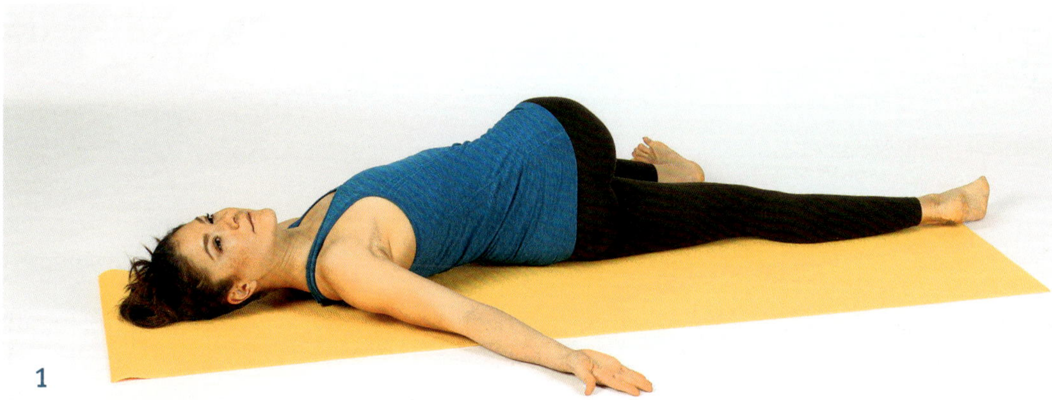

1

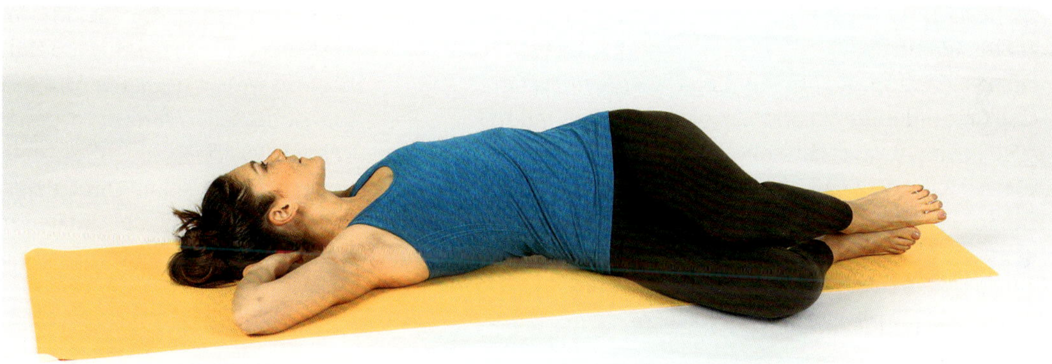

2

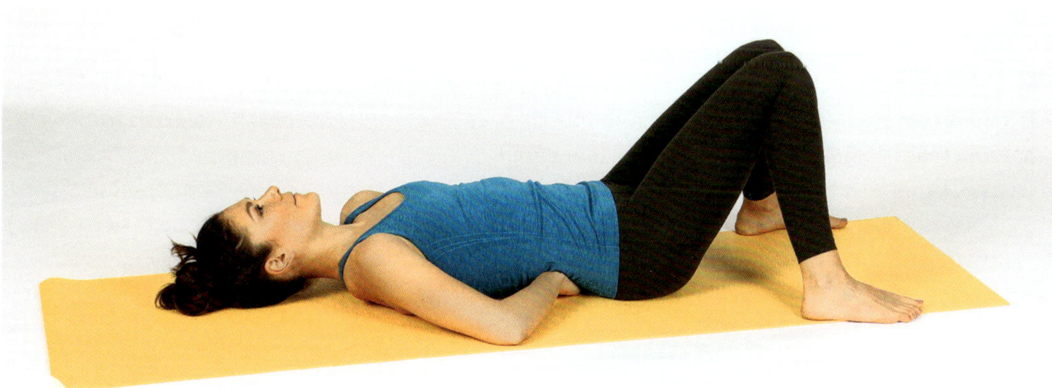

3

Sphinx (Yin-Yoga-Variante)

Ardha Bhujangasana

Übung für die Nebennieren und die Blasen- und Nierenmeridiane

- Auf dem Bauch liegend setze die Ellenbogen unter die Schultern. Die Unterarme befinden sich im rechten Winkel zu den Oberarmen und parallel zueinander am Boden. Die Brust und der obere Bauch heben vom Boden ab, die Beine sind entspannt und öffnen sich leicht.
- Lass deine Schultern sanft nach hinten unten rollen, der Nacken ist lang ❶. Schließe die Augen und entspanne Bauch, Becken, Beine und Füße.
- Führe eine entspannte Bauchatmung aus. So kannst du die Organe im unteren Bauch sanft massieren.
- Bleibe 3–5 Minuten in dieser Position und lenke deinen Fokus auf den unteren Rücken.
- Löse die Position dann behutsam, lege die Hände übereinander und lass die Stirn auf ihnen ruhen. Spüre den Energiefluss in der ganzen Wirbelsäule, besonders im unteren Rücken.
- Setze die Hände unter den Schultern am Boden ab und schiebe dich in den Vierfüßlerstand (Seite 106). Runde den Rücken und setze dich dann in die Kindhaltung (Seite 54). Verweile hier einen Moment und spüre nach.

Wirkung: Energetisierend und zugleich entspannend. Die Brustmuskulatur und die gesamte Vorderseite des Körpers werden gedehnt, der Rücken gekräftigt, Herz- und Lungenbereich geöffnet. Die Sphinx fördert ein gesundes Selbstvertrauen und stärkt die Nieren, unseren Energiespeicher.

Taillendrehung

Kati Chakrasana

Übung für die Nebennieren und die Bauchorgane

- Komme in einen aufrechten Stand: Die Füße sind hüftbreit auseinander, die Beine sind leicht gebeugt und die Arme hängen locker neben dem Oberkörper.
- Atme durch die Nase ein, mit der Ausatmung drehe dich aus der Taille nach rechts, führe dabei die linke Hand auf die rechte Schulter und schwinge den rechten Arm an der Körperrückseite um die Taille. Der Kopf dreht sich mit nach rechts, schaue über deine rechte Schulter ❷.
- Bleibe hier 1–2 Sekunden, intensiviere die Drehung und strecke den Bauch sanft.
- Dann atme ein, komme zurück in die Mitte und mit der Ausatmung schwinge aus der Taille nach links, die rechte Hand auf die linke Schulter und der linke Arm schwingt hinten um die Taille, schaue über die linke Schulter.
- Halte kurz inne, verstärke die Drehung sanft und dehne den Bauch.
- Lass die Bewegungen langsam schwungvoller und fließender werden, der Körper ist dabei entspannt, das Becken dreht sich nicht mit und die Drehung erfolgt spiralförmig nabelaufwärts bis zum Kopf.
- Wiederhole 5–10 Runden.

Wirkung: Durch die Drehungen werden die Bauchorgane angeregt, Hüfte, Taille und Nackenmuskulatur aktiviert. Körperliche und geistige Anspannungen lösen sich und es entsteht ein Gefühl der Leichtigkeit. Im Qigong wird diese Übung mit zwei Drachen verglichen, die sich um eine Säule winden.

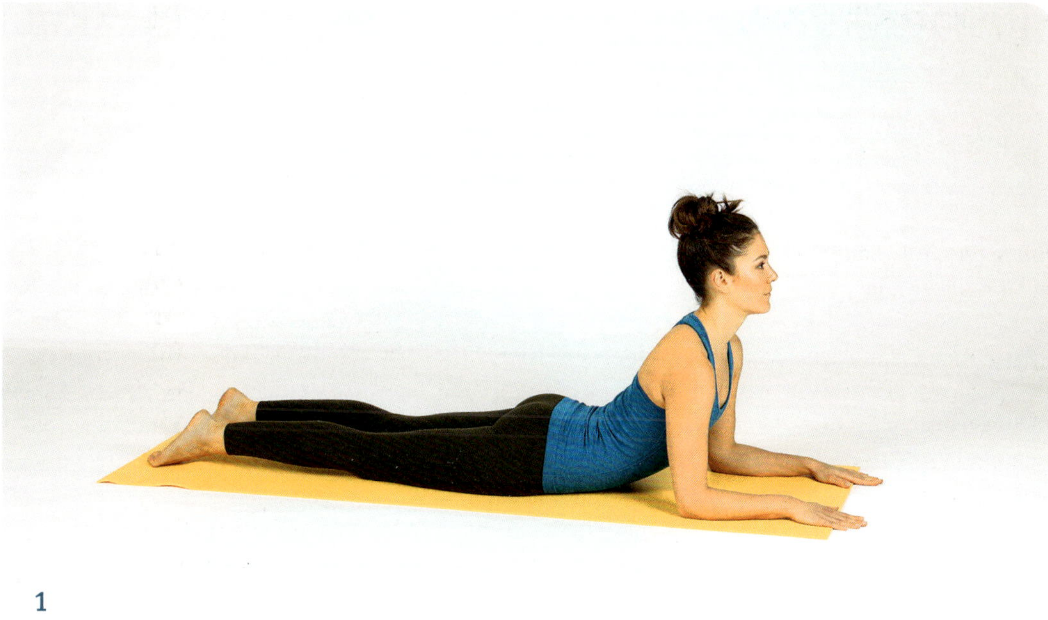

1

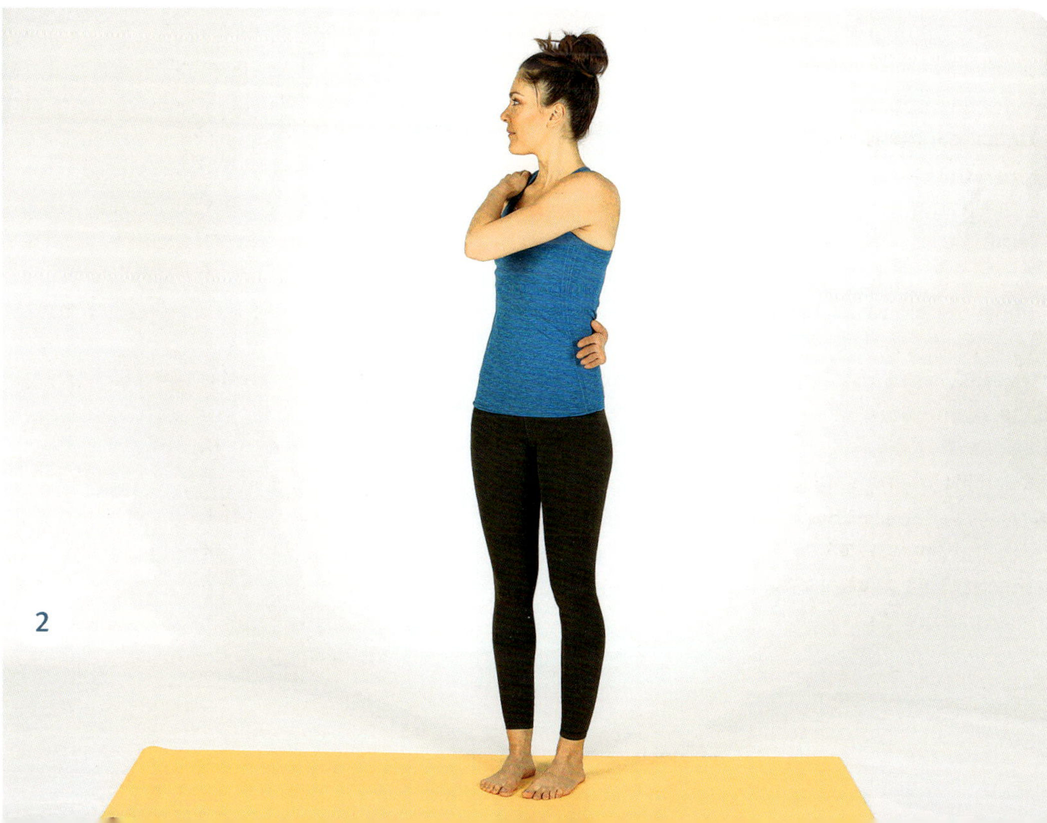

2

Sitzende Vorbeuge

Paschimottanasana (Yin-Yoga-Variante)

Übung für die Nebennieren und zur Stärkung der Blasen- und Nierenenergie

- Setze dich auf eine gefaltete Decke oder ein Kissen, winkele die Beine leicht an und beuge dich aus den Hüften nach vorn über deine Beine. Erlaube dabei deiner Wirbelsäule, sich zu runden ❶.
- Zur Unterstützung kannst du dir eine gerollte Decke oder ein Kissen unter die Knie legen oder deine Kniekehlen umarmen und dir evtl. noch ein Kissen unter die Stirn legen.
- Deine Hände kannst du auch entspannt neben den Beinen mit den Handflächen nach oben ablegen oder ein Kissen umarmen. Entspanne deine Schultern und deinen Kiefer und schließe die Augen.
- Bleibe 3–5 Minuten in der Endhaltung.
- Danach richte dich langsam Wirbel für Wirbel wieder auf, stütze dich mit deinen Händen hinter dem Gesäß ab und spüre einen Moment nach.
- Führe anschließend 10–15-mal die aktivierende Bauchatmung (Seite 43) aus und lenke die gebündelte Energie in die Nebennieren (Seite 44).

Wirkung: Stimuliert die Blasen- und Nierenmeridiane, die entlang der Körperrückseite verlaufen. Dehnt die gesamte Körperrückseite, entspannt Rücken und Nacken. Die Hüftgelenke werden stimuliert, die Bauchorgane sanft massiert, die Tätigkeit der Nieren und der Verdauungsorgane angeregt. Wirkt beruhigend und erfrischend zugleich.

Kleine Kobra/Kobra

Bhujangasana

Übung für die Thymusdrüse und die Eierstöcke

- In Bauchlage lege die Stirn am Boden ab. Platziere die Hände unter den Schultern, die Ellenbogen sind dabei dicht an den Rippen. Presse die Fußrücken und das Schambein in den Boden, um das Gesäß zu entspannen und die Länge im unteren Rücken zu erhalten.
- Atme ein. Presse die Hände in den Boden. Hebe den Oberkörper sanft: Das Brustbein schiebt nach vorn, die Schultern rollen nach hinten unten, die Schulterblätter ziehen zueinander, der Nacken bleibt lang und der Blick ist auf die Nasenspitze gerichtet ❷.
- Bleibe in der kleinen Kobra oder gehe in die vollständige Kobra (s. Variante, bitte nicht üben bei Beschwerden im unteren Rücken!)
- Lenke den Fokus auf deinen Herzbereich, atme 5–8 Atemzüge den siegreichen Atem (Seite 42) und führe die Energielenkung in die Thymusdrüse aus.
- Komme zurück in die Bauchlage, lege die Hände unter die Stirn und lass dein Becken nach links und rechts schaukeln. Entspanne den ganzen Körper.

Variante: Für die vollständige Kobra hebe deinen Oberkörper höher und strecke sanft die Arme. Der Nabel hebt sich ca. 3 cm, das Schambein bleibt am Boden ❸.

Wirkung: Vertieft die Atmung. Kräftigt die Eierstöcke und die Unterleibsorgane. Lindert Zyklusstörungen. Die Verdauungsorgane werden massiert, Verstopfung beseitigt, Bauchspeicheldrüse und Nebennieren werden harmonisiert.

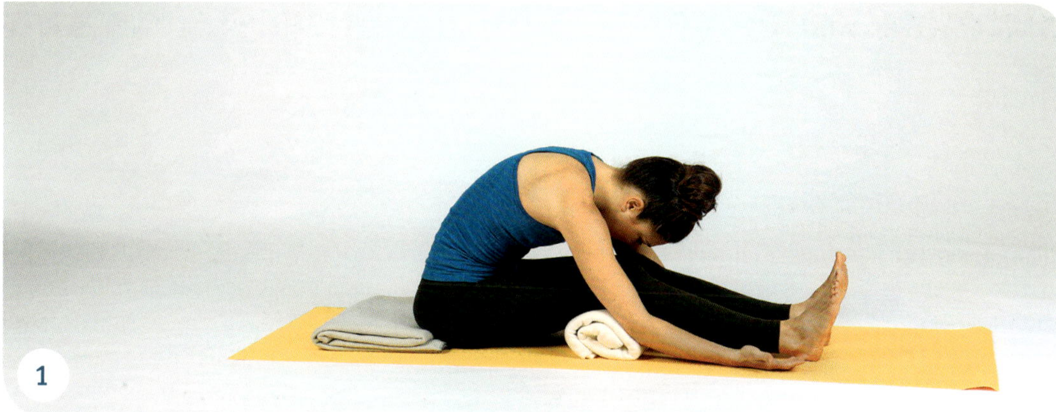

1

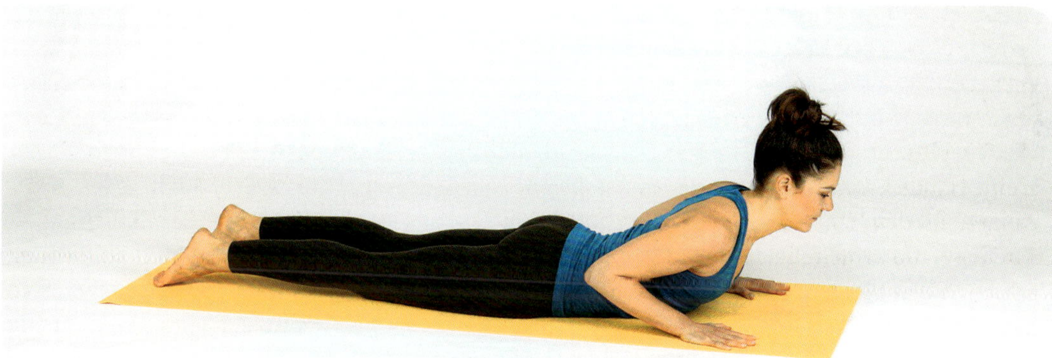

2

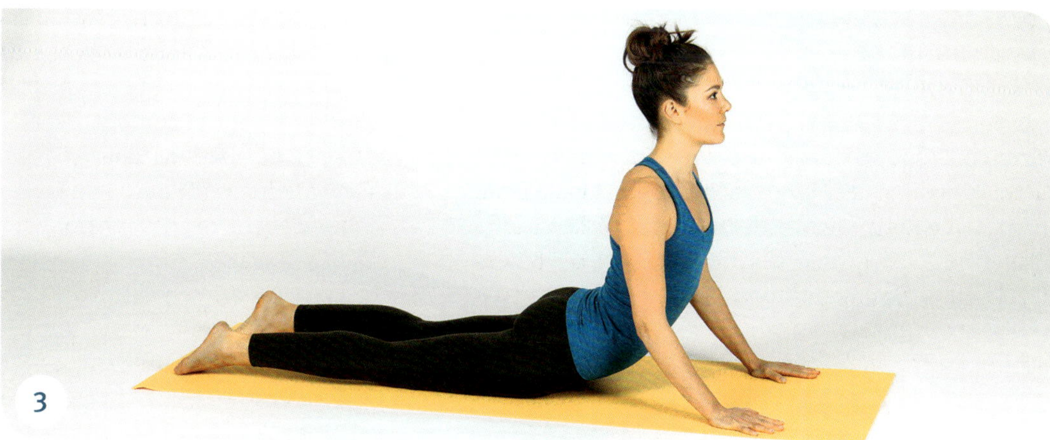

3

Sich streckende Kobra (sanfte und vollständige Variante)

Shashank Bhujangasana

Übung für die Beckendurchblutung und die Thymusdrüse

- Komme in den Vierfüßlerstand (Seite 106), die Hände sind unter den Schultern platziert, die Knie unter den Hüften. Schiebe dein Gesäß in Richtung Fersen in die Kindhaltung (Seite 54) mit ausgestreckten Armen ❶.
- Atme im siegreichen Atem (Seite 42). Ziehe den Beckenboden dabei sanft ein paar Stockwerke nach oben (Mula Bandha) und sauge den Nabel zur Wirbelsäule und leicht nach oben (sanftes Uddiyana Bandha (Seite 44).
- Atme ein, hebe deinen Oberkörper mit gewölbtem Rücken in die Katze ❷ und schiebe dich in einer langsamen Wellenbewegung mit der Wirbelsäule nach vorn. Lasse dein Becken achtsam sinken und komme kontrolliert in die Kobra. Die Hände sind unter den Schultern, die Arme leicht gebeugt und das Brustbein schiebt nach vorn ❸. Presse sanft die Fußrücken in den Boden, aktiviere die Beinmuskulatur und ziehe das Schambein Richtung Nabel, um den unteren Rücken zu entlasten. Bleibe ein paar Sekunden in der Haltung.
- Atme aus, hebe dein Gesäß und schiebe dein Becken in einem sanften Hohlkreuz in der Kuh zurück zu den Fersen in die Kindhaltung mit ausgestreckten Armen.
- 3–5-mal wiederholen. In der letzten Runde bleibe für 5 tiefe Atemzüge in der Kobra und führe die Energielenkung in die Thymusdrüse aus.
- Komme mit der nächsten Ausatmung zurück in die Bauchlage, lege die Hände unter die Stirn und lasse dein Becken nach links und rechts schaukeln. Entspanne den ganzen Körper.

Variante: In der vollständigen Variante schiebe dich aus der Kindhaltung mit Brust und Nase leicht über den Boden nach vorn in die Kobra. Schiebe die Brust nach vorn, hebe den Oberkörper und strecke die Arme. Die Hüften und das Schambein bleiben dabei im Kontakt mit dem Boden.

Wirkung: Ähnlich der Kobra und der Kindhaltung. Durch die abwechselnde Vor- und Rückbeugung der Wirbelsäule wird das Becken durchblutet, die Fortpflanzungs- und Verdauungsorgane werden angeregt und gestärkt, Menstruationsprobleme verbessert, Rückenverspannungen gelindert. Auch die Nieren- und Lebertätigkeit wird durch die Bewegung gekräftigt. Durch die Öffnung des Brustkorbes können emotionale Spannungen gelöst werden und die Stimmung hebt sich deutlich.

Achtung: Bei Rückenproblemen diese Übung entweder auslassen oder das Becken nicht so tief in die Kobra senken, sondern die Bewegung mit dem Becken nur sanft andeuten.

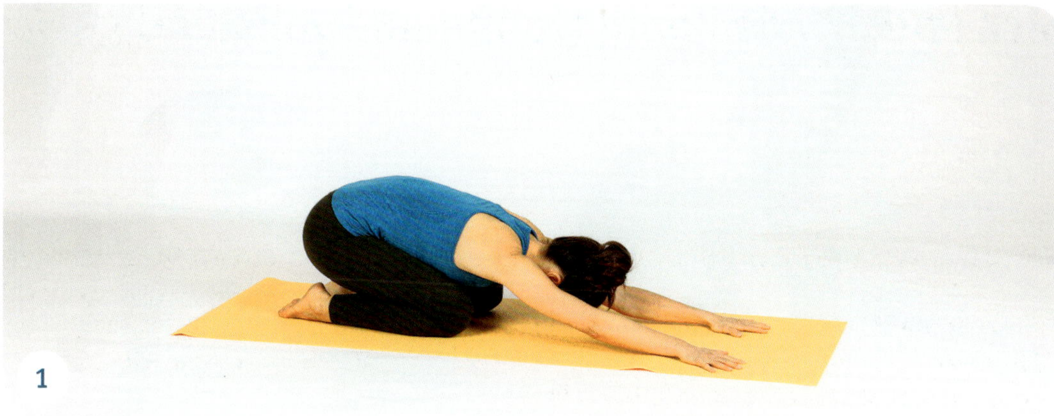

1

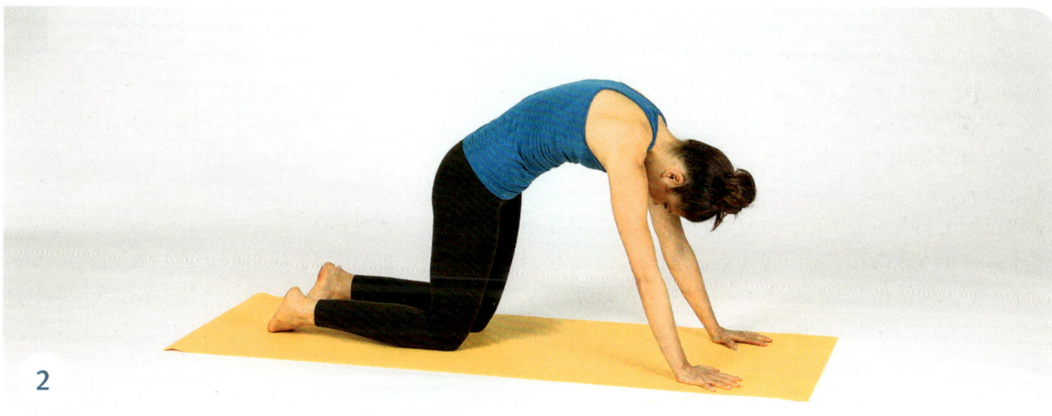

2

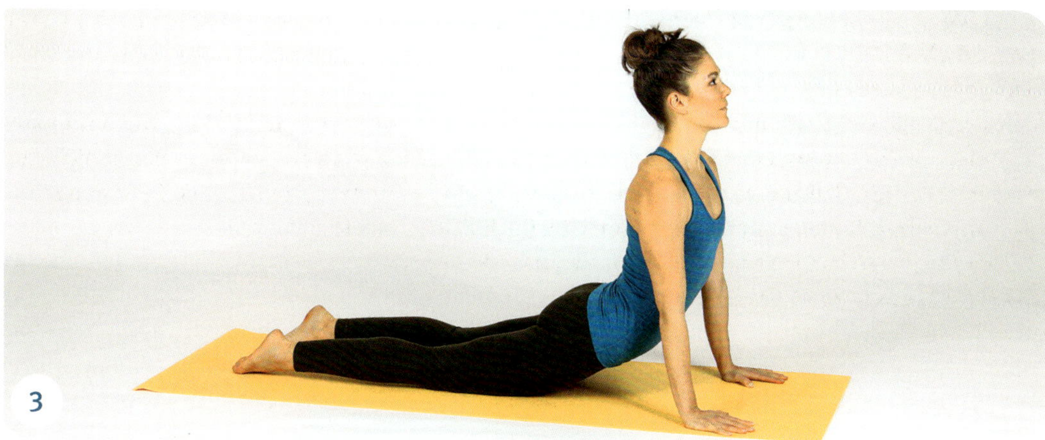

3

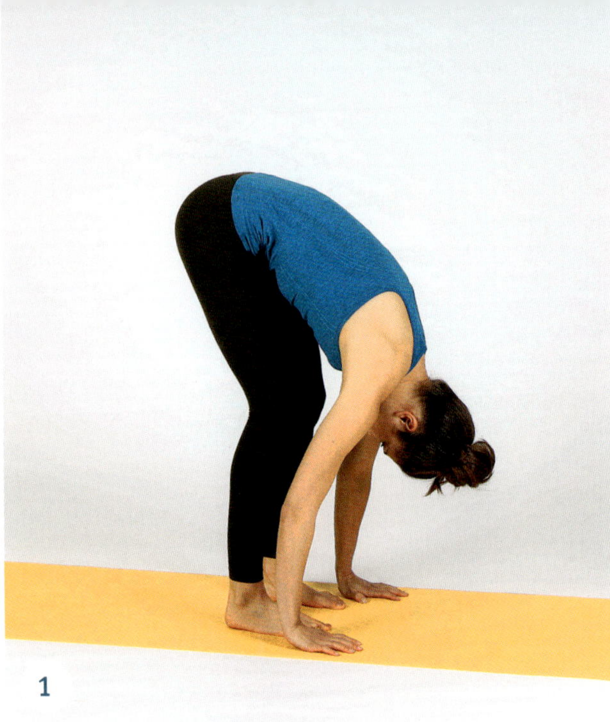

1

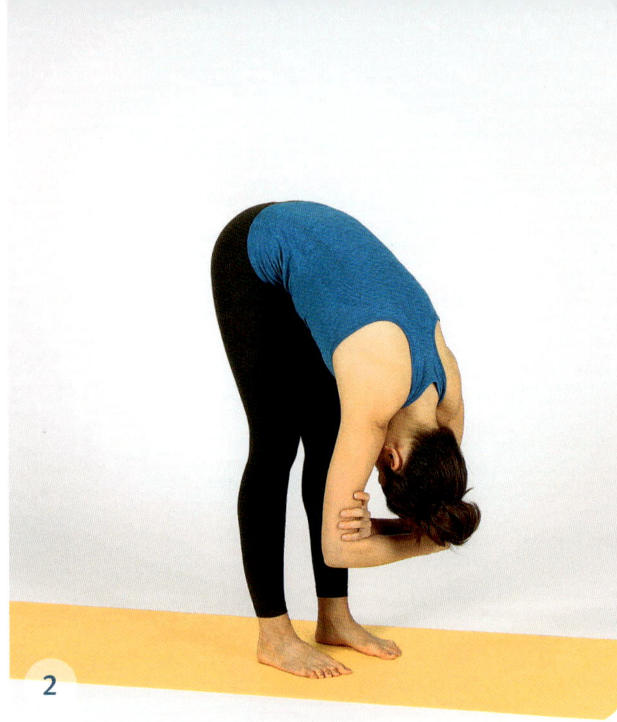

2

Stehende Vorbeuge

Uttanasana

Übung für die Schönheit von Gesicht und Haaren

- Stelle dich hin, die Beine hüftbreit auseinander, die Füße stehen parallel, die Knie sind leicht gebeugt.
- Lass deinen Oberkörper nach vorne sinken ❶. Greife eventuell deine Ellenbogen und lass deinen Rücken aushängen, Schultern und Nacken sind entspannt ❷.
- Du kannst ein paar Mal mit dem Oberkörper nach rechts und links schaukeln, damit die Gewebe noch ein bisschen mehr gelockert werden. Entspanne die gesamte Gesichtsmuskulatur, die Kopfhaut, den Unterkiefer.
- Atme 5–10-mal tief im siegreichen Atem (Seite 42).
- Lenke danach die gebündelte Energie in Gesicht und Haare (Seite 44).
- Löse die Haltung, indem du die Beine eventuell noch etwas mehr beugst und den Rücken ganz langsam Wirbel für Wirbel von unten nach oben wieder aufrollst.

Wirkung: Wirkt beruhigend auf Nervensystem und Gehirn. Oberkörper und Kopf befinden sich in einer Umkehrposition, was die Durchblutung von Gesicht, Gehirn und Kopfhaut intensiviert, wodurch die Funktion der Haarfollikel angeregt werden kann. Auf energetischer Ebene weisen Haarprobleme darauf hin, dass das Prana (die Lebensenergie) nicht richtig fließen kann. Yoga und Atemübungen (Pranayama) aktivieren das Prana, was sich positiv auf die Gesundheit der Haare auswirken kann.

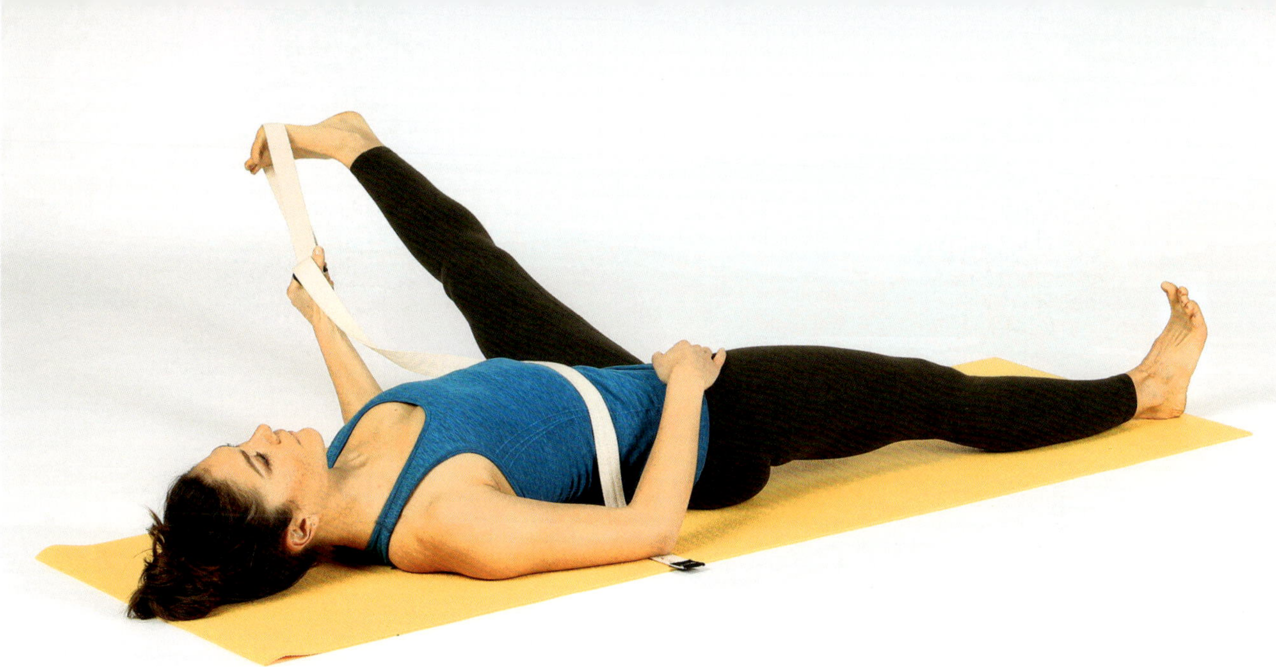

Streckung und Öffnung der Beine in Rückenlage

Supta Padangusthasana und Supta Parsvasahita (sanfte Varianten)

Übung für die Schönheit von Gesicht und Haaren

- Greife das rechte Bein mit beiden Händen an den Innen- und Außenkanten des Fußes oder nimm dir einen Gurt zur Hilfe und schlinge ihn um den Fußballen. Die Schultern und der Rücken bleiben dabei entspannt am Boden. (Stelle eventuell den linken Fuß auf, wenn dir die Beinstreckung schwerfällt.)
- Führe 10-mal den siegreichen Atem (Seite 42) aus und lenke die gebündelte Energie in Gesicht und Haare (Seite 44). Lass Gesicht und Haare leuchten.
- Danach rotiere das rechte Bein sanft nach außen, lege die linke Hand auf die linke Leiste und schaue über die linke Schulter. Führe 5-mal den siegreichen Atem aus. Lenke die gebündelte Energie in Gesicht und Haare und lass sie leuchten.
- Danach wiederhole den gesamten Übungsverlauf auf der linken Seite.

Wirkung: Dehnt die Beinrückseiten und Beininnenseiten, entlastet den unteren Rücken und öffnet die Hüfte. Die Energielenkung in Gesicht und Haare erfrischt den Teint und kann Faltenbildung entgegenwirken.

Kreisen der Beine

Padachakrasana

Übung für die Schönheit von Gesicht und Haaren

- Ausgangsposition: Rückenlage mit ausgestreckten Beinen am Boden. Die Handgelenke liegen unter dem Kreuzbein, die Handinnenflächen zeigen zum Boden.
- Mit der Einatmung hebe das rechte Bein, so hoch du kannst, und versuche, es möglichst gestreckt zu lassen. Dann beginne, mit dem Bein im Uhrzeigersinn zu kreisen: Ziehe die Kreise so groß, wie es für dich möglich ist, ohne dich zu überanstrengen. Mit der Einatmung in Richtung Kopf, mit der Ausatmung vom Körper weg. 5–10-mal wiederholen ❶.
- Führe dabei den siegreichen Atem (Seite 42) aus.
- Greife das rechte Bein mit den Händen an den Innen- und Außenkanten des Fußes oder nimm dir einen Gurt zur Hilfe und schlinge ihn um den Fußballen. Die Schultern und der Rücken bleiben dabei entspannt am Boden ❷.
- Führe 10–15-mal die aktivierende Bauchatmung (Seite 43) aus und lenke die gebündelte Energie in Gesicht und Haare (Seite 44). Lass Gesicht und Haare leuchten.
- Dann kreise mit deinem Bein 5–10-mal entgegen dem Uhrzeigersinn.
- Für die Energielenkung winkle das rechte Bein an, zieh das Knie mit beiden Händen zum Bauch ❸ und führe 10–15-mal die aktivierende Bauchatmung aus. Lenke die gebündelte Energie in Gesicht und Haare und lass sie leuchten.
- Danach wiederhole den gesamten Übungsverlauf auf der linken Seite.

Achtung: Bitte nicht bei starken Rückenproblemen oder Bluthochdruck üben!

Wirkung: Bauch- und Beckenbodenmuskulatur sowie die Hüftgelenke werden gestärkt und massiert, der untere Rücken und die Eierstöcke werden ebenfalls sanft massiert. Die Energielenkung in Gesicht und Haare kann Faltenbildung und Haarausfall entgegenwirken. An den Handgelenken befinden sich Akupressurpunkte für die Eierstöcke, die durch das Körpergewicht stimuliert werden.

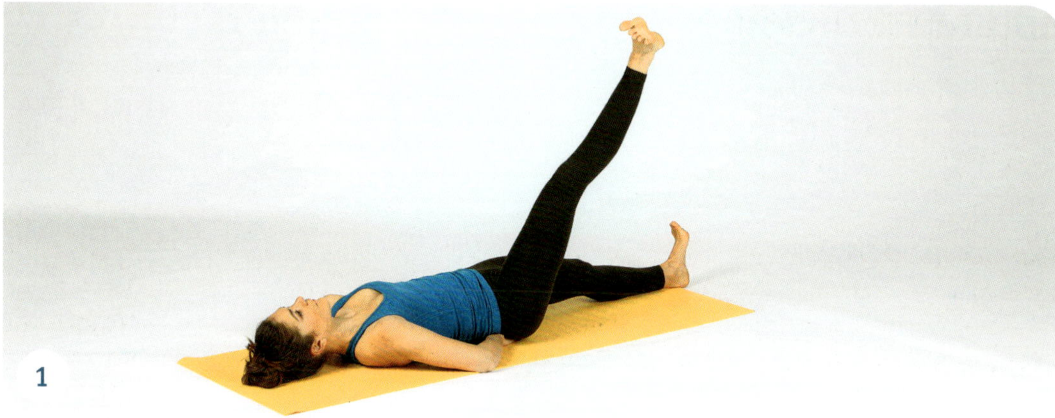

1

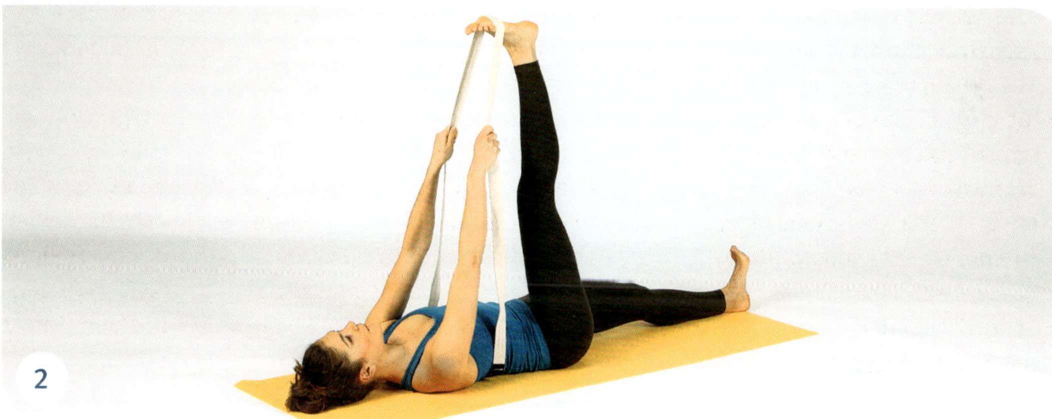

2

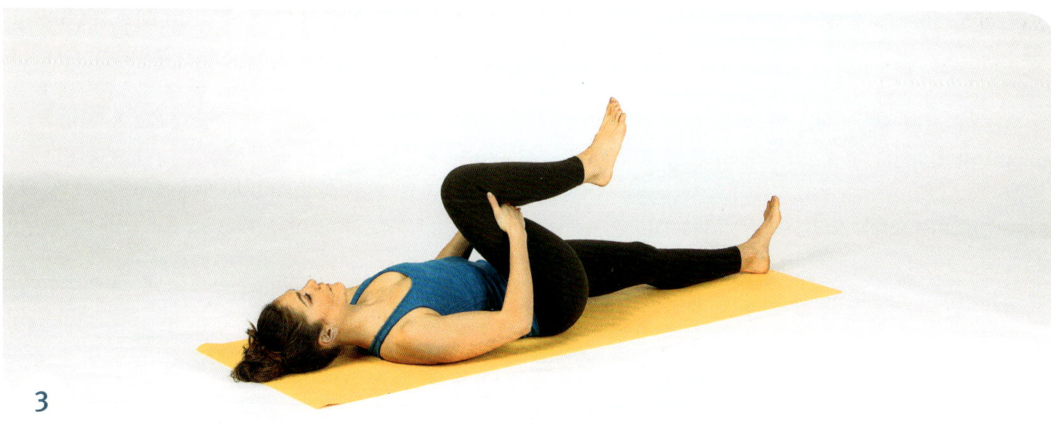

3

Schulterbrücke

Setu Bandha Sarvangasana

Übung für die Schilddrüse

- Ausgangsposition: Rückenlage mit hüftbreit aufgestellten Füßen. Atme den siegreichen Atem (Seite 42).
- Mit der Einatmung mache ein kleines Hohlkreuz im unteren Rücken, ausatmend schiebe die Sitzknochen leicht in Richtung der Fersen.
- Mit der nächsten Einatmung hebe dein Becken Wirbel für Wirbel ungefähr auf Kniehöhe an. Lass die Oberarme dicht am Oberkörper und hebe die Unterarme an, sodass ein rechter Winkel mit den Armen entsteht. Die Ellenbogen drücken in den Boden, so kann sich das Brustbein noch etwas mehr anheben und die Schilddrüse massieren ❶.
- Atme hier 5-mal kräftig den siegreichen Atem und führe eine Energielenkung in die Schilddrüse (Seite 44) aus.
- Danach rolle dich achtsam Wirbel für Wirbel wieder zurück.

Wirkung: Massiert den Rücken, lindert Rückenschmerzen und wirkt einem Rundrücken entgegen. Stärkt und belebt die weiblichen Sexualorgane und kann so Menstruationsstörungen lindern. Durch den sanften Druck auf die Kehle in Kombination mit dem siegreichen Atem wird die Schilddrüse massiert, was hilfreich bei Schilddrüsenproblemen sein kann.

Kinnverschluss

Jalandhara Bandha

Übung für die Schilddrüse

- Ausgangsposition: Setze dich in den Fersensitz oder Schneidersitz, die Knie möglichst dicht am Boden. Rücken und Kopf sind gerade aufgerichtet. Die Hände liegen auf den Knien.
- Schließe die Augen und atme ein paar Mal ruhig und tief den siegreichen Atem (Seite 42).
- Atme tief ein, hebe dabei den Kopf und das Brustbein sanft, halte den Atem an und senke das Kinn zur Halsgrube. Um die Haltung so stabil wie möglich zu machen, schiebe mit den Händen die Knie sanft in Richtung Boden, strecke die Arme und ziehe die Schultern dabei leicht hoch ❷. Halte den Atem nur so lange an, wie es angenehm ist. Aktiviere ebenfalls Mula Bandha. Die Aufmerksamkeit ist auf das Kehlkopfchakra (Vishuddi Chakra) gerichtet.
- Entspanne Schultern und Arme, hebe das Kinn sanft und atme erst dann langsam im siegreichen Atem aus. Stelle dir dabei ein Leuchten in der Schilddrüse vor. 3–5-mal wiederholen.

Wirkung: Stimuliert die Schilddrüse und reguliert den Stoffwechsel. Der Druck auf den Hals reguliert den Fluss von Blut und Prana (Energie) zu Herz, Halsdrüsen, Kopf und Gehirn. Der Karotissinusnerv am Hals wird sanft zusammengepresst, dadurch wird eine Erhöhung des Blutdrucks beim Atemanhalten verhindert und der Herzschlag eher verlangsamt. Der Geist richtet sich nach innen, wird ruhiger und fokussierter.

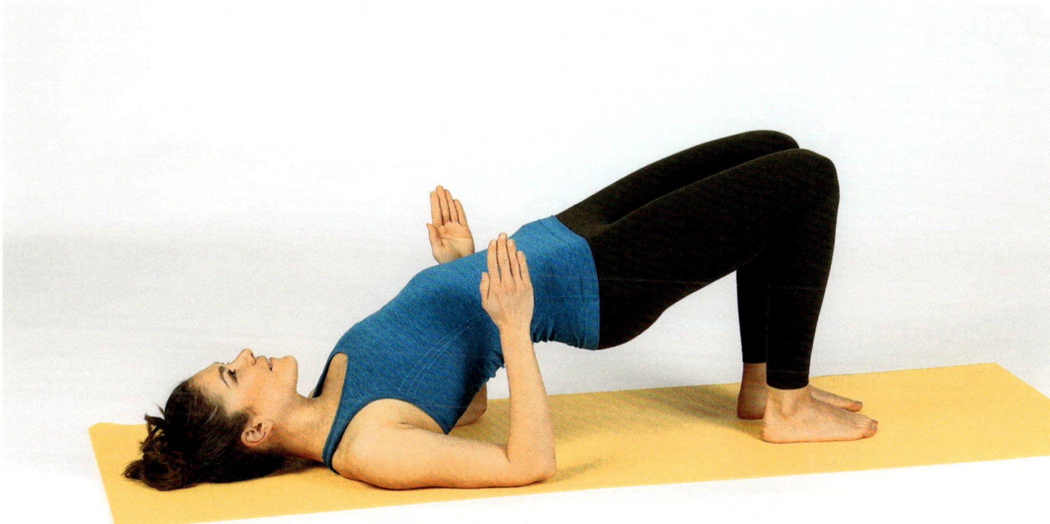

1

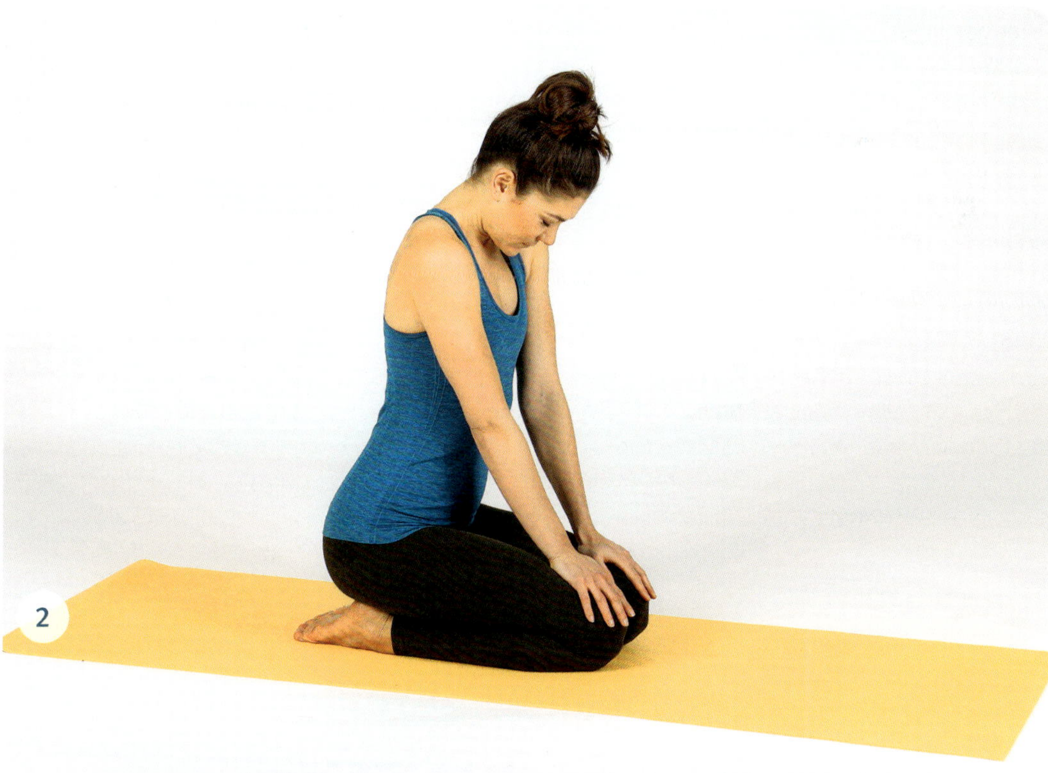

2

Bogen

Dhanurasana

Übung für die Schilddrüse

- Komme in die Bauchlage und lege die Stirn ab.
- Beuge die Beine, die Knie sind hüftbreit auseinander. Presse sanft das Schambein in den Boden, um Länge im unteren Rücken zu behalten, und aktiviere dabei die Beckenbodenmuskulatur (Mula Bandha).
- Greife mit den Händen deine Fußaußenknöchel und schiebe die Füße in die Hände, sodass sich Kopf, Oberkörper und Beine heben. Die Bewegung geht hauptsächlich von der Kraft der Beine aus ❶.
- Lenke den Fokus auf den Kehlbereich und atme 5 tiefe, kräftige Züge im siegreichen Atem (Seite 42).
- Führe die Energielenkung in die Schilddrüse (Seite 44) aus.
- Komme zurück in die Bauchlage, lege die Hände unter die Stirn und lasse dein Becken ein paar Mal nach links und rechts schaukeln. Entspanne dich.

Wirkung: Die Verdauungsorgane und die Nieren werden intensiv massiert und gestärkt, Bauchspeicheldrüse und Nebennieren werden harmonisiert. Das gesamte Verdauungs-, Fortpflanzungs- und Ausscheidungssystem wird dadurch in seiner Funktion verbessert. Besonders hilfreich soll diese Übung bei Menstruationsproblemen und Diabetes sein.

Skydiver

Alternative zum Bogen, v. a. bei Rückenproblemen

Übung für die Schilddrüse

- Ausgangsposition: Bauchlage. Lege die Stirn ab, platziere die Hände unter den Schultern und winkle die Arme so an, dass Oberarme und Ellenbogen dicht an den Rippen liegen. Beuge die Beine und flexe die Füße. Die Knie sind hüftbreit auseinander. Presse das Schambein sanft in den Boden, um Länge im unteren Rücken zu behalten. Aktiviere dabei die Beckenbodenmuskulatur nach innen oben (Mula Bandha).
- Hebe mit der nächsten Einatmung den Oberkörper an und löse die Hände ca. 10 cm vom Boden. Spüre die Kraft im unteren Rückenbereich und die Öffnung im Brustkorb ❷.
- Lenke den Fokus auf den Kehlbereich und atme 5-mal tief und kräftig im siegreichen Atem (Seite 42). Danach führe die Energielenkung in die Schilddrüse (Seite 44) aus.
- Komme zurück in die Bauchlage, lege die Hände unter die Stirn und lass dein Becken ein paar Mal nach links und rechts schaukeln. Entspanne dich.

Wirkung: Der Skydiver hat die gleiche Wirkung wie der Bogen, nur in abgeschwächter Form.

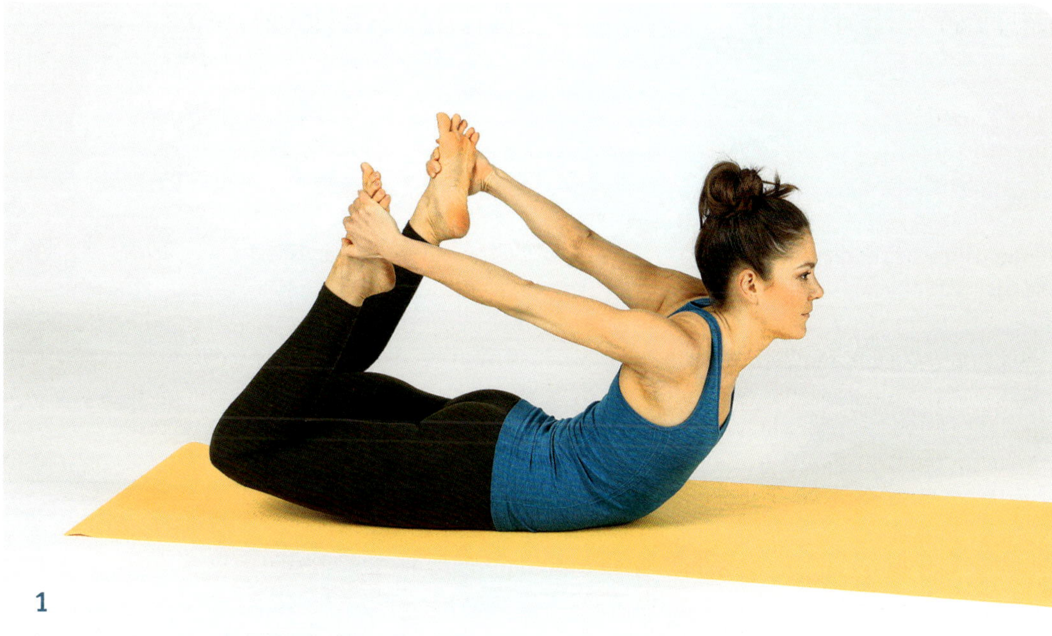

1

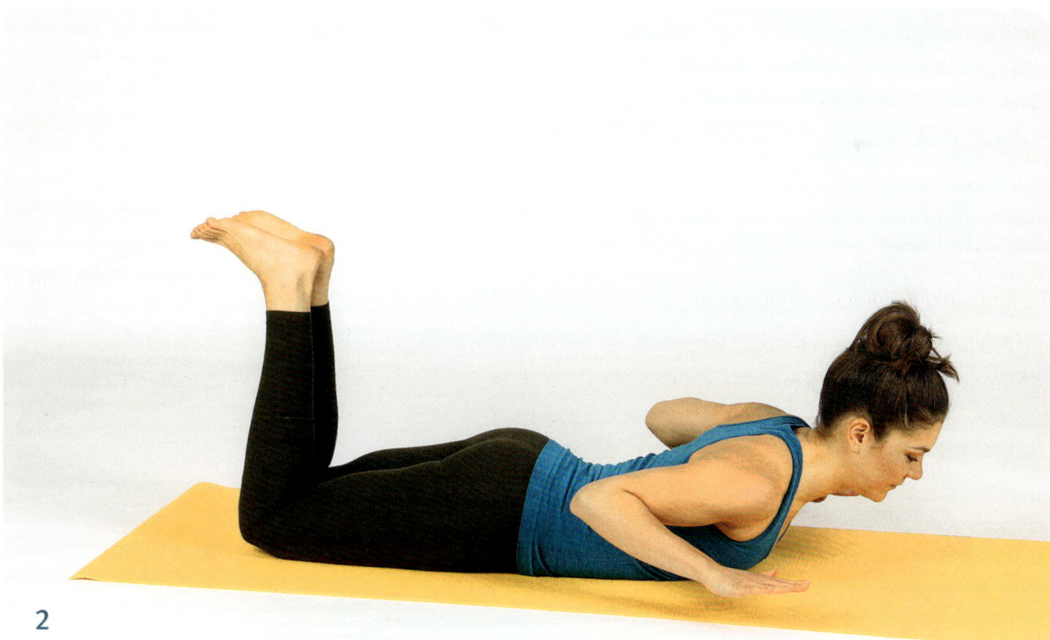

2

SCHILDDRÜSE

Umkehrhaltung: halber Schulterstand

Viparita Karani Asana

Übungssequenz für die Schilddrüse und die Hypophyse

- Ausgangsposition: In Rückenlage stelle deine Füße auf. Hebe dein Becken und ziehe die Knie in Richtung Stirn, dann lege die Oberarme schulterbreit ab und lass das Gewicht deiner Hüften und des Beckens in die Hände sinken, als ob du eine Schale hieltest .
- Hebe die Beine. Die Füße zeigen in Richtung Decke. Spreize die Zehen und schiebe die Fußballen nach oben. Halte Beine und Füße dicht zusammen ❶.
- Atme kräftig den siegreichen Atem (Seite 42) und lege den Fokus dabei auf das Manipura Chakra in der Wirbelsäule, etwa zwei Finger über dem Nabel.
- Mit der Einatmung ziehe die Aufmerksamkeit vom Manipura Chakra hoch zur Kehle, zum Vishuddi Chakra: Mit der Ausatmung verweile in Vishuddi und atme in deine Schilddrüse.
- 5–10-mal wiederholen.
- Atme 15-mal die aktivierende Bauchatmung (Seite 43) und lenke die Energie in Schilddrüse und Hypophyse.
- Lass beide Beine gestreckt in Richtung Kopf sinken, sodass du die Dehnung in der gesamten Körperrückseite wahrnehmen kannst (sanfter Pflug, Variante) ❷.
- Atme hier 5–10-mal kräftig den siegreichen Atem und lenke die Energie anschließend in Schilddrüse und Hypophyse (Seite 44).
- Komme wieder in die Ausgangsposition. Atme im siegreichen Atem ein, halte inne und aktiviere Mula Bandha (sauge den Beckenboden nach innen und oben), mit der Ausatmung löse Mula Bandha wieder.
- 5–10-mal wiederholen. Atme dann 15-mal die aktivierende Bauchatmung und führe danach die Energielenkung in Schilddrüse und Hypophyse aus.

Wirkung: Umkehrhaltungen fördern Regeneration, Verjüngung und allgemeine Stärkung. Die Schwerkraft kann im Körper in umgekehrter Weise wirken, das venöse Blut kann leichter zum Herzen zurückfließen, so werden Füße, Beine und das Herz-Kreislauf-System entlastet und entspannt. Der Blutfluss zum Gehirn wird erhöht, Neuronen genährt und die Funktion der Hypophyse verbessert. Durch den Fokus auf die Schilddrüse und die Hypophyse werden diese sanft stimuliert und so der ganze Hormonhaushalt harmonisiert.

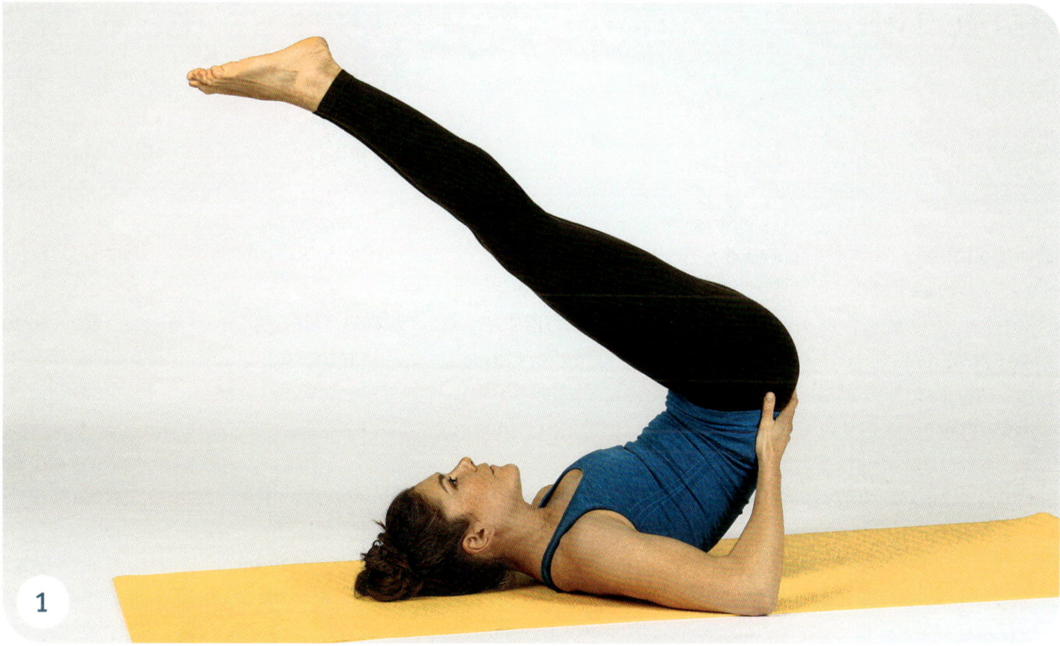

1

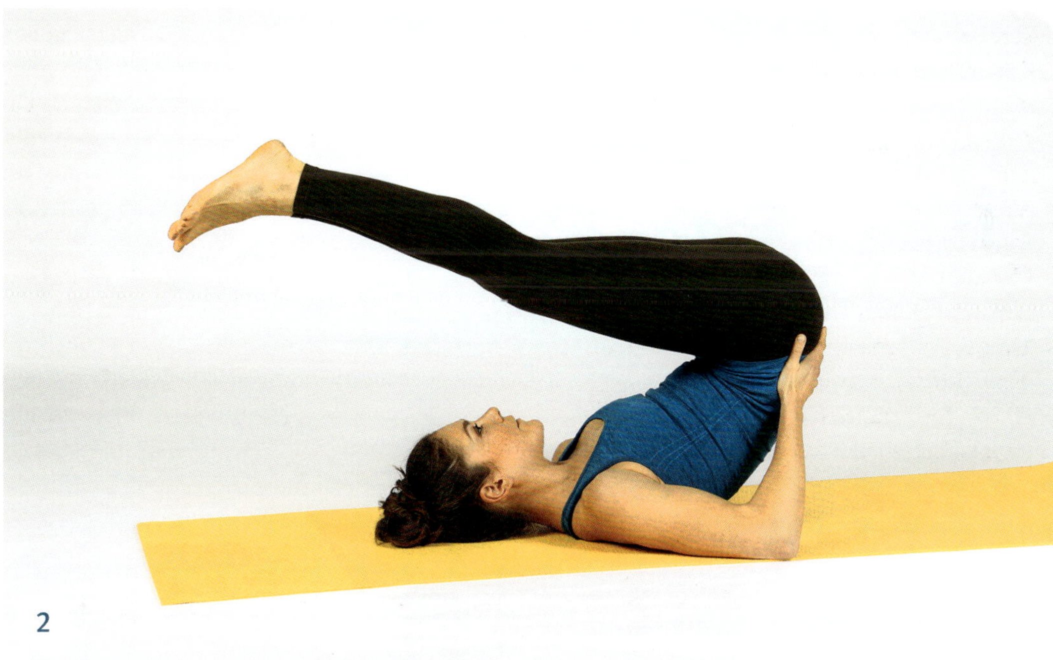

2

Fisch

Matsyasana

Übung für die Schilddrüse und die Thymusdrüse

- Auf dem Rücken liegend hebe dein Becken an und platziere deine Hände unter dem Gesäß. Die Handflächen sind zum Boden gerichtet, die Daumen berühren sich. Führe die Arme so dicht wie möglich unter dem Körper zusammen. Deine Beine liegen aneinander und bleiben in einer Grundspannung, die Füße sind gestreckt.
- Mit der Einatmung hebe deine Brust an und stütze dich auf den Unterarmen ab.
- Mit der Ausatmung führe deinen Kopf kontrolliert in den Nacken und lege ihn am Boden ab, ohne dass Gewicht auf ihm lastet ❶. Bei empfindlichem Nacken vermeide starke Spannung und führe nur den Hinterkopf sanft zum Boden.
- Zieh dein Schambein in Richtung Knie und die Schulterblätter zueinander.
- Führe hier 5–10 tiefe lange Atemzüge im siegreichen Atem (Seite 42) aus und lass dabei deinen Kehlkopf vibrieren.
- Lenke die gebündelte Energie in die Schilddrüse (Seite 44).

Wirkung: Als Ausgleichsposition der Umkehrhaltungen vervollständigt der Fisch deren Wirkung und harmonisiert sie. Mit dem siegreichen Atem wird die Schilddrüse stimuliert. Der Atem kann frei fließen, Brust- und Herzraum öffnen sich, der Herzschlag wird reguliert. Darüber hinaus wird besonders der obere Rücken gedehnt und so einem Rundrücken entgegengewirkt. Der Fisch hat auch eine regenerierende Wirkung.

Legs up the Wall

Viparita Karani Variante

Übung für die Schilddrüse und die Hypophyse

- Platziere eine gefaltete Decke oder ein Kissen unter deinem Becken und lege deine Beine an einer Wand hoch. Das Gesäß befindet sich relativ dicht an der Wand.
- Die Arme liegen entspannt neben dem Oberkörper, die Handflächen zeigen nach oben ❷.
- Atme durch dein Augenbrauenzentrum in die Mitte deines Schädels ein und lass mit der Ausatmung deinen Schädel und die Hypophyse leuchten.
- Bleibe 5–10 Minuten in dieser Haltung und genieße die erholsame Wirkung.
- Energielenkung: Führe 5-mal den siegreichen Atem (Seite 42) aus und lenke die gebündelte Energie in die Schilddrüse und die Hypophyse (Seite 44).
- Um die Haltung zu verlassen, ziehe die Knie zum Bauch, komme mit angewinkelten Beinen in Seitenlage und richte dich langsam auf.

Wirkung: Sehr regenerative, kühlende Umkehrhaltung, die Stress reduziert und das Nervensystem beruhigt. Das Herz-Kreislauf-System wird entlastet und Wassereinlagerungen in den Beinen können abfließen. Nach ein paar Minuten »die Beine hochlegen und nichts tun« fühlst du dich schon absolut erholt und erfrischt. Am Abend praktiziert, sorgt die Übung für einen guten Schlaf.

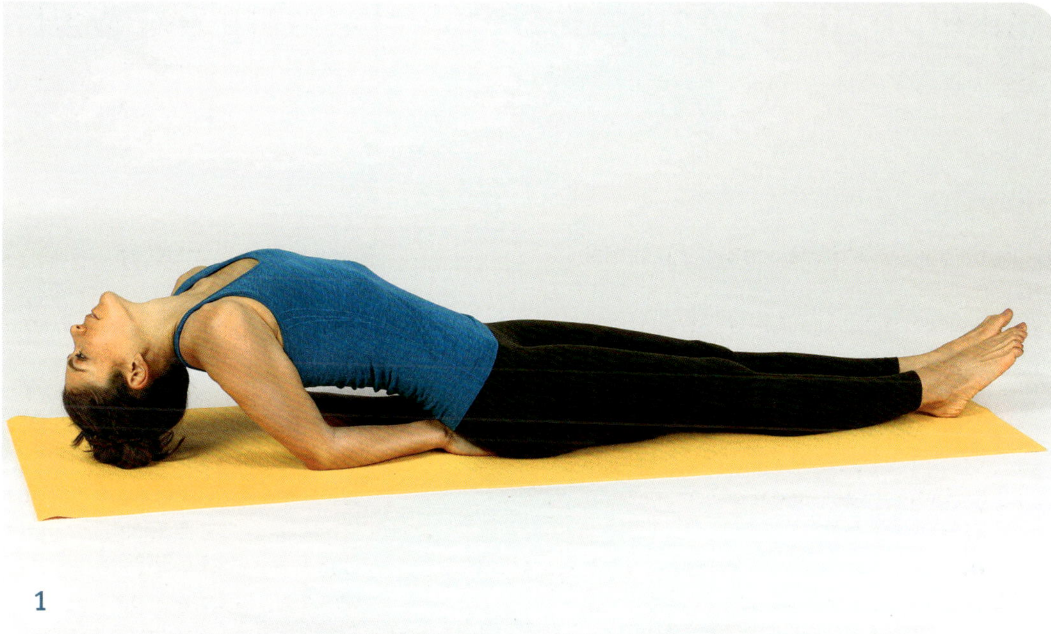

1

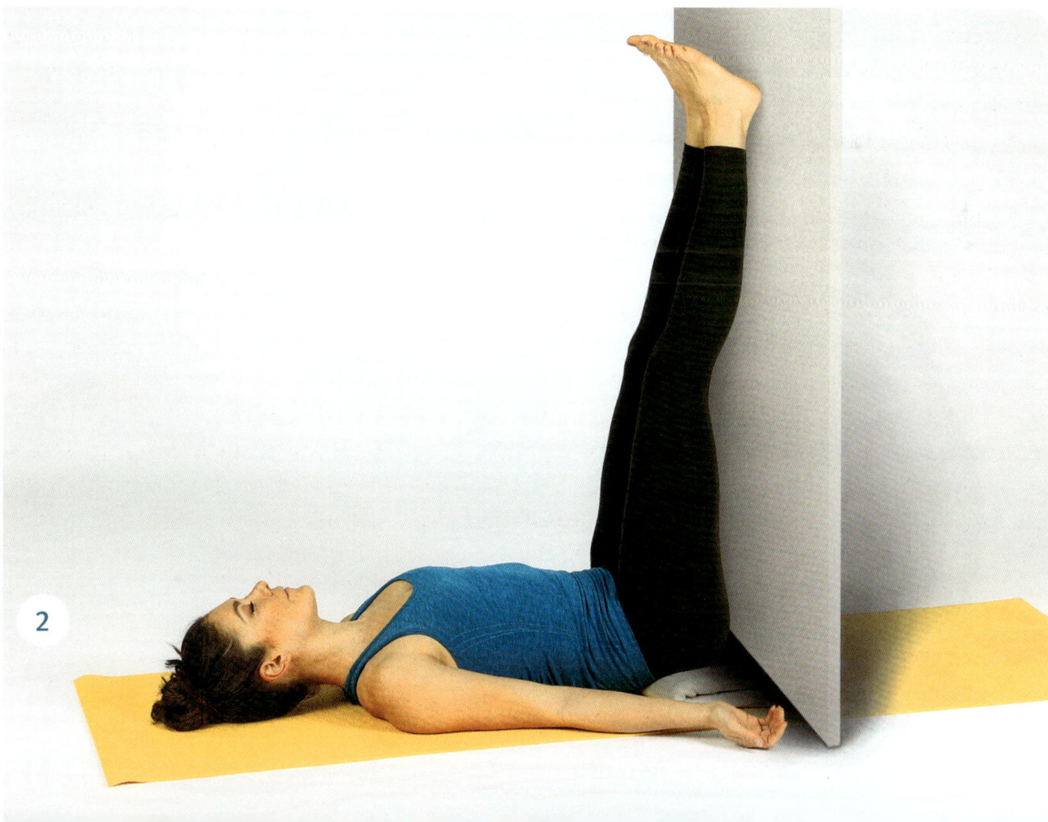

2

Umkehrhaltung: Pflug

Halasana

Übung für die Schilddrüse und die Hypophyse

- Ausgangsposition: In Rückenlage, die Arme neben dem Oberkörper, die Handinnenflächen schieben in den Boden. Hebe deine Beine, rolle mit Po und Oberkörper von der Matte hoch. Lege die Hände unterstützend an den unteren Rücken, die Ellenbogen sind schulterbreit auseinander.
- Senke die Beine über dem Kopf in Richtung Boden ❶.
- Wenn die Füße den Boden berühren, schiebe die Fußrücken in den Boden und strecke die Beine.
- Wenn die Füße den Boden nicht berühren, kannst du die Füße mit einem Bolster oder einem Stuhl unterstützen
- Lege den Fokus auf die Schilddrüse.
- Energielenkung: Atme hier 5–10-mal kräftig den siegreichen Atem (Seite 42) und lenke die Energie anschließend in Schilddrüse und Hypophyse (Seite 44).
- Dann lege die Hände am Boden ab und rolle dich kontrolliert Wirbel für Wirbel zurück in die Rückenlage.

Wirkung: Dehnt und stärkt die obere Rücken-, Schulter- und Nackenregion. Die Spinalnerven und die Bauchorgane werden angeregt, die Schilddrüse wird durch sanften Druck massiert und in ihrer Funktion reguliert.

Achtung: Bitte nicht üben, wenn du einen empfindlichen Nacken hast, bei Rücken- und Halswirbelsäulenproblemen, Bandscheibenvorfall, Bluthochdruck oder Bruch.

Haltung der psychischen Vereinigung (sanfte Variante)

Yoga Mudra

Übung für die Hypophyse und die Zirbeldrüse

- Ausgangsposition: Schneidersitz mit gekreuzten Beinen.
- Greife ein Handgelenk hinter dem Rücken und schließe die Augen.
- Beginne den siegreichen Atem (Seite 42) langsam und tief zu atmen und aktiviere Mula Bandha (Seite 44).
- Lenke deine Aufmerksamkeit auf das Muladhara Chakra.
- Atme ein, ziehe die Energie vom Muladhara Chakra entlang der Wirbelsäule nach oben zum Ajna Chakra. Halte den Atem an, der Fokus bleibt auf Ajna Chakra.
- Atme aus, beuge dich nach vorne, die Stirn sinkt zum Boden. Bleibe hier ein paar Atemzüge (Yoga Mudrasana) ❷. Die Aufmerksamkeit bewegt sich dabei vom Ajna Chakra wieder herunter zum Muladhara Chakra. Halte für ein paar Sekunden die Luft mit leeren Lungen an, konzentriere dich auf Muladhara.

Für Fortgeschrittene: Traditionell wird im Lotussitz geübt, überkreuze die Arme hinter dem Rücken und greife die Füße.

Wirkung: Dient als Vorbereitung auf die Endentspannung oder zur Meditation, da diese Haltung besonders beruhigend auf Körper und Geist wirkt und die Wahrnehmung verfeinert. Löst Ängste und Anspannungen, stärkt den Rückzug nach innen, verbindet das individuelle mit dem höchsten Bewusstsein.

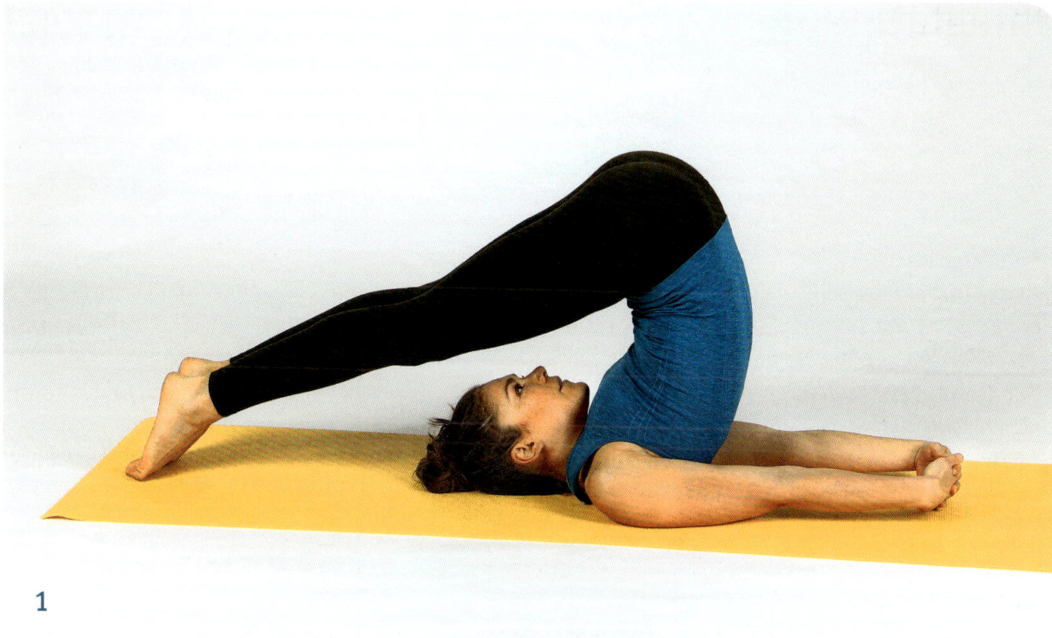

1

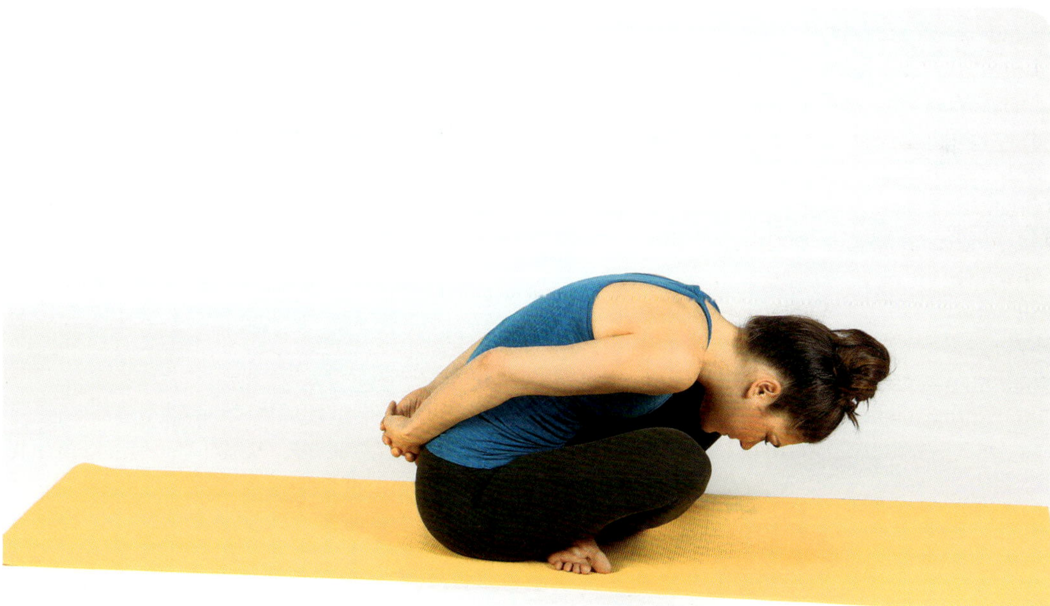

2

Bauchatmung im Liegen

Pranayama-Variante

- Lege dich auf den Rücken. Die Arme liegen neben dem Körper, die Handinnenflächen zeigen nach oben. Schließe die Augen und entspanne dich für einen Moment ❶.
- Atme ein paar Mal ruhig durch die Nase ein und wieder aus.
- Lenke den Fokus auf den Nabelbereich und atme etwa 4 Sekunden tief in den Bauch ein und etwa 8 Sekunden aus. (Die Ausatmung sollte immer doppelt so lang sein wie die Einatmung, das wirkt besonders beruhigend auf das Nervensystem.)
- Wiederhole diese Atmung 3–5-mal. Wenn du möchtest, lege deine Hände dabei auf den Bauch.
- Wandere ein Stückchen höher und atme 3–5-mal in die Weite und Höhe des unteren Brustkorbs ein und doppelt so lange aus.
- Danach atme 3–5-mal unter dein Herz und unter die Schlüsselbeine.
- Füge alle drei Bereiche zusammen und atme langsam in 3–4 Teilen ein: in den gesamten Bauchbereich, Brustkorb und Herzbereich und wieder doppelt so lange aus. 3–5-mal wiederholen.

Wirkung: Wirkt sehr beruhigend auf das Nervensystem und ist hilfreich bei Stress, Ärger und Schlaflosigkeit.

Schädelleuchten

Kapalabhati

- Setze dich in einer Meditationshaltung gerade und aufrecht. Lege die Hände entspannt auf den Oberschenkeln ab, schließe die Augen. Atme ruhig und tief durch die Nase ein und wieder aus, entspanne die Bauchdecke.
- Bereite die 1. Runde Kapalabhati vor: Lege eine Hand auf den Nabelbereich. Atme kurz in den Bauch ein und ziehe dann mit der Ausatmung kräftig den Bauchnabel zur Wirbelsäule. Fokussiere dich auf die Ausatmung, die Einatmung kommt ganz von allein. Die Atmung ist kräftig und geht schnell ❷.
- Atme insgesamt 40 Atemzüge und dann tief aus.
- Atme wieder ein und fülle die Lungen nur zu ¾. Halte dann den Atem an (Kumbhaka) und verweile so lange, wie du es ohne Anstrengung kannst.
- Dann atme vollständig aus und lass die Lunge ein paar Momente leer (Rechaka).
- Atme wieder tief ein und vollständig aus und bereite dich auf die 2. Runde vor.
- Übe insgesamt 3 Runden und dazwischen jeweils einen Atemzug mit Kumbhaka und Rechaka. Atme danach noch ein paar Mal ruhig und tief und spüre nach.

Achtung: Nicht während der Menstruation und in der Schwangerschaft üben!

Wirkung: Diese Atmung unterstützt die Sauerstoffversorgung der Hirnzellen, was sich positiv auf das Nervensystem auswirkt. Sie hat eine belebende und entgiftende Wirkung.

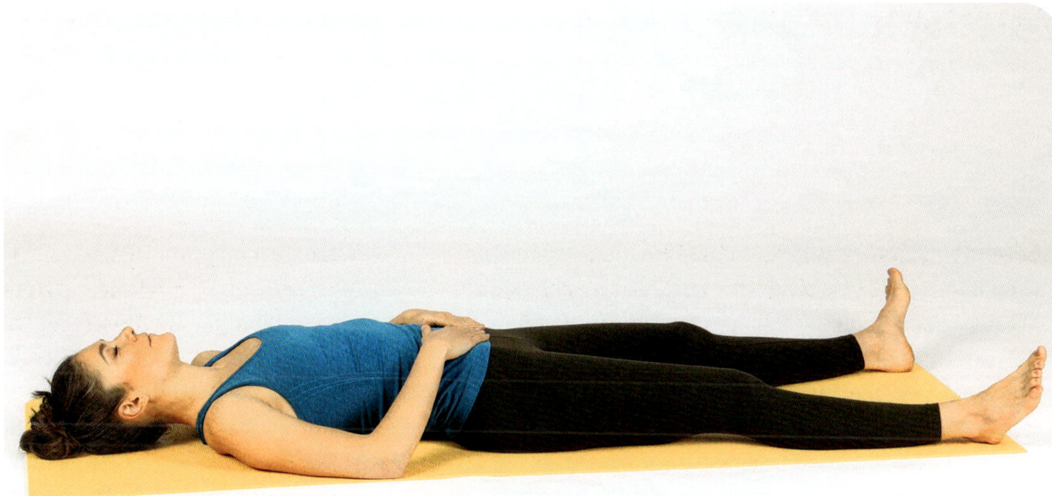

1

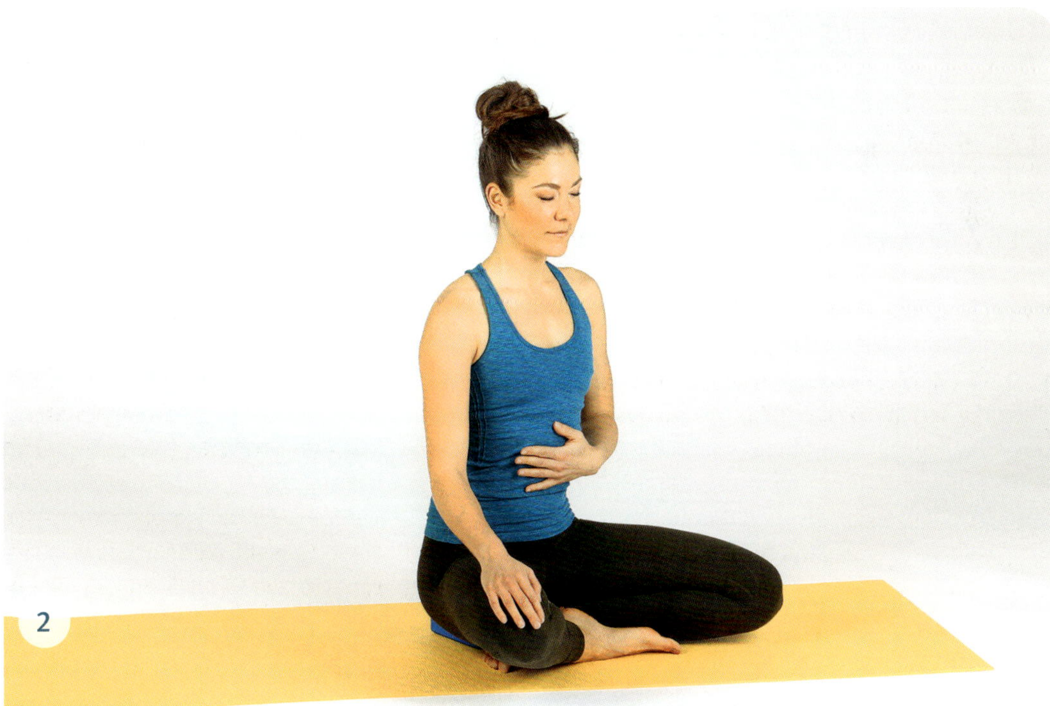

2

Wechselatmung

Nadi Sodhana

- Setze dich in einer aufrechten und bequemen Meditationshaltung hin, richte dein Brustbein auf, entspanne die Schultern und schaffe Länge im Nacken. Lege deine Handrücken auf den Knien ab und führe Zeige- und Ringfinger zusammen, die anderen Finger sind gestreckt (Chin Mudra, die Geste des Wissens). Nimm einen langen, tiefen Atemzug durch die Nase.
- Führe die rechten Zeige- und Mittelfinger zwischen die Augenbrauen (auf das Dritte Auge), lege Daumen und Ringfinger an die Nasenflügel.
- Schließe sanft, ohne zu drücken, das rechte Nasenloch mit dem Daumen und atme durch das linke Nasenloch ein.
- Schließe links mit dem Ringfinger, löse den rechten Daumen und atme durch das rechte Nasenloch aus.
- Atme rechts ein, schließe jetzt rechts mit dem Daumen und atme durch das linke Nasenloch aus ❶.
- Wiederhole diesen Zyklus mindestens 6-mal. Spüre, wie deine Atmung ruhig fließen kann. Achte darauf, dass deine rechte Schulter entspannt bleibt.

Achtung: Führe diese Atemübung mit leerem Magen, nicht direkt nach den Mahlzeiten aus.

Wirkung: Bringt den Energiefluss und das Nervensystem ins Gleichgewicht und reinigt die Nadis. Diese Atemtechnik hilft besonders bei Stress, Depression und negativen Emotionen. Sie beruhigt den Geist und fördert Harmonie, Konzentration, innere Ruhe und Kraft.

Bienensummen

Bhramari Pranayama

- Setze dich aufrecht und bequem in den Schneider- oder Fersensitz, alternativ auf einem Stuhl, ohne dich anzulehnen (die Beine im rechten Winkel und die Füße geerdet). Richte den Rücken gerade auf und entspanne die Schultern. Die Handinnenflächen ruhen auf den Knien. Daumen und Zeigefinger berühren sich (Jnana Mudra, die Geste der Weisheit).
- Schließe die Augen und atme ein paar Mal tief ein und aus. Entspanne Körper und Geist.
- Nimm die Zähne leicht auseinander, während die Lippen sich sanft berühren.
- Hebe die Arme auf Schulterhöhe und schließe mit Zeige- oder Ringfingern deine Ohren, ohne die Finger dabei in die Ohren zu stecken ❷.
- Lenke nun deinen Fokus auf das Ajna Chakra im Zentrum des Kopfes. Atme tief ein und begleite die langsame Ausatmung mit einem Summton, der sich anhört wie eine Biene.
- Atme 10 Atemzüge im Bienensummen. Später kannst du die Übung auf 5–10 Minuten verlängern.

Achtung: Diese Übung nicht im Liegen ausführen.

Wirkung: Lenkt die Wahrnehmung nach innen, lindert geistige Anspannung und Stress, fördert einen gesunden, tiefen Schlaf und kann gegen Schlaflosigkeit helfen. Übe 10–30 Minuten, bevor du schlafen gehst.

Tipp: Falls die Arme müde werden, kannst du dich in eine Hockstellung setzen, deine Ellenbogen auf den Knien ablegen und die Ohren mit den Handflächen schließen.

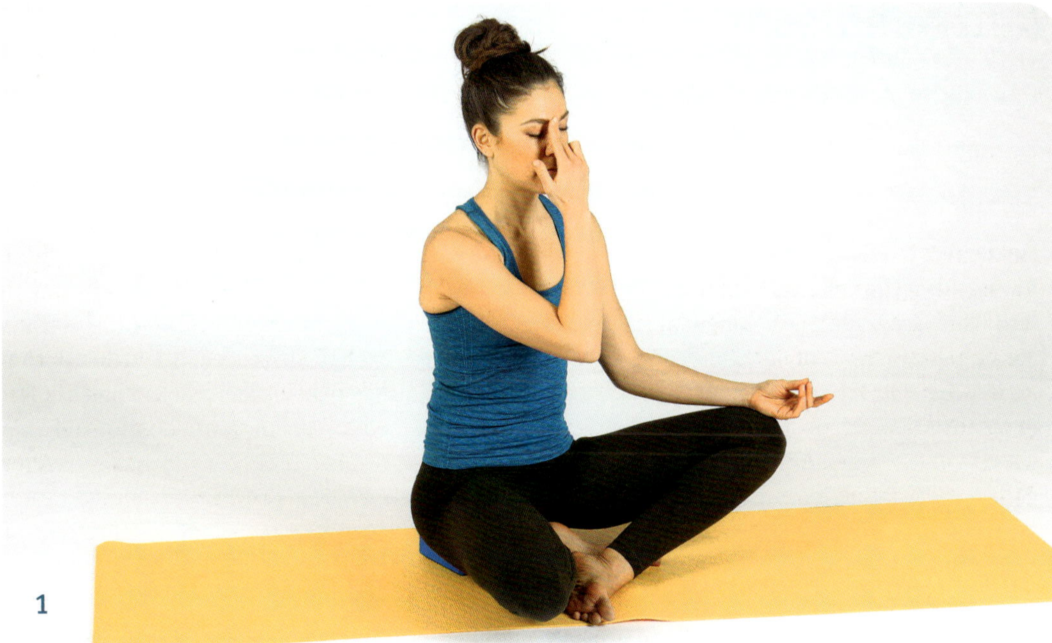

1

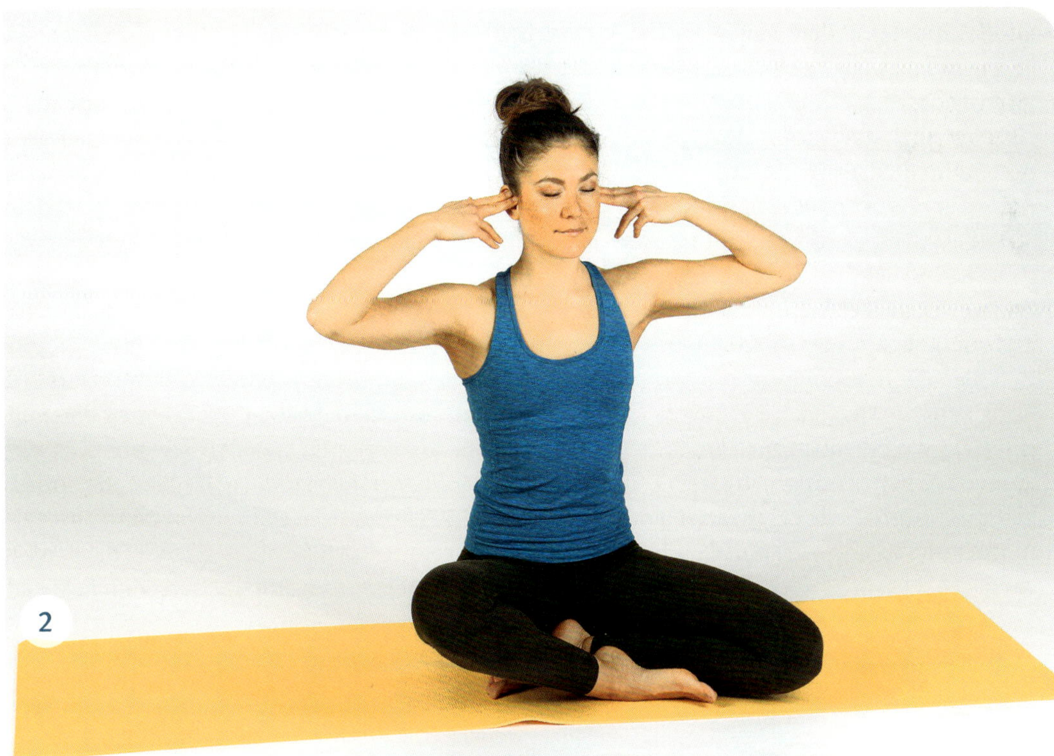

2

Hormondrüsen- und Chakra-Meditation

Savasana

- Lege dich bequem auf den Rücken. Lass die Füße auseinanderfallen. Die Handinnenflächen zeigen nach oben.
- Atme ein paar Mal tief durch und entspanne den ganzen Körper.
- Lass den Atem jetzt ruhig und ganz natürlich fließen.
- Lenke deine Aufmerksamkeit zum Augenbrauenzentrum und von dort aus in die Mitte des Schädels.
- Atme vom Augenbrauenzentrum in die Mitte des Schädels ein. Mit der Ausatmung lass die Hypophyse und den Schädel leuchten. Wiederhole dies 3–5-mal.
- Wandere in Gedanken ein Stück tiefer, zum unteren Drittel des Halses, zum Sitz der Schilddrüse.
- Stell dir vor, wie du dort einatmest. Mit der Ausatmung lass die Schilddrüse hell erstrahlen. 2–3-mal wiederholen.
- Lass deine Aufmerksamkeit zum Brustbein, zur Thymusdrüse sinken. Atme tief in deinen Herzraum ein. Mit der Ausatmung lass die Thymusdrüse wie einen Stern funkeln und leuchten. 2–3-mal wiederholen.
- Lenke den Fokus jetzt tiefer, zur Bauchspeicheldrüse im linken Oberbauch auf Höhe des Magens. Atme hier tief ein. Bei der Ausatmung lass die Bauchspeicheldrüse leuchten. 3–5-mal wiederholen.
- Komm nun zu den Nebennieren auf Höhe der unteren Rippenbögen am Rücken. Atme hier tief und ruhig ein. Mit der Ausatmung lass die Nebennieren schillernd strahlen und leuchten. 2–3-mal wiederholen.
- Nun wandere tiefer zu den Eierstöcken. Sie liegen zwischen den Leisten, rechts und links neben der Gebärmutter. Atme tief in die Eierstöcke ein. Mit der Ausatmung lass die Eierstöcke funkelnd leuchten. 2–3-mal wiederholen.
- Beginne nun, die Chakras wahrzunehmen. Wandere vom untersten nach oben. Das Muladhara Chakra liegt im Beckenboden, am Muttermund. Stell dir hier die Farbe Rot vor … Bleibe mit deiner Aufmerksamkeit ein paar Atemzüge hier.
- Wandere nun ein Stückchen höher zum Swadhistana Chakra. Es liegt auf der Höhe des Kreuzbeins. Stell dir hier die Farbe Orange vor …
- Das Manipura Chakra liegt auf der Höhe des Nabels in der Wirbelsäule. Visualisiere dort eine goldgelbe, warme und leuchtende Sonne …
- Dann komme mit deiner Aufmerksamkeit zum Anahata Chakra im Herzraum hinter dem Brustbein. Anahata trägt die Farbe Grün.
- Nun wandere hoch zum Vishuddi Chakra im Kehlkopfbereich. Stelle dir hier die Farbe Hellblau vor.
- Lenke deine Wahrnehmung zum Ajna Chakra. Es liegt in der Mitte des Schädels und strahlt nach vorn zum Augenbrauenzentrum. Stell dir hier im Dritten Auge die Farbe Indigoblau (oder Weiß) vor.
- Atme durch dein Augenbrauenzentrum in die Mitte deines Schädels ein und über den Scheitelpunkt (Kronenchakra) wie durch einen Springbrunnen aus. Dusche und ummantle dich mit lila Licht.
- Atme danach ein paar Mal tief durch. Recke und strecke dich und spüre nach.

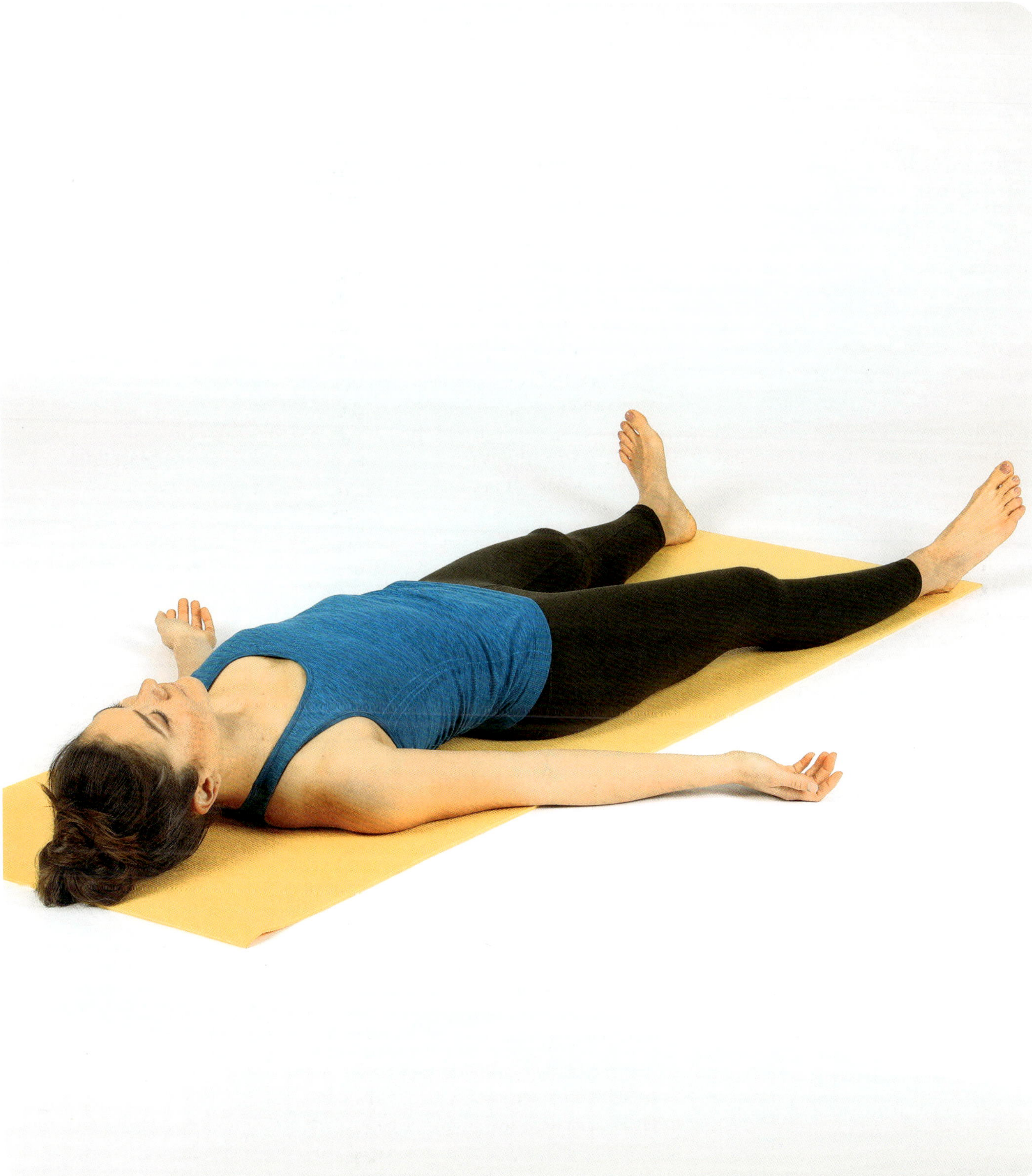

Yoga Nidra für die Hormondrüsen

Unser Gehirn wird durch die Schulung der Körperwahrnehmung stimuliert, die Oberfläche des Gehirns von innen nach außen durchzogen und der Parasympathikus wird aktiviert, was für Ruhe und Entspannung sorgt. Wir üben, die Grenze zwischen Wachzustand und Schlaf, den »Alpha-Zustand«, der normalerweise nur ein paar Sekunden dauert, auszudehnen – so entsteht ein guter Zugang zu unserem Unterbewusstsein. In dieser Phase können wir den Geist durch Affirmationen und mentale Bilder positiv beeinflussen.

Sankalpa

Sankalpa ist wie ein Samen, den du in gut vorbereitete Erde in dein Unterbewusstsein legst. Verändere diesen Vorsatz nicht mehr, denn was du dir auf diese Weise vornimmst, kann sich als stetiger Prozess realisieren. Egal, ob es bestimmte Ziele sind, die du erreichen möchtest, Verhaltens- oder Denkmuster, die du auflösen möchtest, oder ein Heilungsprozess, den du fördern möchtest.

Indem sich der Körper entspannt, lernt unser Geist, sich zu entspannen. Erschöpfung, Stress und Anspannung lösen sich, der Schlaf wird tiefer und erholsamer. Das schenkt uns mehr Vitalität und größere Gelassenheit. In dieser Yoga-Nidra-Variante werden deine Hormondrüsen und Chakras energetisch angesprochen und harmonisiert.

Vorbereitung

Mache dich bereit für Yoga Nidra:

- Suche dir einen ruhigen Ort, an dem du ungestört liegen kannst.
- Mache es dir gemütlich, decke dich zu, lege dir ein Kissen unter den Kopf und entspanne die Augen mit einem Augenkissen. Bei einem empfindlichen Rücken ist es ratsam, sich eine gerollte Decke unter die Knie zu legen.
- Lege dich auf den Rücken, dein Nacken ist lang. Die Füße fallen sanft nach außen und deine Handinnenflächen zeigen nach oben.
- Schließe deine Augen und lass den Atem ganz ruhig und natürlich fließen. Entspanne den ganzen Körper und versuche, dich während der Übung nicht mehr zu bewegen. Bleibe aufmerksam. Yoga Nidra führt dich tief in dein Unterbewusstsein hinein und auch wieder heraus.
- Atme noch mal tief durch und lass alle Restspannung los.
- Nimm deinen ganzen Körper wahr, wie er ruhig und bewegungslos auf dem Boden liegt.
- Sage dir in Stille: Jetzt beginnt Yoga Nidra, ich bleibe während der ganzen Übung wach – der Körper darf schlafen, der Geist bleibt wach.
- Sankalpa: Fasse einen kurzen positiven Vorsatz, zum Beispiel:
  - Mein Hormonsystem ist im Gleichgewicht.
  - Ich bin vollkommen gesund.
  - Ich bin ruhig und gelassen.
  - Ich bin vital und energiegeladen.
  - Mein Schlaf ist tief und erholsam.
- Antar Mourna: Nimm die Geräusche um dich herum wahr, erst außerhalb des Raumes, dann innerhalb des Raumes. Wandere einfach ohne Bewertung von einem Geräusch zum nächsten.
- Nimm den Raum wahr, in dem du liegst: Mache dir ein Bild von den Wänden, von der Decke, vom Boden. Nimm deinen Körper wahr, wie er auf dem Boden liegt. Nimm wahr, welche Körperteile den Boden berühren und wie sie sich anfühlen. Nimm deine Atmung wahr.
- Deine Sinne werden jetzt langsam von außen nach innen gezogen. Sage dir gedanklich: »Ich mache

jetzt Yoga Nidra, ich bleibe während der ganzen Übung wach.«

Kreisen der Wahrnehmung

Lass deine Wahrnehmung durch die verschiedenen Körperteile kreisen. Gehe leicht und zügig von einem Punkt zum nächsten und versuche, dir dabei ein Bild von jedem Körperteil zu machen. Die Übung beginnt immer mit der rechten Seite.

- Rechte Seite: Komme mit deiner Aufmerksamkeit zur rechten Hand: Daumen, Zeigefinger, Mittelfinger, Ringfinger, kleiner Finger, Handfläche, Handrücken, Handgelenk, Unterarm, Ellenbogen, Oberarm, Schulter, Achselhöhle, Taille, Hüfte, Oberschenkel, Knie, Unterschenkel, Fußgelenk, Ferse, Fußsohle, Fußrücken, großer Zeh, zweiter Zeh, dritter Zeh, vierter Zeh, kleiner Zeh.
- Linke Seite: Lenke die Wahrnehmung zur linken Seite des Körpers, zur linken Hand: Daumen, Zeigefinger, Mittelfinger, Ringfinger, kleiner Finger, Handfläche, Handrücken, Handgelenk, Unterarm, Ellenbogen, Oberarm, Schulter, Achselhöhle, Taille, Hüfte, Oberschenkel, Knie, Unterschenkel, Fußgelenk, Ferse, Fußsohle, großer Zeh, zweiter Zeh, dritter Zeh, vierter Zeh, kleiner Zeh.
- Rückseite: Komm zur Rückseite deines Körpers: Hinterkopf, Nacken, rechtes Schulterblatt, linkes Schulterblatt, rechte Pohälfte, linke Pohälfte, rechte Ferse, linke Ferse.
- Vorderseite: Komm zur Vorderseite des Körpers: Krone des Kopfes, Stirn, rechte Schläfe, linke Schläfe, rechtes Auge, linkes Auge, rechtes Ohr, linkes Ohr, rechte Wange, linke Wange, rechtes Nasenloch, linkes Nasenloch, die ganze Nase, Oberlippe, Unterlippe, beide Lippen, Kinn, Hals, rechtes Schlüsselbein, linkes Schlüsselbein, rechte Brust, linke Brust, Oberbauch, Nabel, Unterleib, rechtes Bein, linkes Bein, rechter Arm, linker Arm, der ganze Kopf, der ganze Körper …
- Atem: Beobachte deinen Atem, deinen ganz natürlichen Atem, sonst nichts. Lenke deine Aufmerksamkeit auf die Bewegung des Atems zwischen Nabel und Hals. Beobachte, wie er sich mit der Einatmung vom Nabel zum Hals aufwärts und mit der Ausatmung vom Hals zum Nabel abwärts bewegt.
- Beginne rückwärts zu zählen, von 9 bis 1:
  - Ich atme ein 9, ich atme aus 9,
  - Ich atme ein 8, ich atme aus 8,
  - Ich atme ein 7, ich atme aus 7,
  - … zähle weiter aufmerksam rückwärts bis 1.

Wahrnehmung von Gefühlen

- Schwere: Erzeuge nun ein Gefühl der Schwere. Der ganze Körper wird sehr schwer, deine Beine sind schwer, deine Arme sind schwer, der Kopf ist schwer, der ganze Körper ist so schwer wie Blei, schwer, schwer.
- Leichtigkeit: Verändere die Wahrnehmung. Stelle dir jetzt ein Gefühl der Leichtigkeit vor: Der ganze Körper wird ganz leicht und schwerelos, als ob er über dem Boden schwebte.
- Schmerz: Erinnere dich an einen vergangenen tiefen Schmerz, körperlich oder mental, groß oder klein. Lass dieses Gefühl in dir noch einmal ganz deutlich wach werden.
- Freude: Verändere die Wahrnehmung und erwecke nun ein Gefühl der Freude und des Glücks in dir. Egal wie groß oder klein, lass dieses Gefühl so lebendig wie möglich werden.

Innerer Raum

- Konzentriere dich auf den Raum vor deinen geschlossenen Augen. Dieser Raum heißt Chidakasha, es ist der innere Raum des Bewusstseins.
- Stelle dir dort einen durchsichtigen Schleier vor, durch den du endlos weit sehen kannst.
- Beobachte diesen Raum sehr genau, aber lass dich nicht hin-

einziehen. Übe das Zuschauen, so als ob du dir einen Film ansähest.

Visualisierung

Wandere durch deine Hormondrüsen. Versuche sie dir vorzustellen und mach nach jeder Drüse eine Pause.

- Hypophyse: Lenke deine Aufmerksamkeit in die Mitte des Schädels und mach dir ein Bild von der Hypophyse: Sie ist so groß wie eine Haselnuss und sieht aus wie ein Tropfen. Atme vom Augenbrauenzentrum in die Mitte deines Schädels ein. Mit der Ausatmung lass deine Hypophyse und die Mitte deines Schädels leuchten. (Meditation auf die Hypophyse verbessert deinen Schlaf und fördert die Produktion von Glückshormonen.) Wiederhole diese Atmung noch 1–2-mal.
- Schilddrüse: Wandere ein Stück tiefer zum unteren Drittel deines Halses, zum Sitz der Schilddrüse. Mach dir ein Bild von der Schilddrüse, die wie ein Schmetterling unter deiner Kehle liegt. Stell dir vor, wie du dort einatmest. Mit der Ausatmung lass deine Schilddrüse leuchten. (Positive Aufmerksamkeit auf die Schilddrüse reguliert deinen Stoffwechsel und deine Vitalität.) Wiederhole diese Atmung noch 1–2-mal.
- Thymusdrüse: Dann lass deine Aufmerksamkeit zum oberen Drittel des Brustbeins sinken. Visualisiere deine Thymusdrüse mit ihren zwei Lappen. Atme tief in deine Thymusdrüse ein. Mit der Ausatmung lass deine Thymusdrüse leuchten. (Die Meditation auf die Thymusdrüse stärkt dein Immunsystem, deine Gelassenheit und stimuliert deine Vitalität.) Wiederhole diese Atmung noch 1–2-mal.
- Bauchspeicheldrüse: Lass deinen Fokus tiefer auf die Bauchspeicheldrüse sinken. Sie liegt keilförmig im Oberbauch auf Höhe des Magens. Atme hier tief ein. Mit der Ausatmung lass deine Bauchspeicheldrüse leuchten. (Mit positiver Aufmerksamkeit auf deine Bauchspeicheldrüse stärkst du dein Selbstvertrauen, deine Zuversicht und kannst leichter in deiner Mitte ruhen.) Wiederhole diese Atmung noch 1–2-mal.
- Nebennieren: Komm nun zu deinen Nebennieren. Sie sitzen wie zwei Mützen auf den Nieren auf Höhe der untersten Rippen neben der Wirbelsäule und sind etwa walnussgroß. Atme hier tief und ruhig ein. Mit der Ausatmung lass deine Nebennieren leuchten. (Die Meditation auf die Nebennieren stärkt deine körperliche Verfassung und harmonisiert den Cortisolspiegel und das Hormonsystem.) Wiederhole diese Atmung noch 1–2-mal.
- Eierstöcke: Nun wandere tiefer zu den Eierstöcken. Sie liegen rechts und links neben der Gebärmutter und sind mandelförmig. Atme tief in die Eierstöcke ein. Mit der Ausatmung lass deine Eierstöcke leuchten. (Sie bestimmen unsere Fruchtbarkeit, unser Wohlbefinden, unser Selbstbewusstsein und unsere Schönheit.) Wiederhole diese Atmung noch 2-mal.

Beginne nun, die Chakras von unten nach oben wahrzunehmen:

- Das Muladhara Chakra liegt im Beckenboden, am Muttermund. Stelle dir hier die Farbe Rot vor. Muladhara steht für das Element Erde, Beständigkeit, Geborgenheit und Sicherheit. Es ist der Wohnsitz von Kundalini Shakti (der individuellen Energie).
- Wandere nun ein Stückchen höher zum Swadhistana Chakra. Es liegt auf der Höhe des Kreuzbeins. Stelle dir hier die Farbe Orange vor. Swadhistana steht für das Element Wasser, für Hingabe, Genuss und Loslassen.
- Komme jetzt zum Manipura Chakra. Es liegt auf die Höhe des Nabels in der Wirbelsäule. Stelle dir hier die Farbe Gelb vor. Manipura ist verbunden mit dem Element Feuer, dein Macht- und Kraftzentrum. Hier geht es vor allem um Begeisterungsfähigkeit und Durchsetzungsvermögen.

- Dann bringe deine Aufmerksamkeit zum Anahata Chakra auf der Höhe des Herzens. Anahata trägt die Farbe Grün und steht in Verbindung mit dem Element Luft. Hier geht es um Liebe, Mitgefühl, Resonanz und Verzeihen.
- Nun wandere zum Vishuddi Chakra auf der Höhe des Kehlkopfes. Stelle dir die Farbe Hellblau vor. Vishuddi ist dein Kommunikationszentrum und steht für Ausdrucksvermögen und Verbundenheit mit anderen.
- Lenke deine Wahrnehmung zum Ajna Chakra. Es liegt in der Mitte des Schädels und strahlt nach vorn zum Augenbrauenzentrum. Stelle dir hier die Farbe Indigoblau (oder Weiß) vor. Ajna steht für Intuition und höhere Erkenntnis.
- Das Sahasrara Chakra befindet sich am Scheitelpunkt, strahlt in der Farbe Lila und steht für Einheitsbewusstsein und die Verbindung mit dem Göttlichen. Atme durch dein Augenbrauenzentrum in die Mitte deines Schädels ein und über den Scheitelpunkt wie durch einen Springbrunnen aus. Dusche und ummantele dich mit lila Licht.

Innerer Raum

- Lenke deine Wahrnehmung zurück zu Chidakasha (Seite 99), dem dunklen Raum des Bewusstseins vor den geschlossenen Augen.
- Ruhe dich hier noch ein bisschen in der friedlichen Dunkelheit aus und übe das Zuschauen.
- Erinnere dich an deinen Vorsatz (Sankalpa (Seite 98) und wiederhole diesen Satz 3-mal in Stille mit voller Aufmerksamkeit und mit vollem Vertrauen.

Ende

- Lenke deine Wahrnehmung zurück zu deinem natürlichen Atem: Nimm deinen natürlichen Atem wahr. Nimm deine tiefe Entspannung wahr.
- Werde dir deines Körpers bewusst: Nimm deinen Körper wahr und spüre, wie er auf dem Boden liegt.
- Lenke die Wahrnehmung jetzt wieder nach außen: Mache dir ein Bild von deiner Umgebung, in der du auf dem Boden liegst.
- Lass die Augen noch geschlossen. Atme tief durch. Recke und strecke dich langsam. Dann winkle die Beine an und lege dich auf die Seite. Spüre hier noch einen Moment nach – nimm wahr, wie du dich jetzt fühlst.

Yoga Nidra ist jetzt beendet: Hari Om Tat Sat. Das bedeutet: Möge das, was gesagt wurde, mit Liebe gesprochen und mit Liebe empfangen worden sein.

Klassischer Sonnengruß

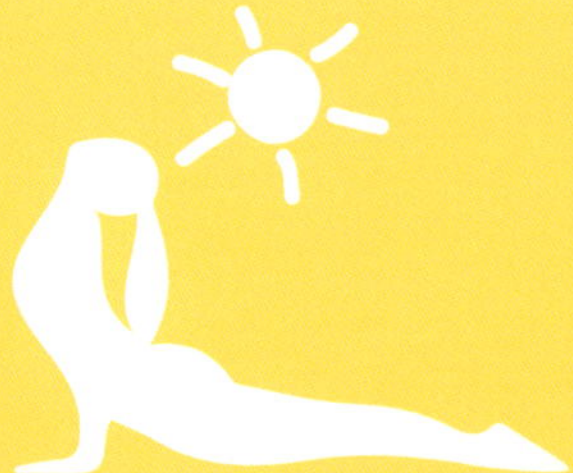

Im Sonnengruß werden 12 Yogahaltungen im rhythmischen Atemfluss dynamisch miteinander verbunden, was belebend und ausgleichend auf Körper und Geist wirkt. Dabei werden Muskeln, Herz und Kreislauf aktiviert und gestärkt, die Energiekanäle geöffnet und die Chakras harmonisiert.

1 Berghaltung: Stell dich gerade an den Anfang deiner Yogamatte, die Füße hüftbreit auseinander. Atme ein. Mit der Ausatmung falte die Hände vor dem Herzen (Namaste), die Unterarme sind parallel zum Boden.

2 Gestreckte Berghaltung: Atme ein, hebe die Arme seitlich über den Kopf, schaue zu den Daumen und lehne dich in eine sanfte Rückbeuge.

3 Vorwärtsbeuge: Atme aus, senke die Arme über die Seite und beuge dich mit leicht angewinkelten Beinen nach vorne. Setze die Hände neben den Füßen am Boden ab, die Stirn in Richtung Knie.

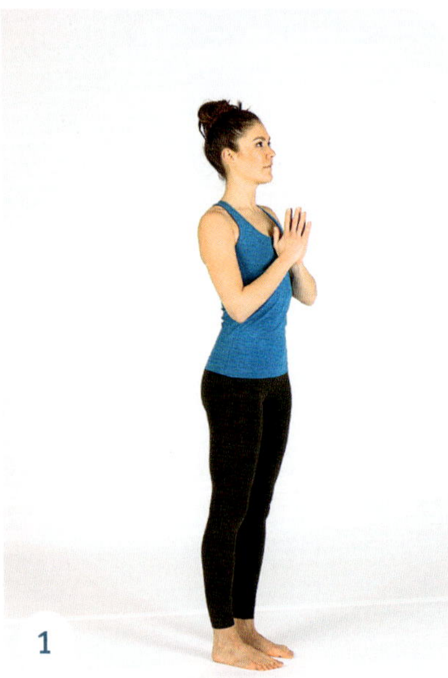

1

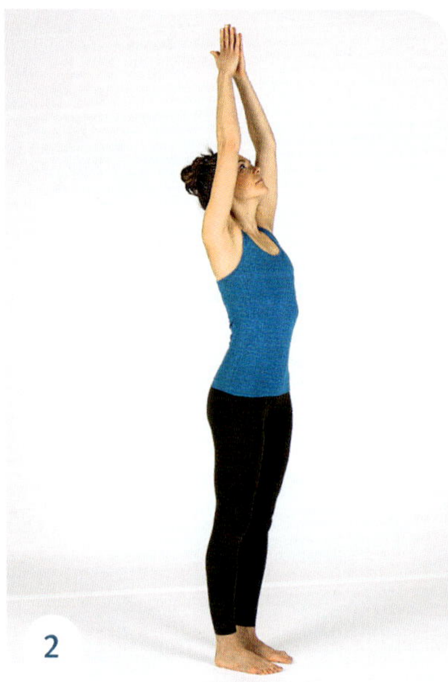

2

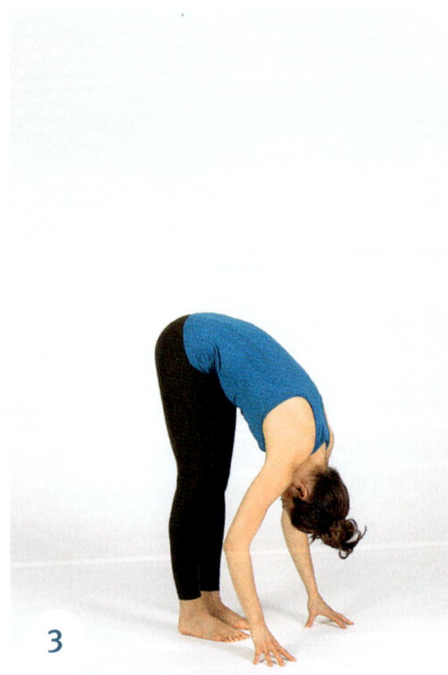

3

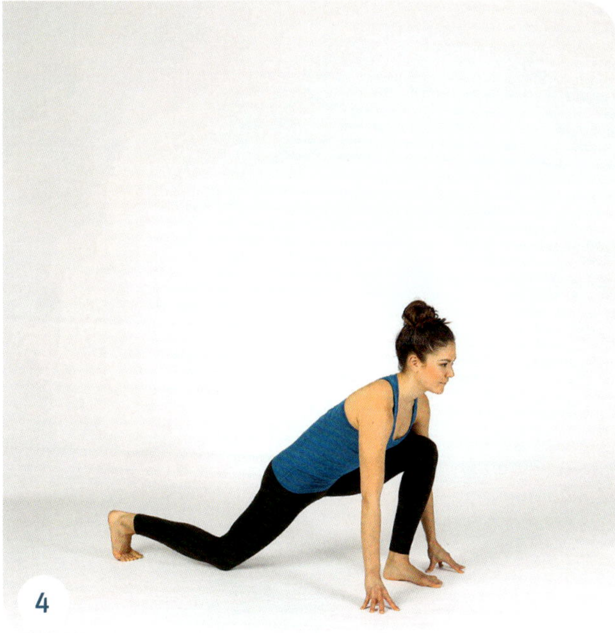

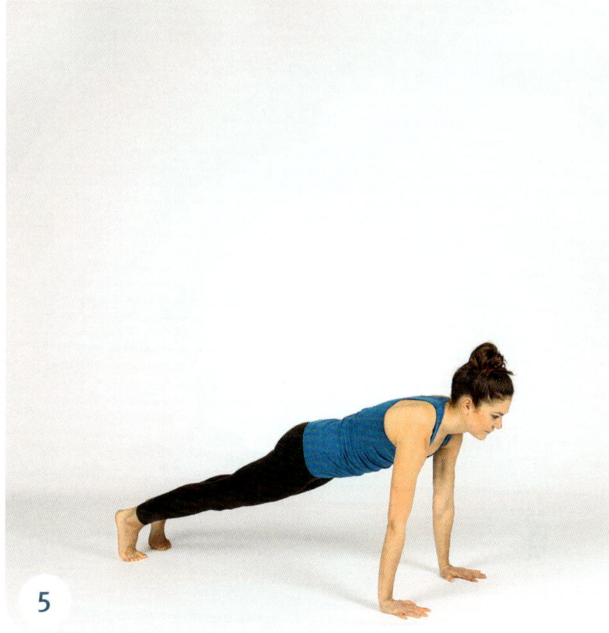

4 Sprinter: Atme ein, schreite mit dem rechten Fuß zurück, das rechte Knie sinkt zum Boden. Das linke Knie ist über dem Sprunggelenk und der Blick richtet sich nach vorn.

5 Planke: Halte den Atem an, schreite zurück in einen Liegestütz, die Schultern sind über den Handgelenken und die Fersen schieben nach hinten. Der Kopf ist in Verlängerung der Brustwirbelsäule.

6 Knie-Brust-Kinn-Position: Atme aus, lege nacheinander Knie, Brust und Kinn am Boden ab, die Arme dicht am Oberkörper, die Hüften vom Boden gehoben. Dann schiebe dich in Bauchlage, klappe die Fußrücken zum Boden und lege die Stirn ab.

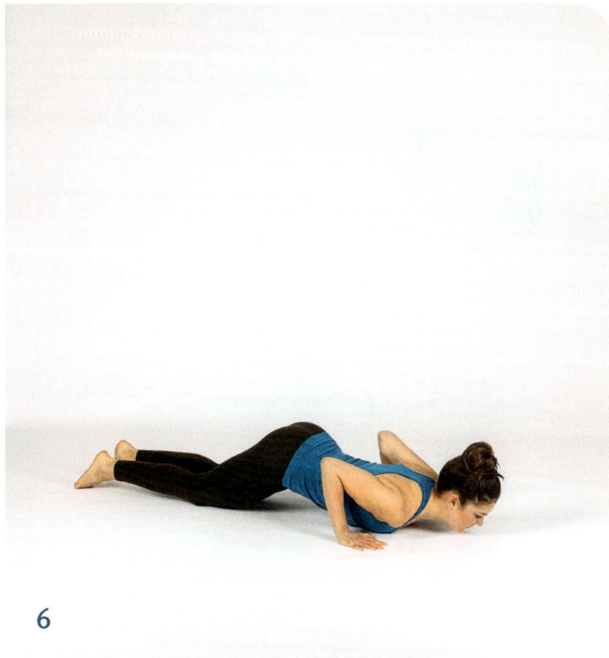

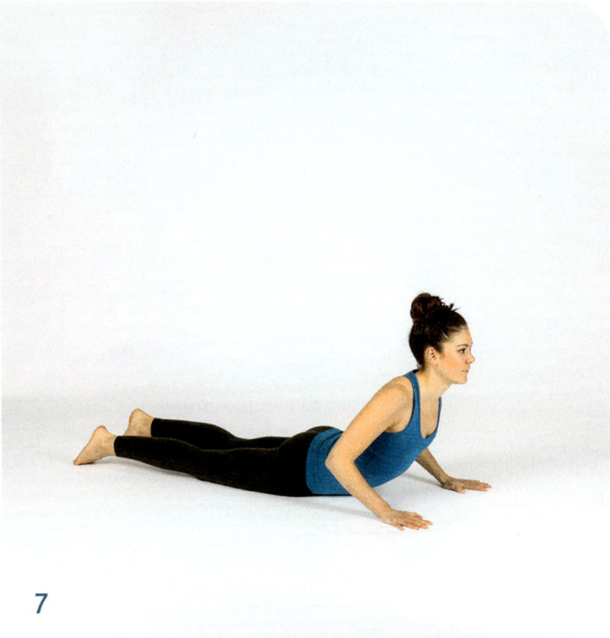

7

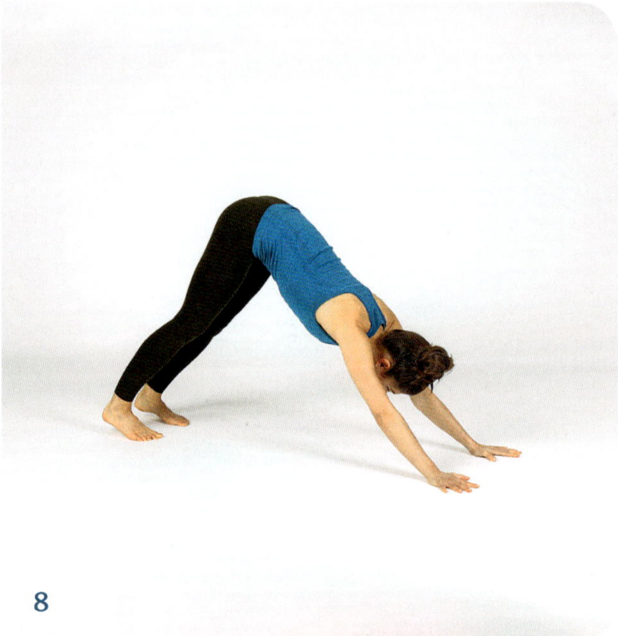

8

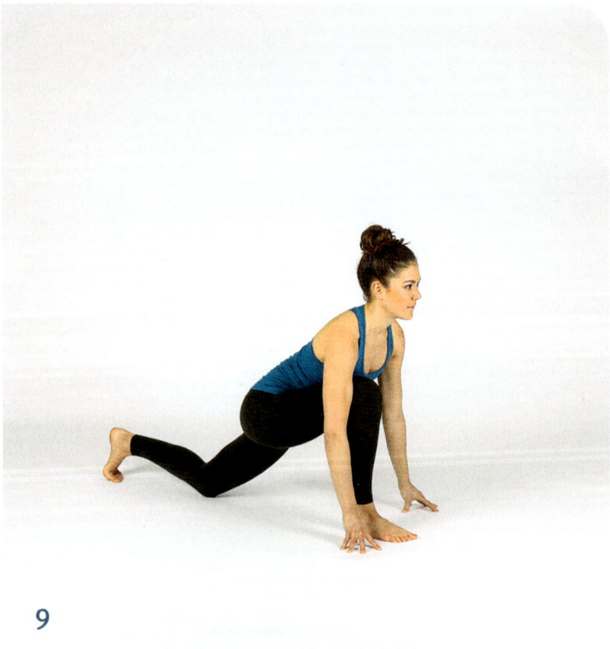

9

7 Kleine Kobra (Seite 74): Atme ein, schiebe das Schambein in den Boden, hebe den Oberkörper leicht an, der Blick geht zur Nasenspitze. Die Schultern ziehen zueinander und nach unten, das Brustbein nach vorn oben. Senke die Stirn zum Boden.

8 Herabschauender Hund: Atme aus, klappe die Zehen um, presse die Hände in den Boden und von dir weg, schiebe dich mit dem Gesäß nach hinten oben, sodass der Rücken lang wird.

9 Sprinter: Atme ein. Hebe dein rechtes Bein und schwinge den rechten Fuß vor zwischen die Hände. Das linke Knie sinkt zum Boden und der Blick richtet sich nach vorn.

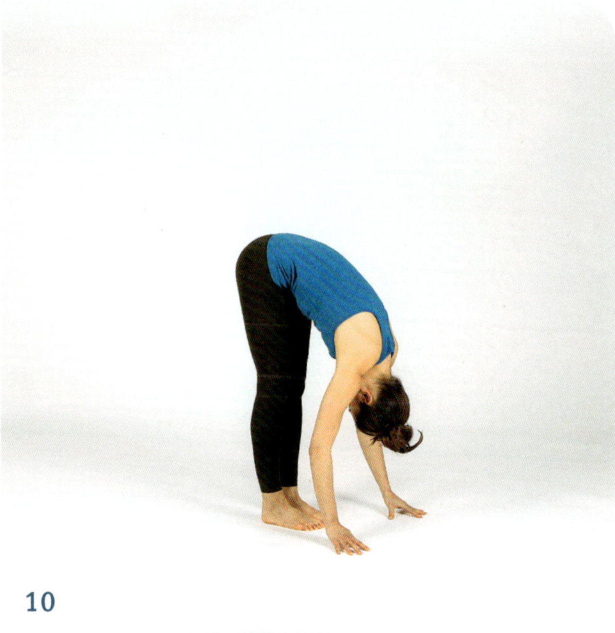

10

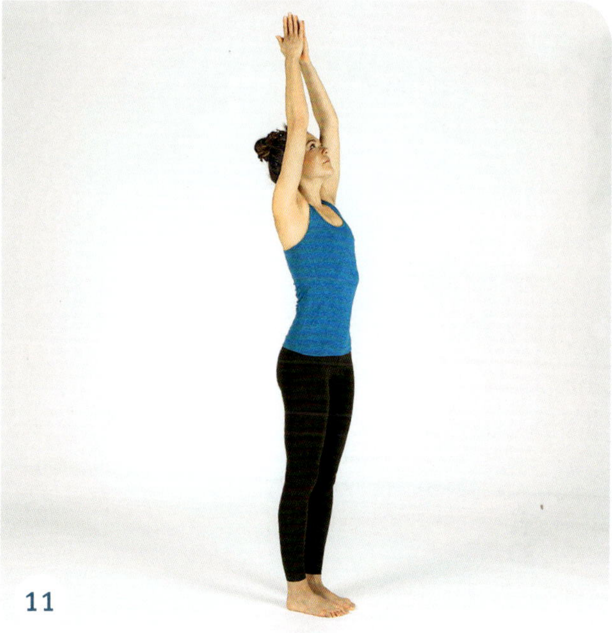

11

10 Vorwärtsbeuge: Atme aus, setze den linken Fuß neben den rechten und beuge dich aus der Hüfte mit leicht angewinkelten Beinen nach vorn, die Stirn in Richtung Knie.

11 Gestreckte Berghaltung: Atme ein, richte dich mit leicht gebeugten Beinen und langem Rücken auf, hebe die Arme über den Kopf in eine sanfte Rückbeuge, strecke die Beine. Blick zu den Daumen.

12 Berghaltung: Mit der Ausatmung lass die Arme über die Seite neben den Oberkörper sinken.
Das ist eine halbe Runde – wiederhole die Abfolge, indem du das linke Bein zuerst nach hinten und danach wieder nach vorn setzt. Danach wiederhole 1–6 ganze Runden.

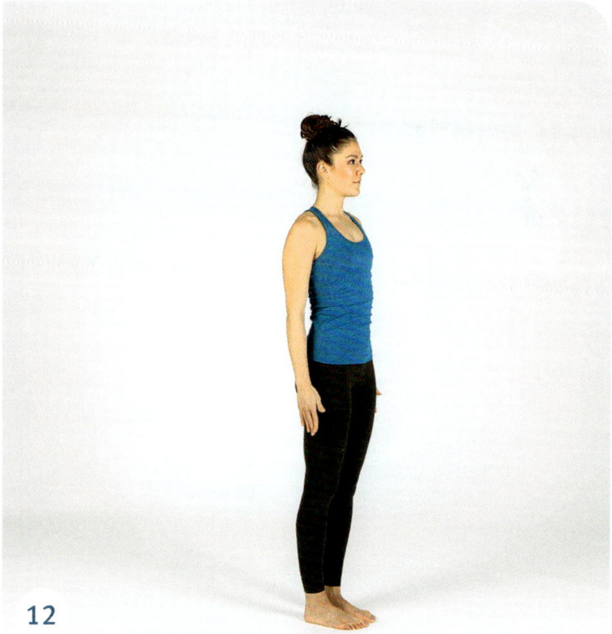

12

Kleines Vinyasa

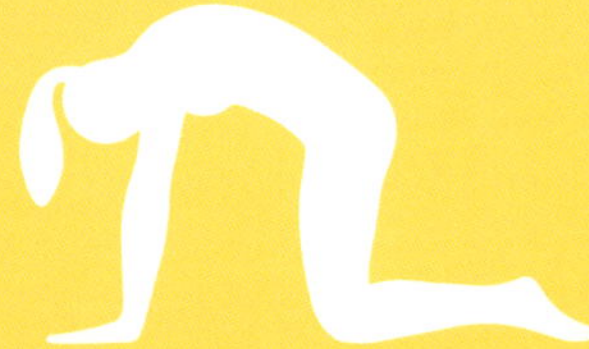

Um den Übungsreihen einen dynamisch fließenden Charakter zu geben, kannst du neben den Sonnengrüßen auch dieses Vinyasa als Bindeglied zwischen den sitzenden und liegenden Asanas einbauen.

1 Ausgangsposition Vierfüßlerstand: Setze die Hände unter den Schultern und die Knie unter den Hüften ab.

2 Atme ein und komm aus dem Vierfüßlerstand in ein geführtes Hohlkreuz, in die Kuh (Seite 52). Schaue zwischen die Augenbrauen.

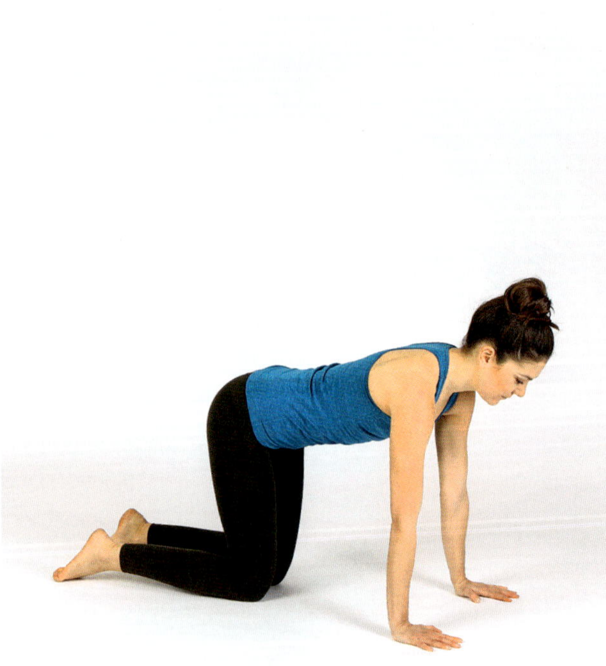

1

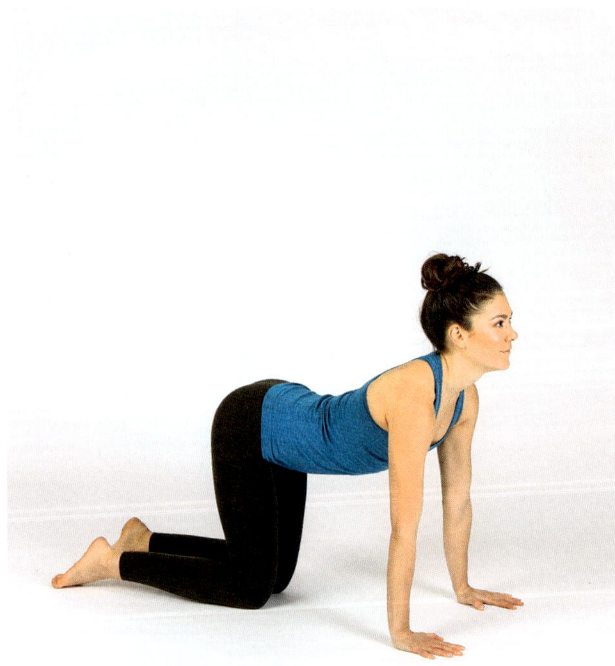

2

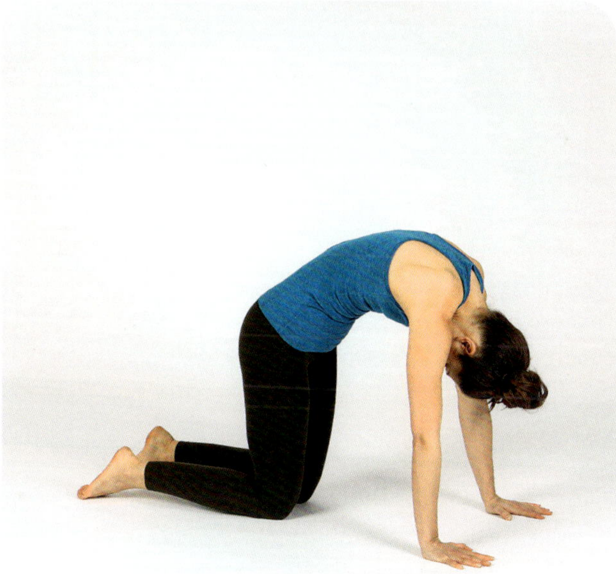

3

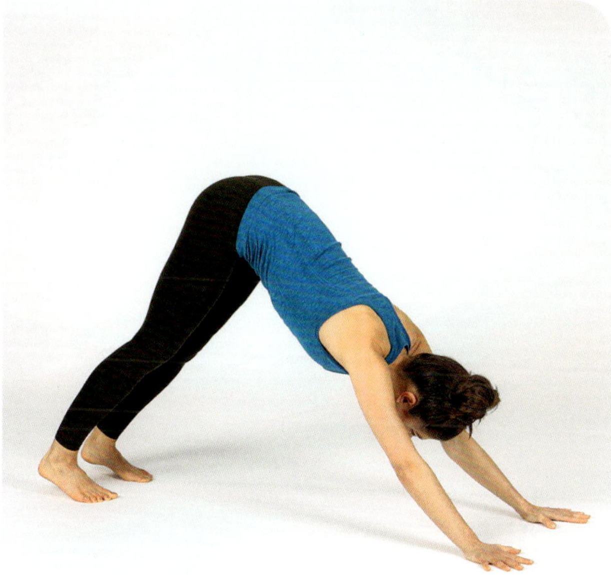

4

3 Atme aus, runde den Rücken in die Katze (Seite 52), schaue zum Nabel.

4 Atme ein, klappe die Zehen um, presse die Hände in den Boden, schiebe dich mit dem Gesäß nach hinten oben in den herabschauenden Hund (Seite 104).

5 Atme aus, lege deine Knie am Boden ab, senke dein Gesäß auf eine Seite und führe die Beine nach vorn. Komme in eine gerade Sitzhaltung oder mache mit einer anderen Übung weiter.

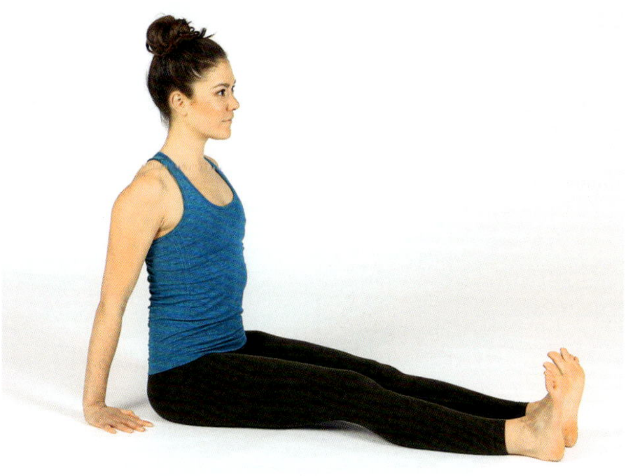

5

Kraftvolles Vinyasa

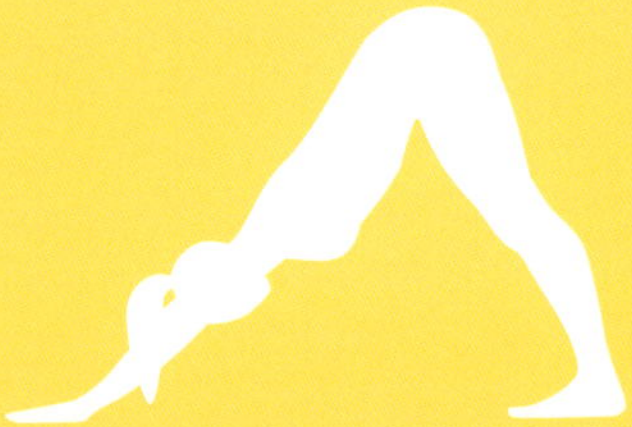

Für ein bisschen mehr Power und Kraftaufbau kannst du auch das folgende Vinyasa zwischen den Übungen einbauen. Vinyasa ist ein Bewegungsablauf, der in Synchronisation mit der Atmung die einzelnen Asanas (Übungen) miteinander verbindet und einen meditativen Fluss entstehen lässt.

1 Ausgangsposition Planke: Verlagere das Gewicht auf die Hände und schreite zurück in die hohe Liegestützposition: Die Schultern sind über den Handgelenken und die Fersen schieben nach hinten. Der Kopf ist in Verlängerung der Brustwirbelsäule.

2 Knie-Brust-Kinn-Position: Atme aus, lege nacheinander Knie, Brust und Kinn am Boden ab, die Arme dicht am Oberkörper, die Hüften vom Boden gehoben. Dann schiebe dich in Bauchlage, klappe die Fußrücken zum Boden und lege die Stirn ab.

3 Kleine Kobra (Seite 74): Atme ein, schiebe das Schambein in den Boden, hebe den Oberkörper leicht an, der Blick geht zur Nasenspitze. Die Schultern ziehen zueinander und nach unten, das Brustbein nach vorn oben.

4 Herabschauender Hund (Seite 104): Atme aus, senke die Stirn zum Boden und klappe die Zehen um, presse die Hände in den Boden und von dir weg, schiebe dich mit dem Gesäß nach hinten oben, sodass der Rücken lang wird.

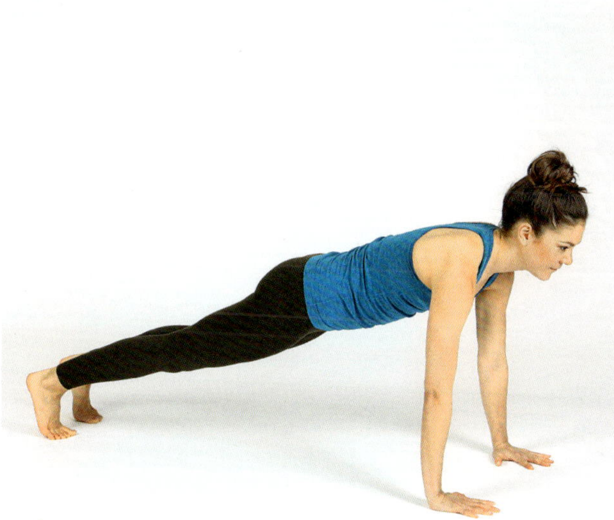

1

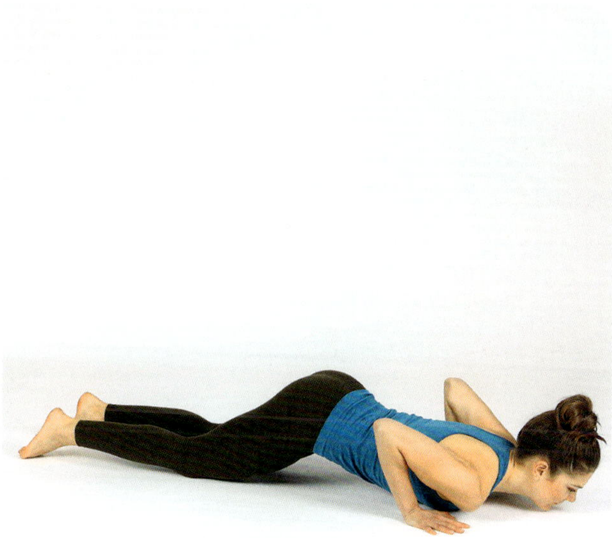

2

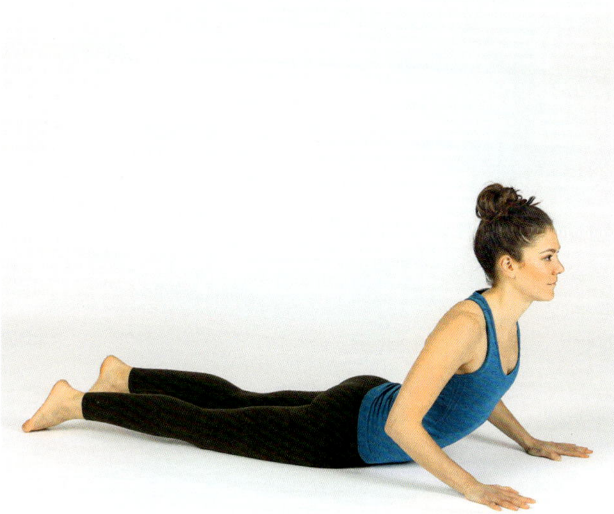

3

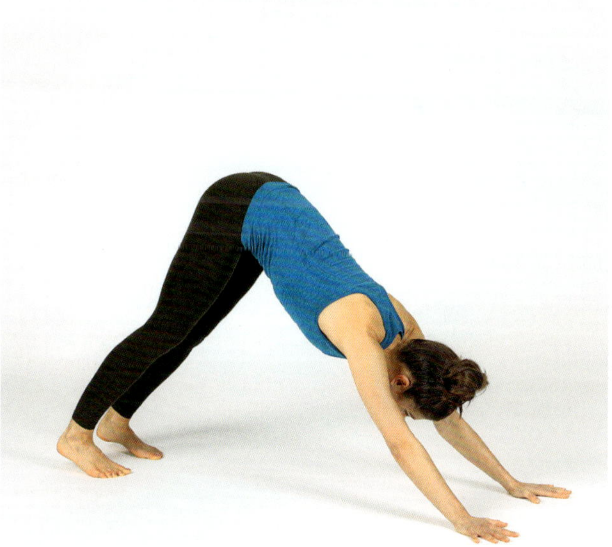

4

Übungskalender zur Selbstreflexion

So geht es mir heute

Svadhyaya/Selbstbeobachtung	1	2	3	4	5	6	7	8	9	10	11	1
Monat 1:												
Ich habe heute meine Menstruation (M)												
Ich habe heute praktiziert (x)												
Ich fühle mich heute (1–4; 1 = sehr gut)												
Ich habe heute Bauchkrämpfe/Brustspannen (×)												
Ich habe heute depressive Verstimmungen (×)												
Monat 2:												
Ich habe heute meine Menstruation (M)												
Ich habe heute praktiziert (x)												
Ich fühle mich heute (1–4; 1 = sehr gut)												
Ich habe heute Bauchkrämpfe/Brustspannen (×)												
Ich habe heute depressive Verstimmungen (×)												
Monat 3:												
Ich habe heute meine Menstruation (M)												
Ich habe heute praktiziert (x)												
Ich fühle mich heute (1–4; 1 = sehr gut)												
Ich habe heute Bauchkrämpfe/Brustspannen (×)												
Ich habe heute depressive Verstimmungen (×)												
Monat 4:												
Ich habe heute meine Menstruation (M)												
Ich habe heute praktiziert (x)												
Ich fühle mich heute (1–4; 1 = sehr gut)												
Ich habe heute Bauchkrämpfe/Brustspannen (×)												
Ich habe heute depressive Verstimmungen (×)												

Hier kannst du über vier Monate deine Übungspraxis festhalten und dabei überprüfen, wie es dir geht. Die Zeilen mit den Beschwerden kannst du individuell anpassen oder evtl. die Beschwerden austauschen.

13	14	15	16	17	18	19	20	21	22	23	24	25	26	27	28	29	30	31

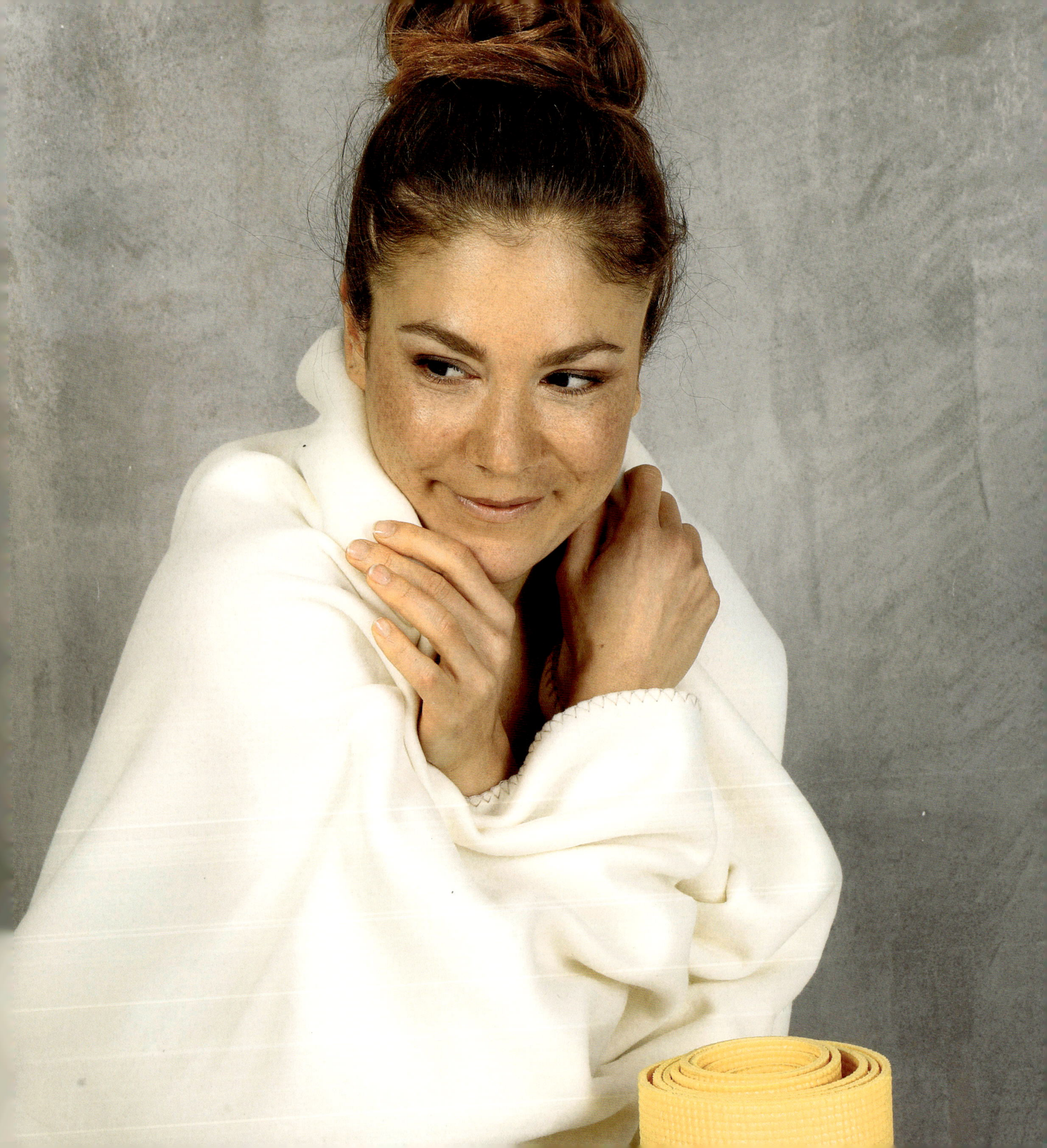

So unterstützt du deine Hormon-Balance

Außer Yoga kannst du noch viel mehr Gutes für dich tun. Allgemeine Tipps dafür, aber auch Tipps für bestimmte Beschwerden findest du auf den folgenden Seiten.

Allgemeine Tipps

Wenn du Hormon-Balance-Yoga fest in deinen Tagesablauf einbaust, hast du schon viel für den Ausgleich deines Hormonsystems getan. Die Lifestyle-Tipps im folgenden Kapitel können dir ergänzend helfen, diese Balance zu festigen und langfristig aufrechtzuerhalten.

Die wichtigsten Säulen eines ausgeglichenen Hormonsystems sind eine gesunde und ausgewogene Ernährung, Entgiftungsphasen sowie Erholung und Stressreduktion durch ausreichend Schlaf und einen strukturierten Tagesablauf. Baue dir unbedingt regelmäßige Pausen und Auszeiten für Entspannung, Yoga, Sport oder einfach auch mal Nichtstun ein.

Ernährungstipps

Wir sollten unseren Körper immer gut mit Nährstoffen versorgen, um die Hormonproduktion zu fördern. Daher hat das, was wir essen, großen Einfluss auf unser Wohlbefinden und unsere hormonelle Balance. Wir können unser Verdauungssystem durch eine ausgewogene, abwechslungsreiche Ernährung mit viel frischem Gemüse, Obst und gesundheitsfördernden Fettsäuren unterstützen.

Essenzielle Fettsäuren

Essenzielle (lebensnotwendige) Fettsäuren sind mehrfach ungesättigte Fettsäuren, die vom menschlichen Körper nicht selbst hergestellt werden können. Sie sind unentbehrliche Bausteine für unsere Hormonproduktion, da Sexualhormone aus Lipiden (Fetten) gebildet werden. Wenn wir zu wenig essenzielle Fettsäuren zu uns nehmen, kann der Östrogen-, Progesteron- oder Testosteronspiegel aus der Balance geraten. Zudem kurbeln gesunde Fette den Stoffwechsel an, fördern die Gewichtsabnahme und wirken entzündungshemmend.

Die wichtigsten essenziellen Fettsäuren werden je nach chemischer Zusammensetzung klassifiziert in:

- Omega-3-Fettsäuren (Alpha-Linolensäure [ALA], Eicosapentaensäure [EPA], Docosahexaensäure [DHA])
- Omega-6-Fettsäuren (Linolsäure [LA], Gamma-Linolensäure [GLA], Dihomo-Gamma-Linolensäure [DHGLA], Arachidonsäure [AA]).

Omega-3- und Omega-6-Fettsäuren wirken teils gegensätzlich. Um die Gesundheit zu fördern, ist es elementar, hier das optimale Gleichgewicht zu respektieren. Die Deutsche Gesellschaft für Ernährung (DGE) empfiehlt ein Verhältnis von Omega-6- zu Omega-3-Fettsäuren von 5:1. Nehmen wir zu viel Omega-6- und zu wenig Omega-3-Fettsäuren auf, kann dies Entzündungen und Krankheiten begünstigen. Omega-6-Fettsäuren sind in vielen Lebensmitteln enthalten, besonders in tierischen Lebensmitteln wie Fleisch und Milchprodukten, aber auch in Sonnenblumenöl, Distelöl, Sesam, Walnüssen, Sojabohnen, Weizen, Roggen, Mais und Hafer. Zu den Lebensmitteln, die reich an Omega-3-Fettsäuren sind, gehören insbesondere fettreiche Fische aus Wildfang, aber auch Leinöl, Leinsamen und Algen.

Heutzutage nehmen die meisten Menschen eher zu viel Omega-6 und zu wenig Omega-3 zu sich, das durchschnittliche Verhältnis liegt bei 8:1. Leinöl (reich an Omega-3) zählt zu den besten Ölen für die Wiederherstellung des Gleichgewichts von Omega-3- und Omega-6-Fettsäuren.

Eine Studie an der Universität von Pernambuco (Brasilien) zeigte, dass die Einnahme von zwei Gramm essenziellen Fettsäuren (ein Mix aus Gamma-Linolensäure, Ölsäure, Linolsäure und Vitamin E) über einen Zeitraum von sechs Monaten Frauen mit PMS-Symptomen eine deutliche Linderung verschaffte. [8]

Frisches Gemüse und Obst

Die Faustregel heißt »5 am Tag«: drei Portionen Gemüse (gegartes Gemüse und Rohkost) und zwei Portionen Obst. Dabei entspricht eine Portion ungefähr einer Handvoll. Das Gemüse sollte nur mit wenig Wasser und nicht zu lange gegart werden.

Nüsse, Kerne und Samen

Sie sind reine Nährstoffschätze. Es wird empfohlen, täglich eine kleine Handvoll (ca. 30 g) davon zu genießen. Insbesondere für Veganer sind sie unverzichtbar, denn Walnüsse, Mandeln, Haselnüsse, Cashewkerne, Pekannüsse, Pistazien, Erdnüsse, Sonnenblumen- und Kürbiskerne, Chia-, Lein-, Sesamsamen usw. sind reich an:

- pflanzlichen Proteinen (zum Beispiel enthalten 100 g Erdnüsse ca. 26 g Proteine)
- wertvollen essenziellen Fettsäuren (einfach und mehrfach ungesättigte Fettsäuren)
- Mineralstoffen (insbesondere Magnesium, Kalium, Phosphor und Kalzium)
- Spurenelementen (vor allem Eisen)
- Vitaminen (hoher Anteil aus der Vitamin-B-Gruppe und viel Vitamin E, ein wichtiges Antioxidans)
- Ballaststoffen (Chia- und Leinsamen enthalten besonders viel davon)

Fermentierte Lebensmittel

Wenn du deinem Darm etwas Gutes tun möchtest, iss täglich fermentierte Lebensmittel, zum Beispiel Kombucha, Sauerkraut, Kefir.

Mikrobiom-Forscher der Universität Graz führten eine große Studie durch, die den Zusammenhang zwischen Darmbakterien und polyzystischem Ovarialsyndrom (PCOS) untersuchte. Die Ergebnisse weisen deutlich darauf hin, dass die Zusammensetzung der Darmbakterien das Gleichgewicht der Geschlechtshormone beeinträchtigen kann. [9]

Superfoods

Superfoods sind Lebensmittel, die einen besonders hohen Gehalt an wertvollen Nährstoffen und sekundären Pflanzenstoffen haben. Folgende Superfoods solltest du in deinen Speiseplan aufnehmen:

- Beerenfrüchte sind reich an Antioxidanzien und wirken entzündungshemmend.
- Geschrotete Leinsamen enthalten viel Alpha-Linolensäure (ALA), eine mehrfach ungesättigte Omega-3-Fettsäure. Zudem fördern sie

die Verdauung und unterstützen die Entgiftung. Nimm täglich 1–2 EL Leinsamen zu dir.

- Granatapfel fördert die Entgiftung der Leber und sorgt für einen ausgeglichenen Cholesterin- und Blutzuckerspiegel.
- Olivenöl kurbelt den Stoffwechsel an, hemmt Schmerzbotenstoffe und enthält viele Antioxidanzien. Nimm täglich 2–4 EL zu dir.
- Rosmarin stärkt das Immunsystem und das Gehirn.
- Kurkuma ist entzündungshemmend und stimmungsaufhellend.
- Dunkle Schokolade (mind. 72 % Kakaoanteil) enthält viel Magnesium. Das ist gut für das Gehirn und hebt die Laune.

Genug trinken

Trinke mindestens 1,5–2 Liter Wasser oder Kräutertee am Tag. Unser Körper braucht genügend Wasser, um überhaupt zu funktionieren und gesund zu bleiben. Besonders für die Hormone ist Wasser unverzichtbar, damit das Blut sie optimal transportieren kann: Unser Blut besteht zu 90 % aus Wasser.

Vollkornprodukte

Vollkornprodukte sorgen dafür, dass der Blutzuckerspiegel besser im Gleichgewicht bleibt als bei Verzehr von Weißmehlprodukten, was einen positiven Effekt auf die Stimmung hat und Heißhunger-Attacken vorbeugt.

Wenn das Verdauungssystem im Gleichgewicht ist und unser Blutzuckerspiegel keinen großen Schwankungen unterliegt, können sich unsere Hormone besser stabilisieren. Das sorgt für erholsameren Schlaf, harmonische Stimmung, geringeres Bauchfett und weniger prämenstruelle Symptome. Außerdem fühlt man sich in seinem Körper insgesamt einfach wohler.

Auf den Salzkonsum achten

Reduziere den Salzkonsum und verwende Jodsalz. Jod ist unverzichtbar für die Bildung von Schilddrüsenhormonen, die u. a. den Stoffwechsel regulieren. Bereits ein leichtes Joddefizit ohne erkenn-

Gesunde Ernährung kurzgefasst

Bevorzuge:

- kaltgepresste Öle wie Leinöl, Hanföl, Olivenöl
- Walnüsse, Paranüsse, Mandeln, Cashewkerne
- Leinsamen (geschrotet), Hanfsamen, Sonnenblumenkerne
- Avocado, Meeresalgen
- Sardinen, Wildlachs, Hering
- frisches Obst und Gemüse in Regenbogenfarben
- abwechslungsreiche frische, unverarbeitete Nahrungsmittel
- Vitamin A (Aprikosen, Brokkoli, Karotten, Spinat) und Vitamin E (Weizenkeimöl, Sonnenblumenöl, Distelöl), denn sie spielen eine wichtige Rolle bei der Regulierung und Produktion der Geschlechtshormone.
- sekundäre Pflanzenstoffe, z. B. in Gemüse, Obst, Kartoffeln, Hülsenfrüchten, Nüssen sowie Vollkornprodukten. Sie geben den pflanzlichen Lebensmitteln ihre Farbe und beeinflussen eine Vielzahl von Stoffwechselprozessen.
- gedünstete Speisen

Meide:

- ungesunde gesättigte Fettsäuren, z. B. in Wurst, Käse, Butter, Kokosfett, Palmöl
- konservierte Nahrungsmittel
- industriell verarbeitete Lebensmittel
- Weißmehlprodukte
- tierisches Eiweiß mit Ausnahme von Fisch
- gebratene Speisen
- weißen Industriezucker

baren Kropf kann die geistige Leistungsfähigkeit einschränken.

Vorsicht: Leidest du an Hashimoto? Dann solltest du mit der Jodeinnahme vorsichtig sein.

Koffein

Viele Frauen sind ihre Beschwerden los, wenn sie auf Koffein verzichten, auch wenn es nur eine Tasse Kaffee am Tag ist. Koffein regt die Produktion von Stresshormonen an, [10] erschöpft die Nebennieren und reduziert die Produktion von Serotonin. Zudem raubt es B-Vitamine und erhöht den Cholesterinspiegel.

Alkohol

Reduziere deinen Alkoholkonsum. Das Ergebnis einer Studie in Santiago de Compostela mit 47.000 Frauen besagt, dass Alkohol den Spiegel der Sexualhormone sowie den Serotoninspiegel negativ beeinflussen und prämenstruelle Symptome verstärken kann. [11]

Zucker

Und nicht zuletzt: Nimm weniger Zucker, vor allem weißen Industriezucker, zu dir. Der Konsum von Zucker wirkt sich ungünstig auf den Blutzuckerspiegel und infolgedessen auf unsere Stimmung aus. Darüber hinaus soll Zucker die Faltenbildung beschleunigen.

Augen auf beim Einkaufen: Zucker versteckt sich oft in verarbeiteten Lebensmitteln wie Krautsalat, Müsli, Joghurt, Wurst, Limonaden, Säften, Smoothies u. a.

Entgiftung

Die Leber ist die chemische Fabrik unseres Körpers. Sie ist nicht nur für die Entgiftung zuständig, sondern steuert auch unseren Energie- und Hormonhaushalt, indem sie überschüssige Hormone abbaut und Eiweiße für den Transport von Fetten oder Hormonen im Blut bildet. Eine gesunde und gut funktionierende Leber ist wichtig für unser allgemeines Wohlbefinden. Sorge daher für deine Leber und unterstütze sie bei der Entgiftung.

- Iss täglich reinigende, leberfreundliche Nahrungsmittel (Artischocken, Brunnenkresse, Brokkoli, Endivie, Ingwer, Knoblauch, Radicchio, Spargel, Schwarzrettich, Löwenzahn, Petersilie, Zitronen u. a.). Meide kalte Speisen und Getränke. Die Leber freut sich mehr über ein Glas warmes Wasser am Morgen und am Abend.
- Gemäß der Traditionellen Chinesischen Medizin (TCM) befreit sich die Leber von energetischen Stagnationen und innerem Druck durch viel Bewegung an der frischen Luft und erholt sich im Liegen. Das unterstützt den Stressabbau und macht den Kopf klarer.
- Umweltgifte können wissenschaftlichen Ergebnissen zufolge einen recht großen Einfluss auf unseren Hormonhaushalt haben. Meide »To-go«-Becher mit Plastikbeschichtung und in Plastik verpackte Lebensmittel, besonders ölhaltige, da diese die Weichmacher aus den Verpackungen, Transportbändern und Schläuchen lösen. Auch Wärme löst diese Giftstoffe aus dem Plastikmaterial.
- Tausche deine antihaftbeschichtete Pfanne und Aluminiumbehälter gegen Pfannen und Behälter aus Emaille, Edelstahl, Gusseisen, Keramik oder Glas aus.
- Entferne toxische Reinigungs- und Desinfektionsmittel sowie Kosmetika aus deinem Haushalt. Ersetze sie durch natürliche, biologisch abbaubare Reinigungsmittel und Kosmetika. Mehr Informationen dazu bekommst du zum Beispiel auf der Homepage des Umweltbundesamts.
- Trinke täglich eine Tasse Leber-und-Gallen-Tee aus der Apotheke oder Löwenzahnsaft und gönne dir zweimal pro Jahr eine Mariendistel-Kur. Diese wirkt leberrege-

nerierend, fördert den Hormonabbau und schützt die Zellen.
- Bestimmte Asanas und Atemübungen (Pranayama) wirken besonders entgiftend auf Körper und Geist. So wringen zum Beispiel alle Drehhaltungen die Bauchorgane aus und fördern die Verdauung.
- Schädelleuchten (Kapalabhati Pranayama, Seite 92) ist eine Atem- und Reinigungsübung, die entgiftend und schleimlösend wirkt und den Geist klärt.

Stressreduktion

Reduziere Stress, denn übermäßiger Stress ist schädlich für unseren gesamten Organismus und wirkt sich ungünstig auf unseren Hormonhaushalt und den weiblichen Zyklus aus. Lies dazu auch das Kapitel »Stress und Hormone« (Seite 20).

Meditation und Yoga lassen den Stresshormonspiegel sinken und verbessern das allgemeine Wohlbefinden, auch wenn es täglich nur 5–10 Minuten sind. Im Praxisteil dieses Buches findest du eine Anleitung für Yoga Nidra (Seite 98) und eine Meditation für die Hormondrüsen (Seite 96), die besonders hilfreich sind, um Stress zu reduzieren.

Regelmäßige Tiefenentspannung, (z. B. Yoga Nidra, Progressive Muskelentspannung oder Autogenes Training), aktiviert die parasympathische Ebene des autonomen Nervensystems und bildet einen Gegenpol zum hektischen Alltag. Es ist eine effektive Methode, Körper und Geist einen Raum zur Regeneration zu geben, Spannungen abzubauen und mit stressigen Situationen entspannter umzugehen. Durch einen bewusst eingeleiteten Entspannungsimpuls lernen die Muskeln zu entkrampfen, der Körper kann sich besser entspannen und der Geist wird ins Hier und Jetzt gebracht. Damit kannst du deine Batterien aufladen und einen erholsamen, erfrischten Zustand erreichen, der weit über den eines Schlafes hinausgeht. Die Produktion von Serotonin und Melatonin wird angeregt und die Ausschüttung der Stresshormone wie Adrenalin gebremst.

Sorge für einen entspannten Lebensrhythmus!

Gönne dir täglich kleine Pausen, baue Spaziergänge an der frischen Luft, Meditation, Yoga und Bewegung in deinen Wochenplan ein. Iss möglichst nicht später als um 20 Uhr zu Abend und versuche, zwischen 22 und 23 Uhr schlafen zu gehen. Lass deinem Körper vor dem Schlafen Zeit zur Verdauung, damit er sich vollkommen dem Entgiftungs-und Regenerationsprozess widmen kann.

Bewegung

Regelmäßiger Ausdauer- und Kraftsport (2–3-mal pro Woche 20–40 Minuten) kurbelt die Dopamin- und Serotoninausschüttung an, hebt so die Stimmung und baut zudem Stress ab. Außerdem wird der Testosteronspiegel gesteigert, der für den Energielevel, die Libido und ein gesundes Selbstbewusstsein mitverantwortlich ist.

Unser Hormon-Balance-Yoga ist nicht nur wirksam gegen Stress, sondern fördert auch die Durchblutung, die Sauerstoffzufuhr und macht den Körper beweglicher. Das sorgt für mehr Energie und bessere Laune.

Aromatherapie

Die Aromatherapie gehört zur Pflanzenheilkunde (Phytotherapie) und ist inzwischen eine anerkannte Therapieform. Ihre Wirkung beruht auf einer Verknüpfung zwischen dem Riechzentrum und dem limbischen System im Gehirn, denn unser Geruchsinn ist in der Lage, verschiedenste emotionale und körperliche Reaktionen hervorzurufen.

Die Anwendung ist vielfältig: Naturreine ätherische Öle werden mit neutralen Trägerölen (zum Beispiel Jojoba- oder Mandelöl) gemischt und auf die Haut (Schläfen, Handgelenke, Brust) gerieben, als Kompresse bei einer Massage oder im Duftbad verwendet. Zur Aromatisierung der Raumluft werden die Öle mit Wasser vermischt und in einer Duftlampe oder mit einem Vaporizer verdampft.

Einige Öle haben hormonausgleichende oder immunstärkende Eigenschaften, andere klären, beleben oder beruhigen den Geist. Insgesamt kann damit das Wohlbefinden gezielt unterstützt und gesteigert werden. Bei den einzelnen Beschwerdebildern findest du konkrete Anwendungsbeispiele.

Hormonell regulierende Pflanzen

Viele Jahre lang herrschte die Meinung vor, lästige hormonelle Beschwerden könne man »kurieren«, indem man Frauen künstliche Hormone verschreibe und so ihren Hormonstatus aufrechterhalte. Zu Beginn des 21. Jahrhunderts änderte sich diese Sichtweise.

Die Nebenwirkungen dieser Hormonersatztherapie besorgten zu Recht viele Frauen und sie waren nicht mehr bereit, diese Hormone zu schlucken. Zu den damit verbundenen Gefahren für die Gesundheit gehören ein erhöhtes Risiko, eine Thrombose zu bekommen, an Brustkrebs zu erkranken oder einen Herzinfarkt oder Schlaganfall zu erleiden.

Abgesehen von den Gefahren für die eigene Gesundheit gelangen Hormone über den Urin ins Abwasser und können in den Kläranlangen nur unzureichend herausgefiltert werden. Dies hat Folgen für unsere Umwelt. Gründe genug, sich nach natürlichen Alternativen umzusehen.

Bevor wir uns jedoch einen kurzen Überblick über Pflanzen mit hormonell ausgleichender Wirkung verschaffen, ein Hinweis zu deren Nutzung: Grundsätzlich eignen sich die meisten Naturheilmittel zur Selbstbehandlung. Du solltest aber keine Pflanze über einen sehr langen Zeitraum (Jahre) ohne Unterbrechung einnehmen. Erfahrene Ärzte und Ärztinnen bzw. Heilpraktiker und Heilpraktikerinnen kennen sich mit der Wirkung von Heilpflanzen aus und sind auch erfahren in der Diagnosestellung.

Falls sich deine Beschwerden nicht verbessern oder sogar verschlechtern, solltest du unbedingt einen erfahrenen Therapeuten konsultieren. Durch die Einnahme von Medikamenten kann es zu Wechselwirkungen mit den Pflanzeninhaltstoffen kommen. Bitte kläre dies ggf. ab.

Grundsätzlich sind die Pflanzen ein wunderbarer Begleiter und du solltest durchaus in Betracht ziehen, mit ihrer Hilfe deinen Hormonhaushalt ins Gleichgewicht zu bringen. [12]

Angelikawurzel

Die chinesische Engelwurz (Angelica sinensis) wird auch als »Ginseng der Frau« bezeichnet. Sie ist ein fester Bestandteil im Kräuterschatz der Traditionellen Chinesischen Medizin (TCM), dort gilt sie schon sehr lange als eine blutaufbauende und stärkende Frauenheilpflanze.

Auch unsere heimische Engelwurz (Angelica archangelica) kann unterstützend angewendet werden zur Steigerung der Fruchtbarkeit, bei ausbleibendem Eisprung, bei Zysten der Eierstöcke, beim polyzystischen Ovarialsyndrom (PCOS), bei verspäteter und schmerzhafter Menstruation und zu Beginn der Wechseljahre als ausgleichendes Stimulans.

Sie bewegt die Energie im Unterleib und kann unterstützend kleinere Verklebungen im Bauchraum lösen. Ebenso stärkt sie die Funktion der Eierstöcke, bringt Linderung bei krampfartigen Unterleibsbeschwerden und Gebärmutterschmerz nach der Geburt.

Brennnessel

Die Brennnessel (Urtica dioica) unterteilen wir bei der Anwendung in drei Pflanzenteile: die Blätter, die Wurzel und die Samen. Oft ergibt es Sinn, alle drei Pflanzenteile in einer Teemischung bzw. Tinktur zu kombinieren. So ist die Brennnessel zum Beispiel Bestandteil des Kräuterbitters »Go with the FLOW« der Manufaktur hoerbs (Bezugsquelle im Serviceteil). In dieser Mischung finden sich Wurzeln, Blätter sowie Samen der Brennnessel.

Das Kraut und die Blätter haben ein breites Wirksamkeitsspektrum. So zeigen sie zum Beispiel eine verdauungsfördernde Wirkung. Ebenso können mit ihrer Hilfe auf natürliche Weise die Eisenreserven aufgefüllt und die Blutbildung angeregt werden.

Zu ihren Anwendungsgebieten gehören: Blutarmut, Blutreinigung, Eisenmangel, Haarausfall, Wassereinlagerungen und Gelenkschmerzen.

Die Wurzel hat eine antiöstrogene Wirkung, kann das Wachstum von Tumoren hemmen, mindert Entzündungen im Körper und stärkt ganz nebenbei noch unser Immunsystem.

Sie findet Anwendung bei der Reizblase und kann zur begleitenden Therapie von Myomen eingesetzt werden.

Die Samen leisten hervorragende Dienste bei der Anregung des Haarwachstums und gelten als Dopingmittel für die Fruchtbarkeit genauso wie zur Steigerung der Potenz.

Eisenkraut

In den 1990er Jahren fand man in Studien heraus, dass das Eisenkraut (Verbena officinalis) aktivierende Effekte auf die Hirnanhangsdrüse besitzt. Tee aus Eisenkraut regt die LH- und FSH-Ausschüttung der Hypophyse an, was wiederum einen Einfluss auf Eizellreifung, Eisprung und somit auch auf die Regelblutung hat.

Eisenkraut besitzt beruhigende, magenstärkende und entzündungswidrige Eigenschaften. Es kann die Milchbildung anregen und (Vorsicht!) ist wehenerregend. Anwendung findet es außerdem zur Steigerung der Fruchtbarkeit, als Tonikum (Stärkungsmittel) der Gebärmutter und zur Geburtserleichterung. Auch für die Stärkung der Nerven ist es bekannt. Es wirkt mild ausgleichend auf die Schilddrüse bei einer leichten Überfunktion und stärkt sogar das Immunsystem.

Wichtig: Achte beim Kauf auf die Bezeichnung Verbena officinalis, also Echtes Eisenkraut, und verwechsele es nicht mit Verbenentee.

Frauenmantel

Die lateinische Bezeichnung des Frauenmantels, Alchemilla vulgaris, gibt einen Hinweis auf die Heilkraft der Pflanze: Sie ist eine Alchimistin und eine wundervolle und heilsame Begleiterin für uns Frauen vom Beginn der Pubertät bis in die Wechseljahre hinein. Es liegen keine Studien vor, die ihre Wirksamkeit bestätigen, jedoch hat sie eine weit zurückreichende Tradition in der Frauenheilkunde.

Die Bandbreite ihrer Einsatzmöglichkeiten gehen von Menstruationsbeschwerden, wie zu starken und zu langen Blutungen, über Zyklusstörungen, Zysten und Myome bis zur Steigerung der Fruchtbarkeit. Auch bei Neigung zu Fehlgeburten wird sie angewendet.

Sie sorgt in den Tagen vor der Regel ebenso wie in den Wechseljahren für mehr Ausgeglichenheit. Sie stärkt das Yin und somit alles, was für die Weiblichkeit von Belang ist.

Ihre Extrakte stärken die Gebärmutter und können bei leichtem Progesteronmangel für Ausgleich sorgen. Auch auf die Milchbildung hat sie einen positiven Einfluss.

Lass dich doch mal in den samtigen Mantel dieser Pflanze hüllen! Ob als sanfter Tee allein oder in einer Mischung oder natürlich in einer Tinktur.

Melisse

Es gibt einen guten Grund, weshalb sich die bekannte Rezeptur »Klosterfrau Melissengeist« schon so lange großer Beliebtheit erfreut. Viele alte Kräuterkundige schätzten die Melisse (Melissa officinalis) wegen ihrer beruhigenden Wirkung, die gleichermaßen entspannt und das Herz befriedet.

Sie lindert Ängste und filtert Stressreize aus dem limbischen System (dies ist ein Areal unseres Gehirns zur Verarbeitung unserer Emotionen). Sie kann eingesetzt werden bei Unruhe, Nervosität, Schlafstörungen und Reizbarkeit.

Uns Frauen in der modernen Welt schenkt sie Gelassenheit und Entspannung. Dies zeigt sich insbesondere dann, wenn Menstruationskrämpfe auf ein gewisses Maß an Stress zurückzuführen sind.

Hast du eine Tendenz zu Herpesbläschen? Die Melisse enthält Rosmarinsäure, die das Eindringen des Herpesbläschens in die Zellen verhindert. Sowohl innerlich als auch äußerlich als Salbe bringt Melisse auch hier Erleichterung.

Mönchspfeffer

Studien belegen eine signifikante Milderung der Symptome beim PMS (prämenstruelles Syndrom) sowie Reizbarkeit, Stimmungsschwankungen, Kopfschmerzen und Brustspannung. Auch auf die Psyche soll der Mönchspfeffer (Vitex agnus-castus) eine aufhellende Wirkung haben.

In einer weiteren Studie wurde belegt, dass Extrakte des Mönchspfeffers die Prolaktinausschüttung hemmen. Dadurch bewirkt er eine Zyklusverlängerung und hat einen positiven Einfluss auf die Reifung der Eizellen und die Fruchtbarkeit.

Mönchspfeffer stellt das Gleichgewicht zwischen Östrogen und Gestagenen her und wirkt somit einer Östrogendominanz entgegen. Man fand heraus, dass Mönchspfeffer die Prolaktinausschuttung senkt. Diese ist verantwortlich für eine Reihe

Anwendungstipps

- Mach dir doch einfach mal einen Tee aus einer der Pflanzen, vielleicht zieht es dich geschmacklich zu einer besonders hin? Es ist schön, auch hier auf die eigene weise innere Stimme zu vertrauen.
- Wer nicht gerne Tee trinkt, wem die Zubereitung zu aufwendig ist oder wer sich gerade auf einer Reise befindet, kann gut auf Tinkturen auf Alkoholbasis zurückgreifen. Sie sind lange haltbar. Meist ist es ausreichend, einige Tropfen auf der Zunge zergehen zu lassen oder in einem Glas Wasser zu trinken.
- Vielleicht ist auch die Homöopathie das Richtige für dich.
- Bezugsadressen findest du im Serviceteil (Seite 154). Sei neugierig, was am besten zu dir und deinem Typ passt, und hab viel Freude damit!

prämenstrueller Beschwerden, Unfruchtbarkeit und Zyklusstörungen.

Bei Kinderwunsch empfehlen sich Kuren über etwa drei Monate mit hochdosierten Präparaten. Frag doch mal bei deinem Frauenarzt nach, ob er mit naturheilkundlichen Präparaten arbeitet.

Schachtelhalm

Schachtelhalm (Equisetum arvense) zeichnet sich durch seinen hohen Gehalt an Kieselsäure aus. Dadurch gehört er zu unseren mineralischsten Gewächsen. Bei der Anwendung als Tee ist daher eine lange Ziehzeit (etwa 20 Minuten) zu beachten, da sich die Kieselsäure wesentlich langsamer löst als ätherische Inhaltsstoffe. Oder du setzt Schachtelhalm abends in kaltem Wasser an und kochst ihn am Morgen kurz auf.

Der Schachtelhalm gibt Struktur: Er stärkt das Bindegewebe, die Knochen und ebenso die Gelenke. In der Frauenheilkunde wird er eingesetzt bei Myomen, Zysten und Blutungen.

Meiner Meinung nach bringt er in einer Welt voller Multitasking ein gutes entspanntes »Gerüst« und nährt uns sanft und wunderbar.

Schafgarbe

Schafgabe (Achillea millefolium) ist sicherlich kein klassisches Frauenmittel, dennoch möchte ich sie hier erwähnen. In der Traditionellen Chinesischen Medizin (TCM) wird ihr Geschmack als bitter und süß beschrieben. Dies gibt Aufschluss über ihre energetische Wirkrichtung.

Sie entspannt die gestresste Leber (die nach Ansicht der TCM für eine entspannte, regelmäßige und schmerzfreie Menstruation von großer Bedeutung ist). Außerdem stärkt sie die Milz, ein Organ, das in der TCM für die Blutbildung verantwortlich ist. Daher kann sie durchaus Linderung bringen bei PMS, Migräne und Schmerzen im Unterleib.

Studien belegen die Wirkung des ätherischen Schafgarbenöls sowie des alkoholischen Extraktes bei Magenschleimhautentzündungen sowie Infektionen mit Candida albicans (ein häufiger Darm- bzw. Scheidenpilz) und bei Escherichia coli (Blasenentzündungen). Auch andere Krankheitserreger können in ihrem Wachstum gehemmt werden.

Storchschnabel

Der Storchschnabel (Geranium robertanium) wird im Volksmund auch »Kindsmacher« genannt. Solange keine hormonellen oder organischen Störungen vorliegen, kann der Storchschnabel zusammen mit dem Frauenmantel über einen gewissen Zeitraum als Tee getrunken werden.

Weitere Anwendungsgebiete des Storchschnabels sind: Brustwarzenentzündungen und Milchknoten in der Stillzeit sowie seelische Traumen und Trauer. Aber auch in der Behandlung schlecht heilender Wunden kann er eingesetzt werden.

Prämenstruelle Symptome/ Depressive Verstimmungen

Das »prämenstruelle Syndrom« (PMS) umfasst ca. 150 körperliche und psychische Symptome. Vier bis vierzehn Tage vor der Regelblutung treten sie auf und verschwinden meistens am ersten oder zweiten Tag nach dem Einsetzen der Blutung wieder.

Hormonell betrachtet steigt das Östrogen im Zyklus bis zum Eisprung, was besonders für Energie, gute Laune und Extrovertiertheit sorgt, danach sinkt es ab und Progesteron nimmt zu (siehe auch Kapitel »Der monatliche Zyklus« (Seite 23). Progesteron wirkt eher beruhigend und dämpfend, es folgt eine Phase der Introvertiertheit. Ist die Balance zwischen den Hormonen gut aufeinander abgestimmt, fließen wir harmonisch durch unseren Zyklus und die prämenstruelle Phase verläuft sanft und beschwerdefrei.

Viele Frauen erleben jedoch in der Zeit zwischen Eisprung und Menstruation eine Phase, in der sie sich dünnhäutig, reizbar, gestresst, traurig oder antriebslos fühlen, sich stärker zurückziehen und vermehrt Konflikte mit ihrem Umfeld haben, da der Geduldsfaden kürzer ist. Sind diese Beschwerden ausgeprägt, leiden die Frauen unter dem »prämenstruellen Syndrom« (PMS).

Mediziner vermuten, dass eine Dysbalance zwischen den Leithormonen Östrogen und Progesteron die Serotoninproduktion beeinflusst. Serotonin, das sogenannte »Glückshormon«, ist ein Botenstoff, der vor allem im Darm produziert wird und für eine ausgeglichene Stimmung sorgt. Wahrscheinlich werden durch ein Absinken des Serotoninspiegels in der zweiten Zyklushälfte psychologische PMS-Symptome hervorgerufen.

Aber auch Stress, unterdrückte Gefühle, Frustration und Unzufriedenheit blockieren das Wohlbefinden und behindern den Energiefluss im Körper, was zyklische Beschwerden auf seelischer und körperlicher Ebene auslösen und verstärken kann. Daher ist es wichtig, PMS immer ganzheitlich zu betrachten.

Eine Steigerung von PMS wird »prämenstruelle dysphorische Störung« (PMDS) genannt. In diesem Fall schränken die Symptome den Alltag einer Frau besonders stark ein. Wichtig ist, eine depressive Verstimmung von einer richtigen Depression zu unterscheiden. Prämenstruelle dysphorische Störungen und Depressionen sollten von einem Arzt und/oder von einem Psychologen behandelt werden.

Im Ayurveda wird die Menstruation als wichtiger Reinigungsprozess und Erneuerung verstanden. Meist wird PMS begleitet von Erschöpfung, Depressionen, Heißhunger und einem Schweregefühl, das laut Ayurveda ein Ungleichgewicht im »Kapha Dosha« darstellt, das es in dieser Phase auszugleichen gilt.

Tipps gegen depressive Verstimmungen

Versuche, deinem Körper gut zuzuhören, ihm möglichst wenige Giftstoffe zuzuführen und zu lernen, mit deinem Zyklus zu leben, anstatt dich dagegen zu wehren. Du brauchst nicht immer gleichbleibend leistungsfähig zu sein. Streiche lieber ein paar Dinge auf deiner To-do-Liste und vermeide als negativ empfundenen Stress, vor allem ein bis zwei Wochen vor der Menstruation. Studien zufolge hat ein hoher Stress-Level einen großen Einfluss auf PMS und kann die Symptome massiv verstärken. [13] Sorge daher gezielt für Stressabbau und Stressreduktion im Alltag, dann wirst du die Tage vor der Menstruation sanfter und ausgeglichener erleben.

- Gib deinem Tagesablauf eine feste Struktur mit regelmäßigen Ruhepausen und vermeide zu viel Anstrengung. Schaffe dir bewusst Zeit und Raum für selbst erschaffene Glücksmomente wie ein Telefonat mit einer guten Freundin, eine Tanzeinlage zu deinem Lieblingssong usw.
- Bewegung und sanfter Ausdauersport im Grünen und an der frischen Luft heben die Stimmung. Achtung: Zu viel Sport und zu geringes Körpergewicht wirken sich negativ auf den Hormonhaushalt aus.
- Lass Sonnenlicht an deine Haut gelangen. Im Herbst und Winter können sich depressive Verstimmungen bei einigen Frauen verstärken, was »jahreszeitliche Affektstörung« genannt wird. Hier kann eine tägliche Lichtdusche mit einer medizinischen Lichttherapie-Lampe für deutlich bessere Laune sorgen.
- Regelmäßige ayurvedische Massagen mit Sesam- oder Mandelöl wirken zentrierend und erdend. Du kannst sie auch gut selbst am eigenen Körper durchführen.
- Führe über mindestens drei Monate ein Zyklustagebuch, klassisch auf Papier oder über eine App. Durch die täglichen Eintragungen können leichter prämenstruelle Zusammenhänge und ein Muster der Beschwerden erkennbar werden. Manchmal treten die Symptome aber aufgrund anderer Lebenseinflüsse

Rezept: Gulkand

Verwende für Gulkand weiße und rosa Blütenblätter der Damaszener-Rose (Rosa damscena), einer essbaren Heilrose. Sie wurde als Heilpflanze des Jahres 2013 gekürt, da sie u. a. besonders viele ätherische Öle enthält. Kaufe die Rosen beim Biobauern oder nimm Rosenblätter aus dem eigenen Garten, damit in den Blütenblättern keine Schadstoffe enthalten sind.

- Schichte die Rosenblätter in ein Weithalsglas und streue ayurvedischen Kandiszucker zwischen jede Lage. Verwende dabei pro Schicht doppelt so viel, wie eine Schicht Rosenblätter wiegt.
- Verschließe das Glas und lass es drei bis vier Wochen möglichst für sechs bis acht Stunden pro Tag im Sonnenlicht stehen. Langsam lösen sich der Zucker und die Rosenblätter auf und bekommen eine marmeladenartige Konsistenz. Dann ist die Konfitüre fertig.
- Nimm dreimal täglich einen Teelöffel Gulkand zu dir.

auf oder sie sind kontinuierlich präsent. Die Ergebnisse kannst du danach mit deiner Frauenärztin oder Heilpraktikerin besprechen.

Nahrungsmittel

Nimm warme und kräftige Speisen und Getränke zu dir. Ein warmes Frühstück, zum Beispiel Hirsebrei mit gedünstetem Obst, ist besonders wohltuend.

Bevorzuge:

- bittere Gemüse wie Chicorée, Endivien, Kresse und Mangold in der Woche vor der Regel (reduziert das Kapha Dosha).
- fettarme und ballaststoffreiche pflanzliche Kost, die ausreichend essenzielle Fettsäuren, Gamma-Linolensäure, Ölsäure, Linolsäure und Vitamin E enthält. Essenzielle Fettsäuren sind zum Beispiel in Leinöl, Hanföl, Leinsamen, Hanfsaat, Walnüssen und Cashewkernen enthalten.
- Nüsse, am besten eine Hand voll pro Tag. Nüsse enthalten viel Tryptophan; diese Aminosäure ist ein wichtiger Baustein des »Glückshormons« Serotonin.
- Vollkornprodukte. Sie sorgen dafür, dass der Blutzuckerspiegel besser im Gleichgewicht bleibt als beim Verzehr von Weißmehlprodukten. Das hat einen positiven Effekt auf die Stimmung und beugt Heißhungerattacken vor.
- Dinkelkost nach Hildegard von Bingen. Sie soll besonders hilfreich sein, um ein Stimmungstief zu überwinden, da Dinkel die Vorstufen von Serotonin liefert. Außerdem enthält Dinkel viele B-Vitamine.
- Vitamin-B_6-haltige Lebensmittel wie Grünkohl, Vollkornreis, Kartoffeln, Blumenkohl, Bananen und Birnen. Ein Vitamin-B_6-Mangel kann ebenfalls die Stimmung trüben.
- eisenhaltige Lebensmittel wie Hirse, Kichererbsen, Linsen, Sesamsamen, Pistazien, Brokkoli und Kürbiskerne. Eisen ist ebenfalls an der Serotoninproduktion im Körper beteiligt und versorgt die Zellen mit Sauerstoff und Energie.
- Gulkand, eine ayurvedische Rosenkonfitüre aus kandierten Rosenblättern, besänftigt das Gemüt bei Reizbarkeit und Stimmungsschwankungen. Gulkand wird traditionell zum Abkühlen verwendet. Auf emotionaler Ebene, wenn die Gefühle hochkochen, wirkt Gulkand beruhigend, aber es ist auch bei Lethargie, Müdigkeit, Muskelschmerzen und starken Regelblutungen hilfreich. Gulkand ist erhältlich im ayurvedischen Fachhandel oder du kannst sie auch selbst herstellen (Rezept im Kasten auf Seite 124).

Meide:

- Salz. Salzarmes Essen verhindert Wassereinlagerungen und Schweregefühle.

Neti – Nasenspülung mit Wasser und Salz

Neti reinigt die Nasenwege von Verschmutzungen und Schleim und regt viele Nervenenden in der Nase an. So wird das allgemeine Wohlbefinden verbessert und depressive Verstimmungen können gelindert werden. Führe die Nasenspülung 2–3-mal täglich durch.

- Dazu brauchst du ein Neti-Kännchen aus Keramik, Messing oder Metall.
- Vermische darin ½–1 TL Meersalz, Himalaya-Salz oder Nasenspülsalz mit ½ Liter lauwarmem Wasser.
- Spüle damit beide Nasenlöcher.
- Danach schnaufe ein paar Mal in ein Taschentuch aus, um die Nase von restlichem Schleim zu befreien.

PMS-Übungsreihe

Diese Reihe gleicht depressive Verstimmungen aus, stimuliert und harmonisiert alle Hormondrüsen. Der Fokus liegt auf Rückbeugen, die für gute Laune und Leichtigkeit sorgen, und Drehungen, die alles Negative aus dem System wringen und innere Klarheit schaffen. Dauer: 30 Minuten.

1 Aufwärmübungen (Tibetische Hormongymnastik (Seite 46). Bevor du beginnst, kannst du 3–11 Minuten die Wechselatmung (Seite 94) üben.

2 Katze – Kuh (Seite 52), 5–10 × langsam mit dem siegreichen Atem (Seite 42)

3 Kindhaltung mit Fäusten an den Leisten (Seite 52), 15 × aktivierende Bauchatmung (Seite 43) mit Energielenkung in die Eierstöcke (Seite 44)

4 Sich streckende Kobra (Seite 76), 10 Runden, dann 10 siegreiche Atemzüge in der Kobra bleiben und Energielenkung in die Thymusdrüse ausführen.

5 In den herabschauenden Hund (Seite 104) kommen, mit den Füßen nach vorn laufen, in die stehende Vorbeuge kommen und von hier mit leicht gebeugten Beinen langsam aufrichten.

6 Verdauungsfeuer anregen (Seite 68) und Bauchkontraktion im Stehen (Seite 69)

7 Stehende Palme (Seite 50) und sich wiegende Palme (Seite 51)

8 Taillendrehung (Seite 72)

9 Klassischer Sonnengruß (Seite 102), 6–12 × wiederholen

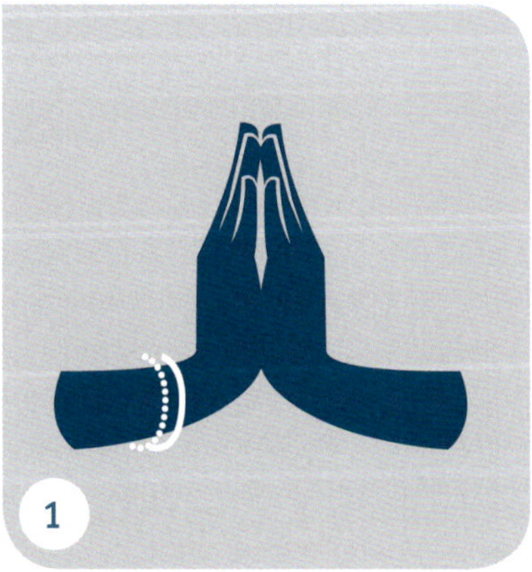

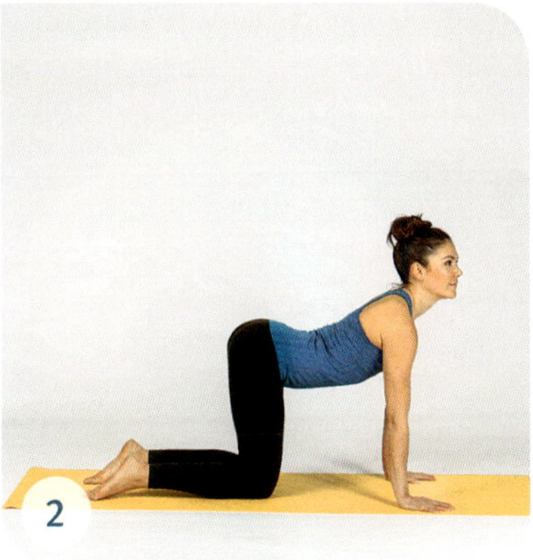
2

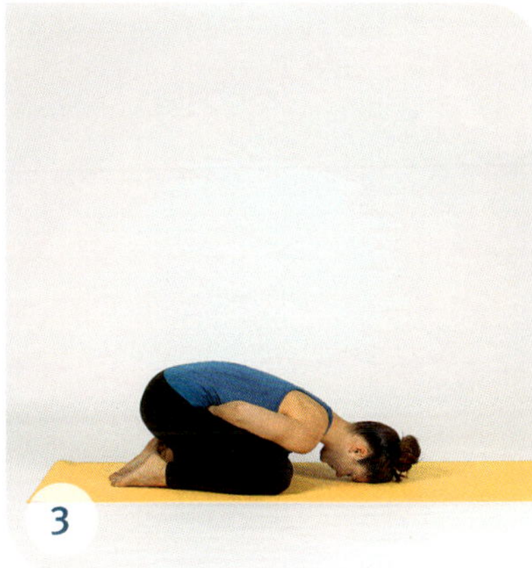
3

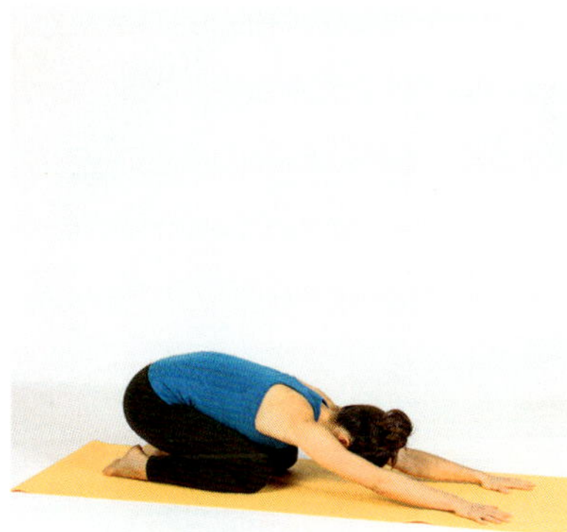
4a

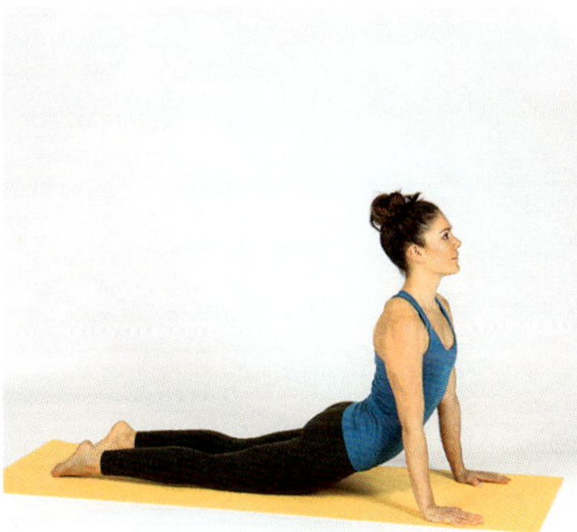
4b

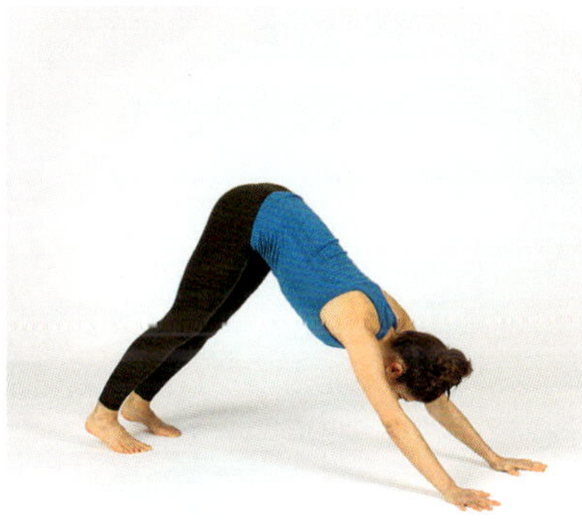
5

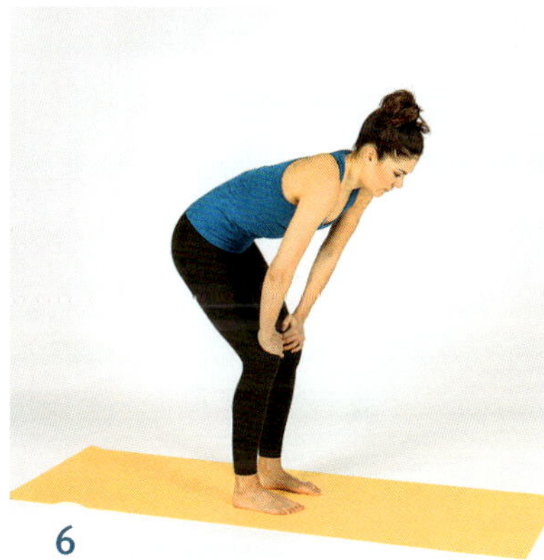
6

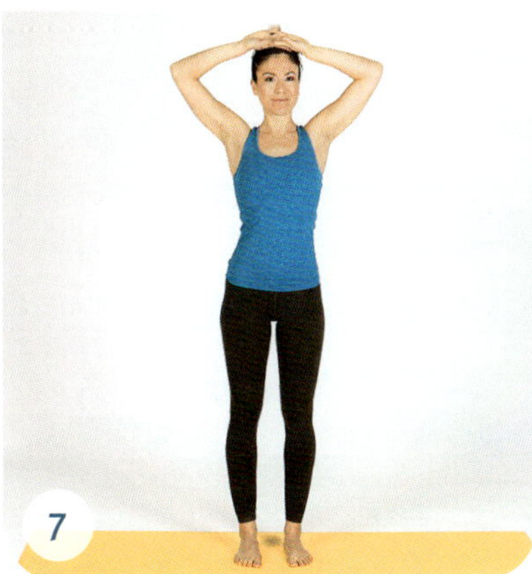
7

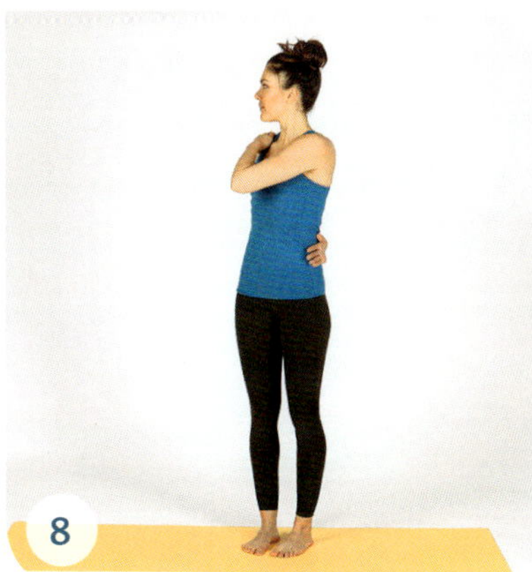
8

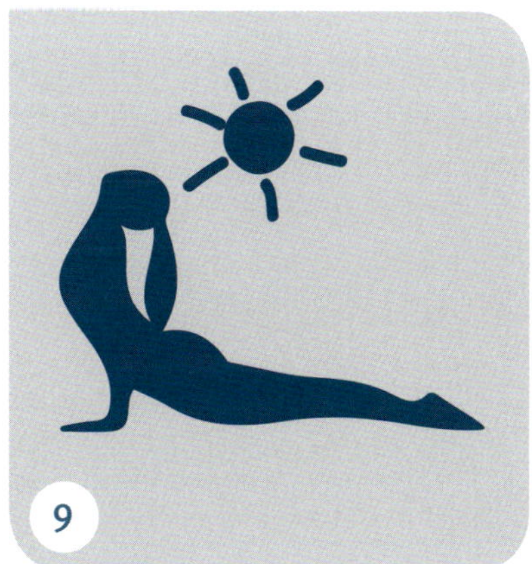
9

10 Windentferner (Seite 55), Energielenkung in die Eierstöcke (Seite 44)

11 Drehsitz (Seite 62), Energielenkung in die Eierstöcke

12 Bogen (Seite 84), 1 × 5 siegreiche Atemzüge, 1 × 8–10 siegreiche Atemzüge, Energielenkung in die Thymusdrüse. In die Rückenlage kommen.

13 Schulterbrücke (Seite 82), 1–2 × 10 siegreiche Atemzüge, Energielenkung in die Schilddrüse

14 Dynamischer Twist im Liegen (Seite 70), Energielenkung in die Nebennieren

15 Kreisen der Beine (Seite 80), Energielenkung in Gesicht und Haare. Die Kniekehlen greifen und in den Sitz rollen.

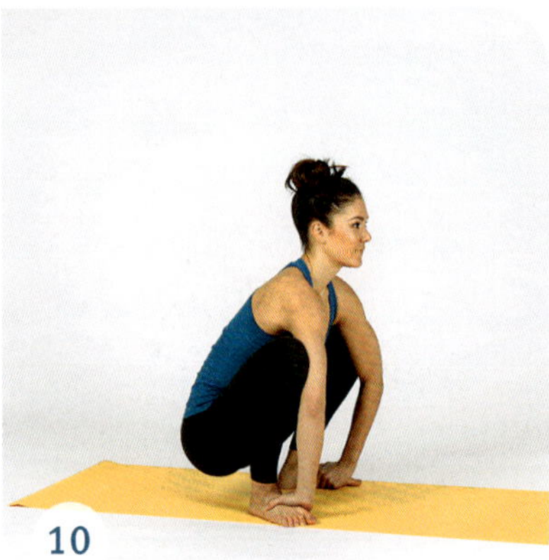

10

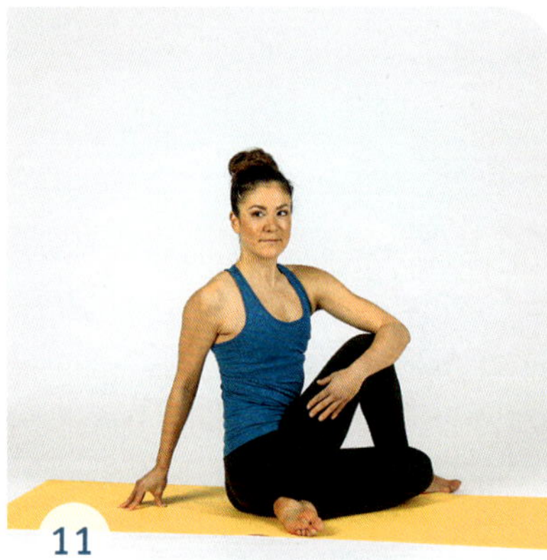

11

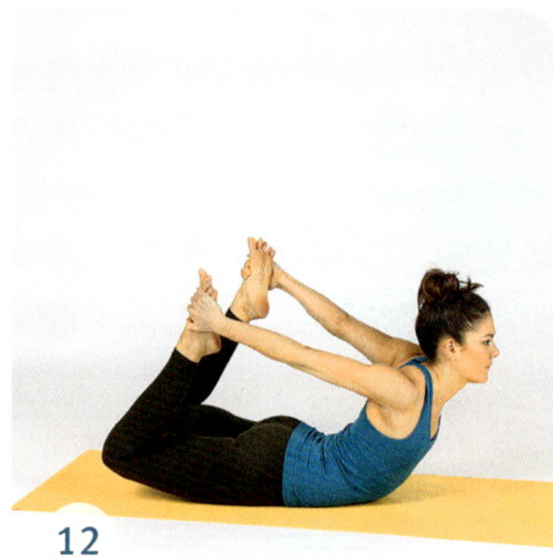

12

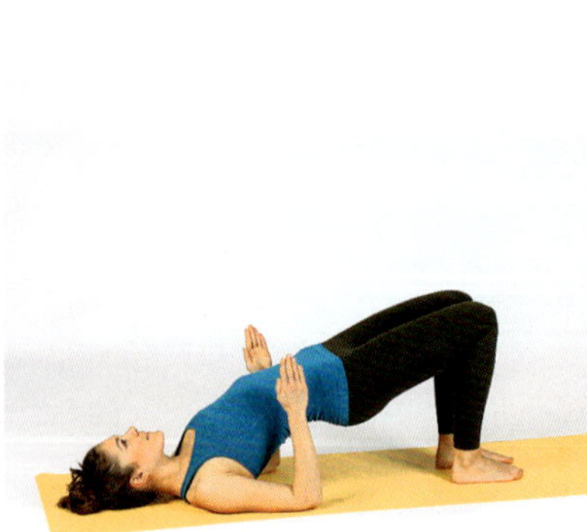

13

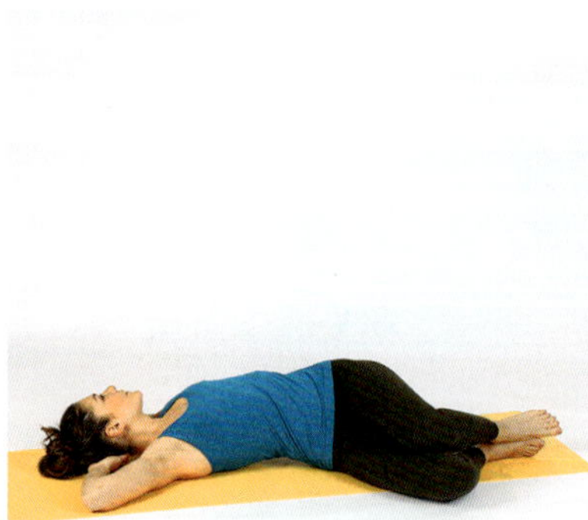

14

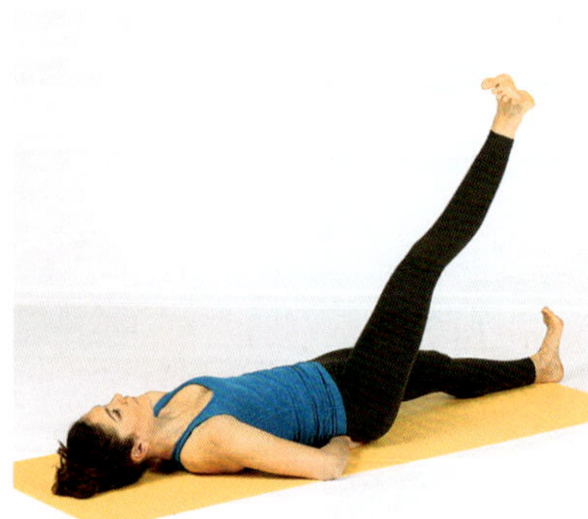

15

16 Lebermeridian-Dehnung (Seite 66), Energielenkung in den Unterleib

17 Mahlen (Seite 64), Energielenkung in die Eierstöcke. Dann Beine anwinkeln, Füße aufstellen und kontrolliert in die Rückenlage rollen.

18 Pflug (Seite 90), Energielenkung in Schilddrüse und Hypophyse

19 Fisch (Seite 88), Energielenkung in die Schilddrüse

20 Haltung der physischen Vereinigung (Seite 90)

21 Endentspannung: Bauchatmung im Liegen (Seite 92)

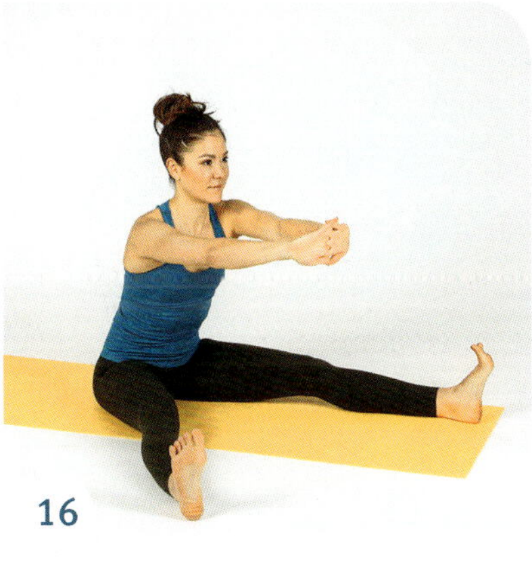

16

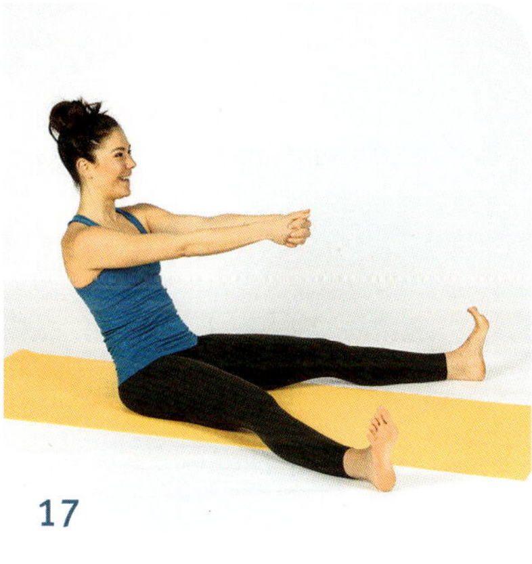

17

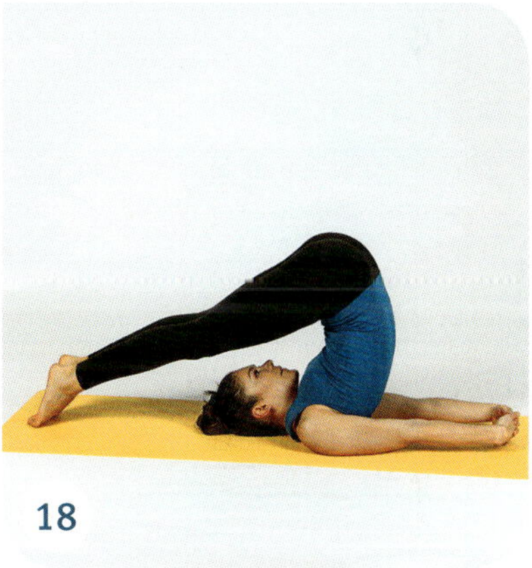

18

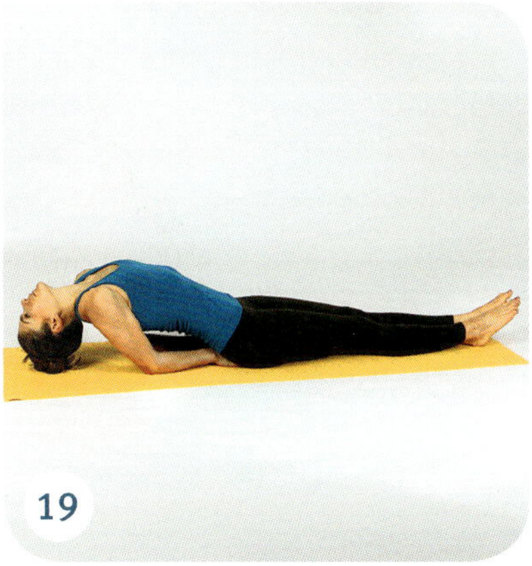

19

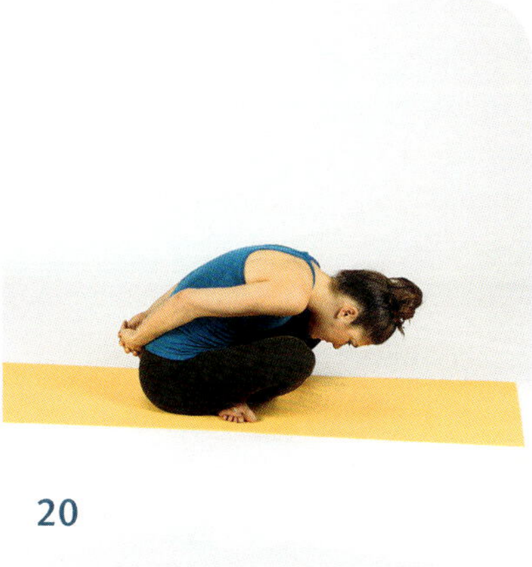

20

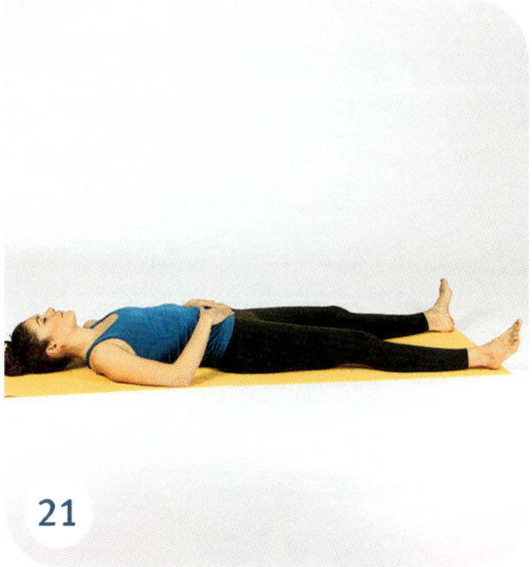

21

- Alkohol, Kaffee und schwarzen Tee, denn sie verstärken die prämenstruellen Symptome.
- einfache Zucker und raffinierte Kohlenhydrate (Weißbrot, Wein, Bier, Fruchtsäfte, Kekse, Kuchen usw.)
- fette und frittierte Gerichte
- kalte und rohe Speisen

Gewürze

- Würze deine Gerichte täglich mit etwas Ingwer, schwarzem Pfeffer oder Bockshornkleesamen (reduziert das Kapha Dosha).
- Kurkuma wirkt entzündungshemmend und stimmungsaufhellend.

Nahrungsergänzungsmittel

- Vitamin B_6 (Pyridoxin) spielt eine Rolle bei der Synthese von Dopamin, Serotonin und Prostaglandinen. Durch Stress oder einen zu hohen Östrogenspiegel kann es zu einem Vitamin-B_6-Mangel kommen, was den Stoffwechsel der Neurotransmitter stört.
- Ashwagandha (Withania somnifera) ist als Schlafbeere, Winterkirsche oder Indischer Ginseng bekannt und hat eine stressabschirmende Wirkung, die die Widerstandsfähigkeit verbessert und emotionale Unausgeglichenheit sowie Schlafstörungen verringert.
- Johanniskraut (Hypericum perforatum) wirkt stimmungsaufhellend, nervenberuhigend und schlaffördernd. Achtung: Es hat einige Wechselwirkungen mit anderen Medikamenten und setzt die Wirkung der Pille herab. Die Einnahme wird nur im Winter empfohlen.
- Kurkuma und Safran als Extrakt: Mehrere Studien zeigen erstaunlich positive Ergebnisse mit Kurkuma-Extrakt bei depressiven Verstimmungen und Angst. [14] Vor der Einnahme bitte immer einen Arzt oder Heilpraktiker konsultieren.
- Mönchspfeffer (Vitex agnus castus) wirkt hormonell ausgleichend. Frauen profitieren allerdings erst nach zwei- bis dreimonatiger Einnahme von der Wirkung.
- Traubensilberkerze (Cimicifuga racemosa) hilft bei depressiven Verstimmungen und wird auch bei prämenstrueller Reizbarkeit und Niedergeschlagenheit empfohlen. Die volle Wirkung entfaltet sich erst nach einer Einnahme von 4–8 Wochen. (Achtung: kann die Funktion der Leber beeinträchtigen.)
- Yamswurzel (Dioscorea) enthält den Wirkstoff Diosgenin, der eine leicht progesteronähnliche Wirkung aufweist. Sie gleicht Hormonschwankungen aus und hilft u. a. bei depressiven Verstimmungen.

Gute Teekombination

Um PMS-Symptome zu lindern trinke in der ersten Zyklushälfte täglich 2–3 Tassen Himbeerblättertee und in der zweiten Zyklushälfte täglich 2–3 Tassen Frauenmanteltee.

Körper- oder Aromaöle

- Orangenblüten heben die Stimmung und entspannen.
- Rose wirkt positiv auf die Psyche, entspannend und erotisierend.
- Bergamotte wird auch »happy oil« genannt, soll Stress reduzieren, depressive Verstimmungen lindern und den Schlaf fördern.
- Johanniskrautöl hebt die Stimmung.
- Muskatellersalbei ist bekannt als Antidepressivum und Aphrodisiakum.
- Ayurvedisches Kapha-Öl aus dem Fachhandel wirkt belebend und regt den Stoffwechsel an.

Menstruationsschmerzen

Schmerzen während der Menstruation haben viele Frauen. Die einen können gut damit leben, bei anderen wird die Lebensqualität dadurch sehr eingeschränkt. Das muss nicht sein. Probiere unsere Tipps aus und finde heraus, was dir am besten hilft.

Unterleibskrämpfe, Durchfall, Rückenschmerzen, Übelkeit und Kopfschmerzen während der Regel werden unter dem medizinischen Begriff »Dysmenorrhoe« zusammengefasst. Durch einen leicht erhöhten Prolaktinspiegel (Hyperprolaktinämie) besteht die Möglichkeit, dass die Produktion von Progesteron im Gelbkörper gehemmt wird und ein hormonelles Ungleichgewicht zwischen Progesteron und Östrogen entsteht, das Zyklusstörungen auslöst. Häufig findet auch eine Überproduktion von Schmerzbotenstoffen (Prostaglandinen) statt, die kurz vor dem Einsetzen der Menstruationsblutung gebildet werden und für die Kontraktion der Uterusmuskulatur und das Ausstoßen von Blut und Schleimhautfetzen mitverantwortlich sind. Bei einer Überproduktion von Prostaglandinen werden stärkere, schmerzhafte und länger anhaltende Kontraktionen ausgelöst, die sich in Bauchkrämpfen äußern. Zudem erhöhen sie das Schmerzempfinden. Starke Unterleibschmerzen können aber auch auf Endometriose, Polypen, Myome oder anderes hinweisen. Das solltest du beim Frauenarzt abklären lassen.

In der klinischen Fachliteratur wird, wenn kein Organbefund für eine »Dysmenorrhoe« vorliegt, schon seit den 80er Jahren von einem psychosomatischen Zusammenhang ausgegangen. Emotionale Konflikte, die sich im Körper in Form von Menstruationskrämpfen zeigen, werden ursächlich mit einem gestörten Verhältnis zum weiblichen Körper oder einem Konflikt mit der Frauenrolle in Zusammenhang gebracht. [15]

Aus ayurvedischer Sicht befreit sich der weibliche Körper während der Menstruationsblutung nicht nur von der Gebärmutterschleimhaut, sondern auch von »Ama« (Schlacken und überschüssigen Doshas) und versucht, so wieder ein inneres Gleichgewicht herzustellen. In dieser inneren und äußeren Reinigungsphase benötigen wir besonders viel Ruhe, Geborgenheit und eine schützende Atmosphäre, um unsere Batterien wieder aufzuladen und ins Gleichgewicht zu bringen.

Tipps gegen Regelschmerzen

Gönne dir in den ersten drei Tagen der Periode viel Ruhe und Entspannung für Körper und Geist. Heutzutage denken Frauen, sie müssen immer leistungsfähig sein und auch während der Menstruation so weitermachen wie immer. Das wirkt sich aber ungünstig auf das Wohlbefinden, den Stresslevel und somit auf den Hormonspiegel aus. Aus ayurvedischer Sicht ist es wichtig, dass Frauen sich während der Menstruation auf den natürlichen Reinigungsprozess ihres Körpers konzentrieren und sich eine Auszeit gönnen.

- Praktiziere regelmäßig Yoga und Entspannungstechniken, sie tragen zum Stressabbau bei. Täglich 10–15 Minuten wirken sich schon sehr förderlich auf den Gesamtzustand aus.
- Spaziergänge an der frischen Luft und sanfter Ausdauersport fördern die Durchblutung und lassen die Muskulatur und die Psyche besser entspannen.
- Eine Behandlung zur Schmerzlinderung mit Elektrostimulation hat sich ebenfalls in mehreren Studien bewährt. [16] Diese TENS-Geräte kannst du dir sicher vom Frauenarzt verschreiben lassen.
- Stundenlanges Sitzen verstärkt die Regelschmerzen. Sorge für genügend Bewegung zwischendurch.

Ingwerkompresse für den Unterleib

Durch das Auflegen einer Ingwerkompresse auf den Unterleib wird das Gewebe gut durchblutet, Krämpfe, Verspannungen sowie der Energiestau lösen sich. Sie sollte eine Woche vor Beginn der Menstruation täglich angewendet werden.

- Raspele ein daumengroßes Stück frischen ungeschälten Ingwer grob. Binde es in einem Baumwoll- oder Leinentuch zu einem kleinen Säckchen.
- Bringe etwa 1 Liter Wasser zum Kochen und lass den Topf auf kleinster Flamme stehen. Wenn das Wasser nicht mehr kocht, lass das Ingwersäckchen darin ein paar Minuten ziehen.
- Presse das Säckchen sanft aus und lege es in ein Handtuch gewickelt auf deinen Unterbauch. Achte darauf, dass du dich nicht verbrennst, und nimm bei Hitzeempfindlichkeit ggf. noch ein weiteres Handtuch dazu.
- Die abgekühlte Kompresse kannst du nochmals erhitzen und auf deinen Bauch legen.
- Entspanne dich mit dieser Anwendung etwa 15–30 Minuten.

Nahrungsmittel

- Trinke mindestens 1,5–2 Liter warmes Wasser oder Tee am Tag. Das beugt Wassereinlagerungen vor und schwemmt die schmerzauslösenden Stoffe leichter aus.
- Ein warmes Glas Wasser am Morgen fördert die Verdauung.
- Ungefähr acht über Nacht in Wasser eingeweichte und geschälte Mandeln, morgens vor dem Frühstück verzehrt, helfen nach Ayurveda Krämpfe zu reduzieren und die Nerven zu stärken.

Bevorzuge:

- warme, saftige und nährende Speisen und Getränke, zum Beispiel saftige Eintöpfe und Gemüsebrühen mit Wurzelgemüse, Kartoffeln und süßlichen Gewürzen.
- Vitamin- B_1-reiche Lebensmittel wie Haferflocken, Leinsamen, Vollkornprodukte, Artischocken, Aprikosen, Pfirsiche. Vitamin B_1 senkt die Intensität der Schmerzwahrnehmung.
- Vitamin-B_6-haltige Lebensmittel wie Grünkohl, Vollkornreis, Kar-

toffeln, Blumenkohl, Bananen und Birnen. Vitamin B_6 hilft bei Krämpfen. Vitamin-B_6-Mangel kann ebenfalls eine Ursache von schmerzhaften und anderen PMS-Beschwerden sein.
- Lebensmittel mit Omega-3-Fettsäuren, zum Beispiel Leinöl, Chia-Samen, fetter Fisch. Omega-3-Fettsäuren hemmen die Produktion von Prostaglandinen. Ein Esslöffel Leinöl oder vier Esslöffel gemahlene Leinsamen pro Tag sind eine gute Ration.
- magnesiumhaltige Lebensmittel wie Bananen, Himbeeren, Avocados, dunkle Schokolade (mind. 70 %), Bohnen, Erbsen, Kichererbsen, Linsen, Amaranth, Haferflocken, Mangold und Spinat. Auch Trockenfrüchte zählen dazu. Iss davon aber nur wenig, um nicht zu viel Kalium aufzunehmen, zum Beispiel Aprikosen, Feigen, Pflaumen. Magnesium beugt Krämpfen vor und vertreibt die Müdigkeit.
- Ananas. Sie enthält das Enzym Bromelain, das ebenfalls zur Entspannung der Muskulatur beiträgt.

Meide:
- bitteres Gemüse wie Chicorée, Endividien, Spinat und rohes Obst.
- etwa 1–2 Wochen vor der Menstruation Fleisch, Milchprodukte und Eier, da diese Lebensmittel die Menstruationsbeschwerden verschlimmern können. Tierische Produkte wie Mich, Eier und Fleisch enthalten viel Arachidonsäure, die ein wichtiger Baustein für die krampfauslösenden Prostaglandine (Schmerzbotenstoffe) sind. Auch zucker- und stärkehaltige Nahrungsmittel solltest du bei Krämpfen und PMS meiden.
- Kaffee, Alkohol und Nikotin. Diese Genussmittel haben einen verengenden beziehungsweise erweiternden Einfluss auf die Gefäße und fördern daher auch die Krämpfe. Sie können auch andere PMS-Symptome verstärken.
- fetthaltige und salzige Lebensmittel sowie kohlensäurehaltige Getränke. Sie begünstigen Wassereinlagerungen im Körper.

Gewürze
- Fenchelsamen sind verdauungsfördernd und lindern Bauch- und Menstruationskrämpfe.
- Kümmel wirkt krampflösend, abschwellend und hilft gegen Blähungen.
- Nelke, Muskat und Safran sind besonders nährend und entspannend für den Körper.
- Zimt wirkt krampflösend, regulierend auf die Verdauung und lindert PMS.

Nahrungsergänzungsmittel
- essenzielle Fettsäuren (zum Beispiel Borretschöl oder Nachtkerzenöl): Forscher der Universität Pernambuco in Brasilien fanden in einer Studie heraus, dass Frauen mit PMS bei einer Einnahme von zwei Gramm

Ölmassage

Besonders wohltuend ist eine Massage und danach ein Bad mit ätherischen Ölen, um Bauchkrämpfe und Menstruationsschmerzen in den ersten Tagen der Regel zu lindern.
- Mische 5 EL Aprikosenkernöl mit ½ TL Borretschsamenöl und 30 Tropfen Muskatellersalbei-Öl oder einem anderen der genannten ätherischen Öle.
- Massiere deinen Bauch im Uhrzeigersinn, deine Hüften und dein Gesäß mit sanften, streichenden Bewegungen für ungefähr zwei bis drei Minuten.
- Lasse das Öl anschließend zehn Minuten einwirken. Danach gib 5 Tropfen von dem Aroma-Öl ins heiße Badewasser und genieße die behagliche Wärme.

Menstruations-Übungsreihe

In den Tagen kurz vor und während der Menstruation tut es gut, regenerative Übungen zu praktizieren und Anstrengung zu vermeiden. Erholung und Entspannung unterstützen den Reinigungsprozess und lassen uns neue Kraft schöpfen. Dauer: 30 Minuten.

1 Siegreicher Atem (Seite 42) im Diamantsitz (Seite 57), 3–5 Minuten

2 Liegender Schmetterling (Seite 64), 3–5 Minuten im siegreichen Atem mit Fokus auf Herz und Bauch, Energielenkung in die Eierstöcke (Seite 44)

3 Windentferner (Seite 55), 5–10 × wiederholen, Energielenkung in die Eierstöcke

4 Katze – Kuh (Seite 52), 10 × wiederholen

5 Sich streckende Kobra (Seite 76), 5 Runden, dann siegreiche 5 Atemzüge in der Kobra bleiben, Energielenkung in die Thymusdrüse. In den herabschauenden Hund (Seite 104) kommen.

6 Halber Sattel (Seite 62), 1–2 Minuten pro Seite, Energielenkung in die Eierstöcke.
Durch ein kleine Vinyasa fließen und zum Sitzen kommen.

7 Streckung und Öffnung der Beine in Rückenlage (Seite 79), Energielenkung in Gesicht und Haare. Die Kniekehlen greifen und in den Sitz rollen.

8 Gallenblasenmeridian-Dehnung (Seite 66), 1–3 Minuten pro Seite

9 Lebermeridian-Dehnung (Seite 66), 3–5 Minuten

10 Legs up the Wall (Seite 88), 3–5 Minuten, Energielenkung in Schilddrüse und Hypophyse

11 Endentspannung: Tibetische Hormongymnastik (Seite 46)

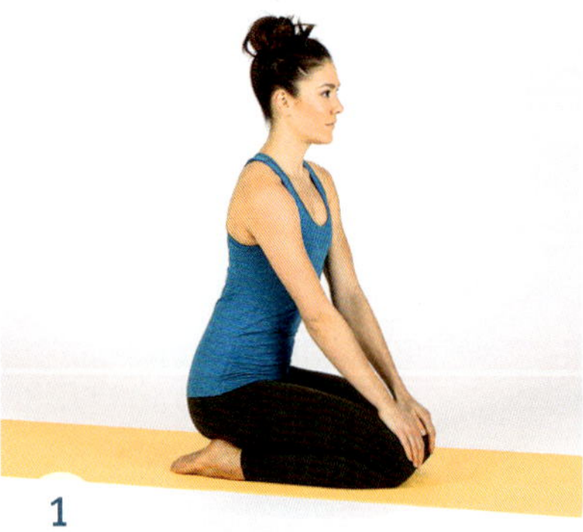

1

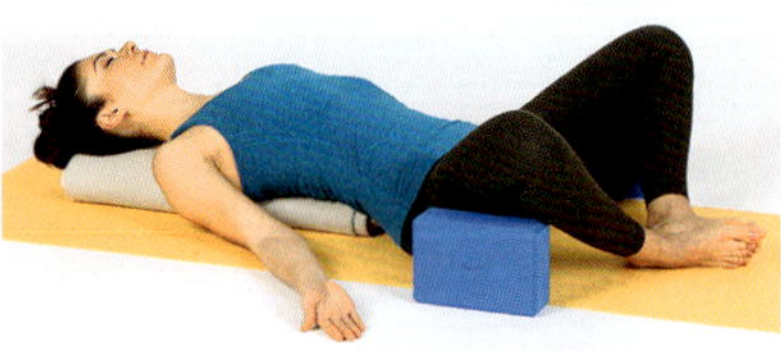

2

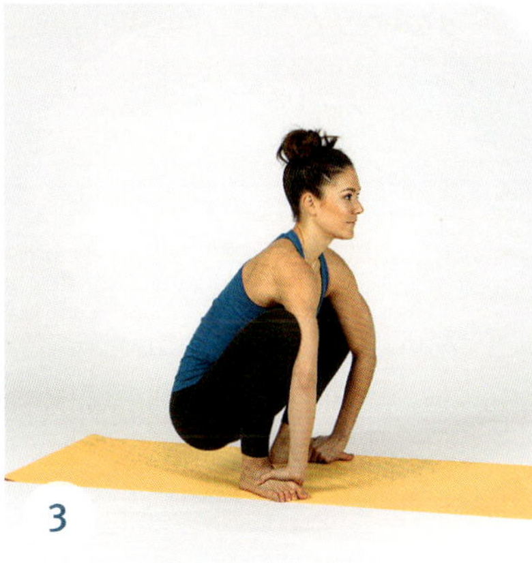
3

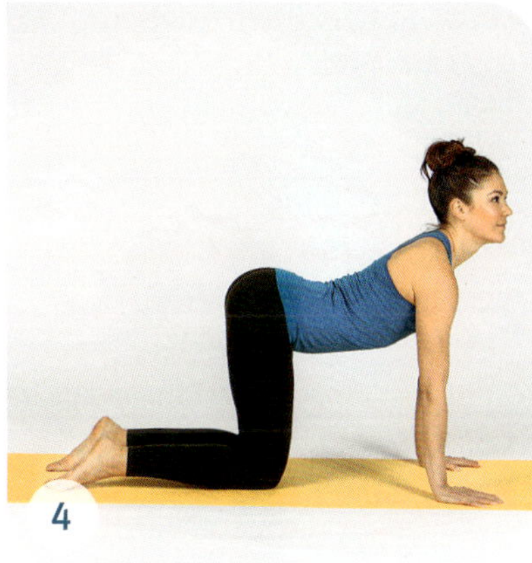
4

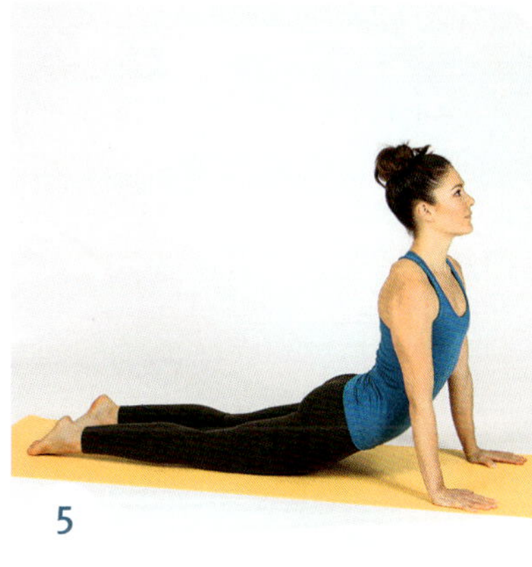
5

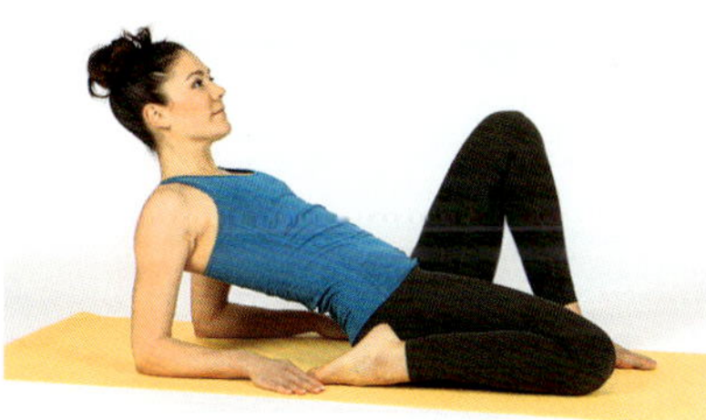
6

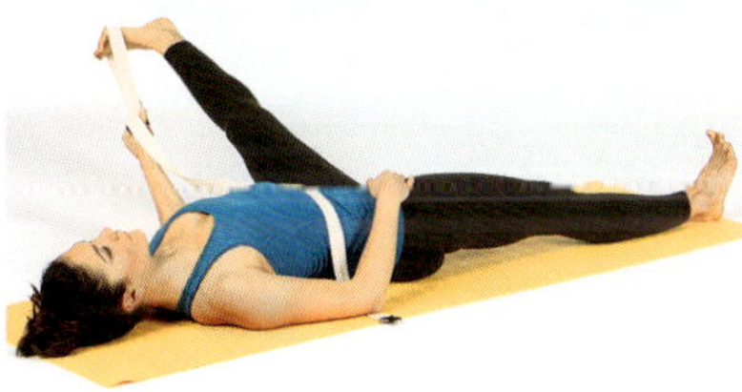
7

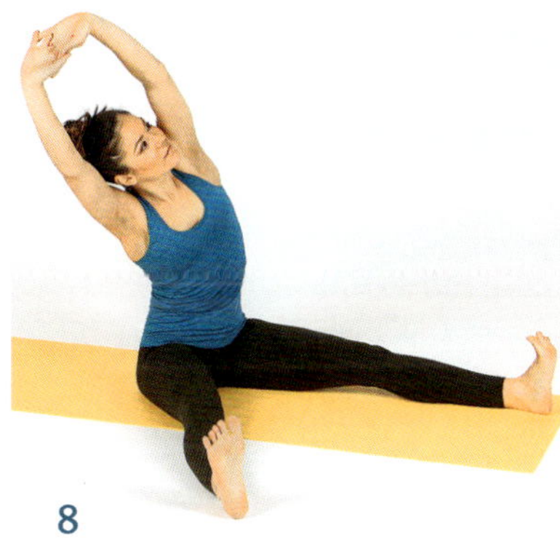
8

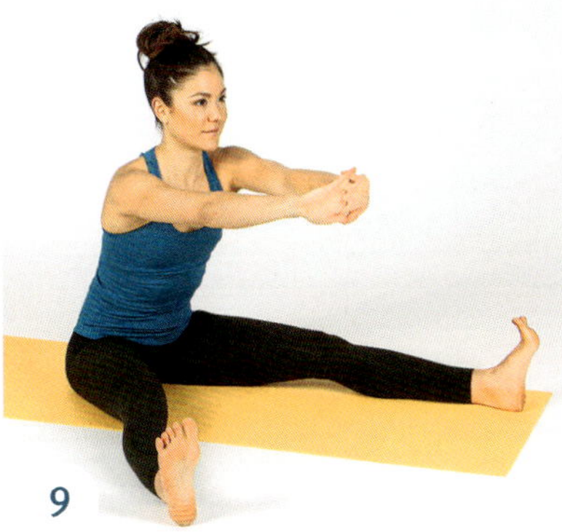
9

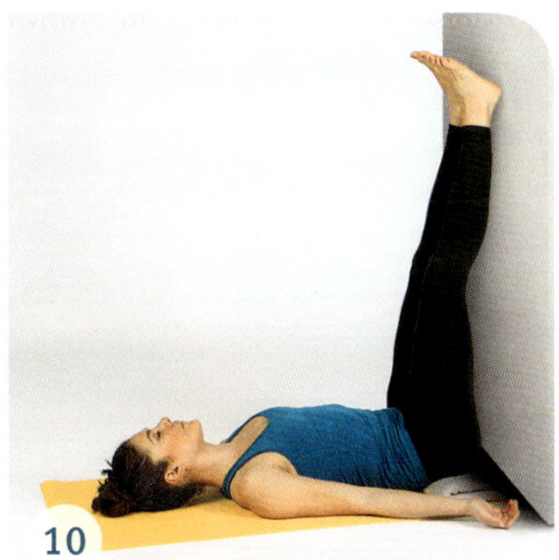
10

11

essenziellen Fettsäuren täglich signifikante Verbesserungen ihrer PMS-Beschwerden zu verzeichnen hatten. Die Tablette enthielt eine Mischung aus Gamma-Linolensäure, Ölsäure, Linolsäure und Vitamin E. [17]

- Magnesium wirkt entkrampfend: Nimm 100 mg Magnesium alle zwei Stunden während der Menstruation oder 3–4-mal am Tag ein.
- Der Kalziumspiegel ist nicht zu jedem Zeitpunkt des Zyklus gleich. Wissenschaftler vermuten, dass PMS auch mit diesen Schwankungen in Zusammenhang gebracht werden kann. Gute, natürliche Kalziumquellen sind Heilwässer mit mindestens 250 mg Kalzium pro Liter.
- Täglich 3 × 50 mg Vitamin E (in Form von D-Alpha-Tokopherol) während des ganzen Monats kann Krämpfe verhindern.
- Täglich 100 mg Vitamin B_6 (Pyridoxin) in Kombination mit einem Vitamin-B-Komplex kann die Intensität der Menstruationskrämpfe lindern.
- Auch eine Ergänzung von Vitamin C kann helfen (1 000–5 000 mg/Tag).
- Mönchspfeffer (Vitex agnus-castus) wirkt nachweislich hormonregulierend. Probiere zunächst eine Drei-Monats-Kur aus.
- Traubensilberkerze (Cimicifuga racemosa) kann auch bei Menstruationsschmerzen sehr hilfreich sein. Für die Dosierung und Anwendung sollte aber ein Arzt oder Apotheker zu Rate gezogen werden, da Traubensilberkerze die Leber schädigen kann.

Hilfreiche Tees

Zur Linderung von Krämpfen haben sich folgende Tees bewährt:

- Gänsefingerkraut-Tee wirkt sehr krampflösend und leichtem Durchfall entgegen. Trinke drei Tassen pro Tag.
- Schafgarben-Tee ist entzündungshemmend und hemmt die Produktion von Prostaglandinen (Schmerzbotenstoffe). Trinke ab dem Eisprung in der zweiten Zyklushälfte täglich drei Tassen davon. Der Tee kann auch als Badezusatz für Voll- oder Sitzbäder zur Schmerzlinderung verwendet werden.
- Brennnessel- und Fencheltee unterstützen den Körper bei der Entgiftung

Körper- oder Aroma-Öle

- Muskatellersalbei wirkt krampflösend und ausgleichend.
- Fenchel hilft bei Bauchkrämpfen und wirkt entspannend.
- Lavendelöl wirkt entkrampfend und schmerzstillend.
- Pfefferminze wirkt spannungslösend und schmerzstillend, auch gegen Kopfschmerzen.

Polyzystisches Ovarialsyndrom (PCOS)

Durch ein hormonelles Ungleichgewicht, von dem sämtliche Hormondrüsen betroffen sind, kann es zur Bildung von Zysten an den äußeren Rändern der Eierstöcke kommen, die deren Funktion stark beeinträchtigen können.

Auf der physischen Ebene handelt es sich bei dem polyzystischen Ovarialsyndrom (PCOS) um eine chronische Überproduktion von Androgenen, die den weiblichen Zyklus blockiert und den Hormonspiegel statisch werden lässt. Dadurch vergrößern sich die Eierstöcke und bilden lauter kleine Zysten, die durch unterentwickelte Eier entstehen, die sich nicht durch einen Eisprung lösen können.

Das polyzystische Ovarialsyndrom ist die häufigste hormonelle Störung bei jungen Frauen zwischen 15 und 30 Jahren. Einige medizinische Forschungen haben gezeigt, dass in dieser Dysbalance der Hormone bei 50–70 % der betroffenen Frauen eine Insulinresistenz besteht: Die Körperzellen reagieren unzureichend auf das Signal des blutzuckersenkenden Hormons Insulin, was dazu führt, dass vermehrt Insulin produziert wird, um einen Ausgleich zu schaffen. Die Insulinresistenz veranlasst zudem die Eierstöcke dazu, mehr Testosteron zu produzieren.

Dabei können folgende Symptome auftreten:

- unregelmäßige Menstruation oder Amenorrhö (Ausbleiben der Regelblutung)
- Unterleibsschmerzen und schmerzvolle Menstruation
- fettige Haut und Akne
- Haarausfall
- übermäßige Gesichts- und Körperbehaarung (Hirsutismus)
- hoher Prolaktin- und Östrogenspiegel
- Gewichtszunahme und Übergewicht, dadurch bedingt ein erhöhtes Risiko von Diabetes und Herz-Kreislauf-Erkrankungen
- Beeinträchtigung der Fruchtbarkeit und Fehlgeburtsrisiko, wovon laut Experten mehr als zwei Drittel der Frauen mit PCOS betroffen sind.

Etwa ein Drittel der Frauen mit unerfülltem Kinderwunsch leiden unter PCOS [18] (siehe auch Kapitel »Kinderwunsch« (Seite 146).

Auch stille, niedriggradige Entzündungen können eine Rolle spielen. Diese bleiben oft unbemerkt, äußern sich vor allem durch Müdigkeit und fehlenden Antrieb und können langfristig schwere Erkrankungen begünstigen. Mittelfristig wirken sie sich negativ auf unseren Hormonhaushalt aus: Die Reaktion der Eierstockfollikel auf FSH wird verlangsamt und der Eisprung sowie die Produktion von Progesteron behindert. Darüber hinaus werden die Rezeptoren für Progesteron und Schilddrüsenhormone blockiert und die Östrogen-Rezeptoren hyperstimuliert.

Aus einer ganzheitlichen Perspektive kann das polyzystische Ovarialsyndrom als eine sehr komplexe Störung und das Endergebnis einer Folge subtiler hormoneller Interaktionen betrachtet werden, in der Gefühle, Gedanken, Ernährung sowie der persönliche Hintergrund eine große Rolle spielen. [19]

Tipps bei PCOS

Wie bei allen hormonellen Dysbalancen ist auch hier der Faktor Stress zu beachten, zumal laut Experten Frauen mit PCOS häufiger Depressionen und Angststörungen entwickeln. Außerdem ist es bei PCOS wichtig, den Insulinspiegel in den Griff zu bekommen, was mit Hilfe einer bewussten Ernährung (und eventuell Ernährungsumstellung) möglich ist. Idealerweise sollte jede Mahlzeit aus einem ausgewogenen Mix aller drei Hauptnährstoffe (Proteine, Fette und Kohlenhydrate) bestehen, damit der Körper nur wenig Insulin ausschüttet.

Egal, ob du übergewichtig bist oder nicht, lege den Fokus ganz besonders auf folgende Punkte:

- Sorge für einen geregelten Tagesrhythmus und ausreichend Schlaf, denn Schlafmangel fördert laut Experten die Gewichtszunahme [20] und stört die hormonelle Balance.
- Bewege dich so viel wie möglich, idealerweise in Form von Ausdauersport. Dadurch werden zusätzliche Kalorien verbrannt, der Insulinspiegel sinkt und du kannst Stress abbauen.
- Gönne dir zwischen jeder Mahlzeit eine Essenspause von vier bis fünf Stunden und mindestens zwölf Stunden Fasten zwischen der letzten Abendmahlzeit und dem Frühstück des nächsten Tages.
- Schenke deinem Darm besonders viel Aufmerksamkeit. Hier kann auch eine Stuhlanalyse aufschlussreich sein. Anhand dieser Untersuchung kann erkannt werden, welche Bakterien zu viel oder zu wenig im Mikrobiom vorhanden sind. Dann können entsprechende Probiotika zur Darmsanierung verordnet werden.
- Plane ab und zu ein paar Fastentage ein, besonders im Frühling und Herbst. Du kannst auch alternativ oder zusätzlich regelmäßige Entlastungstage in deinen Wochenrhythmus einbauen. Die Methode des Basenfastens ist besonders geeignet, stille Entzündungen im Körper zu hemmen.

Nahrungsmittel

Achte auf eine gesunde und ausgewogene Ernährung, am besten Low Carb in gemäßigter Form. Genieße kleine Mengen an hochwertigen, komplexen Kohlenhydraten (zum Beispiel in Form von Quinoa, Vollkornprodukten, Naturreis oder Hülsenfrüchten).

Bevorzuge:

- basisch verstoffwechselte Lebensmittel, die den Säure-Basen-Haushalt in Balance bringen und zudem antiinflammatorisch wirken: Gemüse (möglichst stärkearm), Obst mit wenig Fruktose, Nüsse, Samen.
- Leinsamen enthalten Phytoöstrogene, die die bei PCOS vorhandene Östrogendominanz vermindern.

Meide:

- glutenhaltige Getreidesorten, denn sie sind entzündungsfördernd.

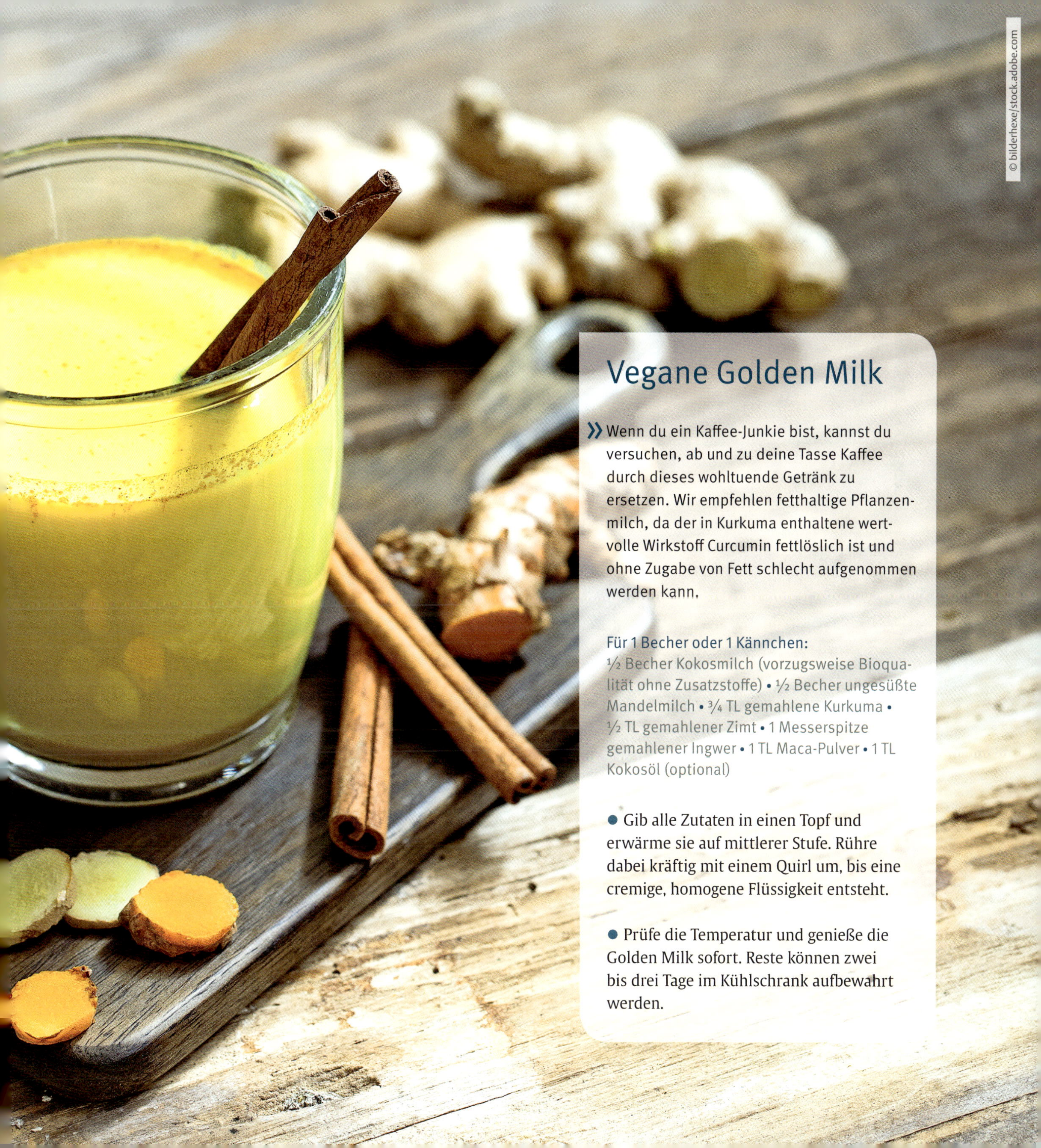

Vegane Golden Milk

» Wenn du ein Kaffee-Junkie bist, kannst du versuchen, ab und zu deine Tasse Kaffee durch dieses wohltuende Getränk zu ersetzen. Wir empfehlen fetthaltige Pflanzenmilch, da der in Kurkuma enthaltene wertvolle Wirkstoff Curcumin fettlöslich ist und ohne Zugabe von Fett schlecht aufgenommen werden kann.

Für 1 Becher oder 1 Kännchen:
½ Becher Kokosmilch (vorzugsweise Bioqualität ohne Zusatzstoffe) • ½ Becher ungesüßte Mandelmilch • ¾ TL gemahlene Kurkuma • ½ TL gemahlener Zimt • 1 Messerspitze gemahlener Ingwer • 1 TL Maca-Pulver • 1 TL Kokosöl (optional)

- Gib alle Zutaten in einen Topf und erwärme sie auf mittlerer Stufe. Rühre dabei kräftig mit einem Quirl um, bis eine cremige, homogene Flüssigkeit entsteht.

- Prüfe die Temperatur und genieße die Golden Milk sofort. Reste können zwei bis drei Tage im Kühlschrank aufbewahrt werden.

- weißen Reis. Er ist zwar glutenfrei, hat aber einen hohen glykämischen Index, was den Blutzuckerspiegel hochtreibt.
- Backwaren aus Auszugsmehl, sie sind glutenhaltig und lassen den Blutzuckerspiegel noch rasanter steigen als konventioneller Zucker.
- Kuhmilch und Kuhmilchprodukte sind ebenfalls entzündungsfördernd.
- Zucker (Haushaltszucker, Rohrzucker, aber auch gesündere Varianten wie Honig, Ahornsirup, Agavendicksaft usw.)
- frittierte und stark erhitzte Speisen
- Alkohol
- Rauchen

Gewürze

- Kurkuma lindert Entzündungen und wirkt gegen Insulinresistenz.
- Zimt wirkt ebenfalls entzündungshemmend und blutzuckerausgleichend. Er regt zudem den Stoffwechsel an. Eine Studie mit 45 Probandinnen aus dem Jahre 2014 konnte belegen, dass Zimt einen positiven Einfluss auf die Regulierung des Zyklus bei Frauen mit PCOS haben kann. [21]

Nahrungsergänzungsmittel

- Vitamin D spielt eine entscheidende Rolle bei der Follikelbildung. Viele Nord- und Mitteleuropäer leiden unter Vitamin-D-Mangel durch fehlende Sonneneinstrahlung. Lass deinen Vitamin-D-Spiegel von deinem Arzt überprüfen, bevor du Vitamin-D-Supplemente einnimmst. Vitamin D sollte immer zusammen mit Vitamin K und Magnesium genommen werden, damit Kalzium an den richtigen Stellen eingelagert wird.
- Omega-3-Fettsäuren sind unverzichtbar bei PCOS: Sie senken den Testosteron-Spiegel, wirken sich positiv auf Insulinresistenz aus und beugen Herz-Kreislauf-Krankheiten vor. Zudem helfen sie, Entzündungen zu bekämpfen, und können entscheidend zur Regeneration des Mikrobioms beitragen.
- Achte auch auf den Anteil der Omega-6-Fettsäuren, die du zu dir nimmst. Zu reichlich verzehrt können diese die Wirkung der Omega-3-Fettsäuren zum Teil aufheben.
- Chrom und Zimt (Polyphenole) ergänzen sich in ihrem Wirkspektrum. Sie tragen gemeinsam zur Regulierung von Blutzucker- und Insulinspiegel, Blutfettwerten, Entzündungswerten und des Blutdrucks bei. Sie können ebenfalls die Gewichtsabnahme unterstützen.
- DIM (Diindolylmethan) hat einen positiven Einfluss auf den Östrogen- und Testosteronstoffwechsel. In der Nahrung finden

Garshana-Trockenmassage

Eine Trockenmassage reinigt die Haut von abgestorbenen Hautpartikeln und regt den Lymphfluss an. Dazu brauchst du eine Massagebürste oder einen Spezialhandschuh (am besten aus Rohseide). Mache diese Massage zu einem Ritual vor der morgendlichen Dusche und gehe dabei folgendermaßen vor:

- Massiere zunächst in kräftigen Kreisen Handgelenke und Ellenbogen. Streiche dann von den Fingern die Arme hinauf bis zu den Schultern.
- Danach massiere Bauch und Gesäß in kreisförmigen Bewegungen (den Bauch immer im Uhrzeigersinn).
- Dann kommen die Knie dran – weiter in Kreisen. Streiche anschließend die Oberschenkel von den Knien bis zu den Leisten hoch.
- Zum Schluss gehe zu deinen Knöcheln und Füßen – auch hier in kreisförmigen Bewegungen – und streiche die Waden kräftig von unten nach oben.

wir es besonders in Kohlgemüsen und anderen Kreuzblütlern, wie in Kresse, Rucola und Senf.

- Inositol hat sich als sehr wirksam bei Frauen mit PCOS und unerfülltem Kinderwunsch erwiesen. Eine Studie der Virginia Commonwealth University in Richmond hat gezeigt, dass die Einnahme von Inositol nicht nur die Insulinresistenz vermindert, den Androgenspiegel sowie den Bluthochdruck und überhöhte Blutfettwerte sinken lässt, sondern auch einen Eisprung auslösen kann (bei 86 % der Probandinnen). [22] Achtung: Inositol sollte nicht während der Schwangerschaft eingenommen werden.
- Angelikawurzel, auch »Ginseng der Frau« genannt, bringt die Energie im Unterleib in Fluss und stärkt die gesunde Funktion der Eierstöcke.
- Mönchspfeffer (Vitex agnus-castus) fördert die hormonelle Balance.
- Auch Maca (erhältlich als Pulver oder Extrakt der Maca-Wurzel) soll hormonell regulierend wirken und hat zusätzlich stärkende und adaptogene Qualitäten, die eine höhere Stressresistenz versprechen.

Süßholzwurzel – gute Hilfe gegen PCOS

Süßholzwurzel wird bei PCOS besonders empfohlen, da sie sich auf verschiedene Weise positiv auf die Hormonproduktion auswirkt. Zum einen beeinflusst sie Nebennieren und Stresshormone, indem sie zur Regulierung des Cortisolspiegels beiträgt. Sie hilft zudem, den Testosteronspiegel zu senken und das LH-FSH-Verhältnis auszugleichen. Obwohl sie süß schmeckt, treibt sie den Blutzuckerspiegel nicht hoch, sondern hält ihn in Balance. Nicht zuletzt unterstützt diese Multitalent-Pflanze die gesunde Darmfunktion und kann insbesondere bei durchlässiger Darmschleimhaut heilsam sein.

Bereite dir von Zeit zu Zeit eine Tasse oder ein Kännchen Süßholzwurzel-Tee zu. Aber Vorsicht bei hohem Blutdruck: Süßholzwurzel kann blutdruckerhöhend wirken.

Achtung: Trinke Süßholzwurzel-Tee nicht in großen Mengen und regelmäßig über einen langen Zeitraum, denn er kann den Elektrolythaushalt im Blut durcheinanderbringen (der Natriumspiegel steigt, während der Kaliumspiegel sinkt).

Körper- oder Aroma-Öle

- Muskatellersalbei gleicht den Östrogen- und Progesteronspiegel im Körper aus.
- Geranie sorgt ebenfalls für eine ausgeglichene Hormon-Balance.
- Thymian und Oregano können den Hormonhaushalt unterstutzen.

PCOS-Übungsreihe

Dieser dynamische, kraftvolle Flow regt den Energiestoffwechsel an, stimuliert sämtliche Hormondrüsen und schafft gute Laune. Ein besonderer Fokus liegt auf Asanas, die Eierstöcke und Unterleib sanft massieren, sodass sich hier Spannungen lösen können. Dauer: ca. 30 Minuten.

1 Tibetische Hormongymnastik (Seite 46). Bevor du beginnst, kannst du das Schädelleuchten (Seite 92) (3 Runden, 40, 60, 80) üben, nach jeder Runde füge mit leeren Lungen eine Bauchkontraktion ein (Seite 69, im Sitzen).

2 Katze – Kuh (Seite 52), 10–20 × wiederholen, langsam beginnen, immer schneller werden. Dann Arme nach vorne ausstrecken, Hände schulterbreit auf der Matte verankern, Zehen aufstellen und Becken heben. In den herabschauenden Hund (Seite 104) kommen, ein paar Atemzüge verweilen. Nach vorne zu den Händen laufen, in die Vorbeuge kommen und mit langem Rücken aufrichten.

3 Klassischer Sonnengruß (Seite 102), 3–5 × wiederholen. In die Berghaltung kommen, einen Moment innehalten und Atmung und Herzschlag beobachten.

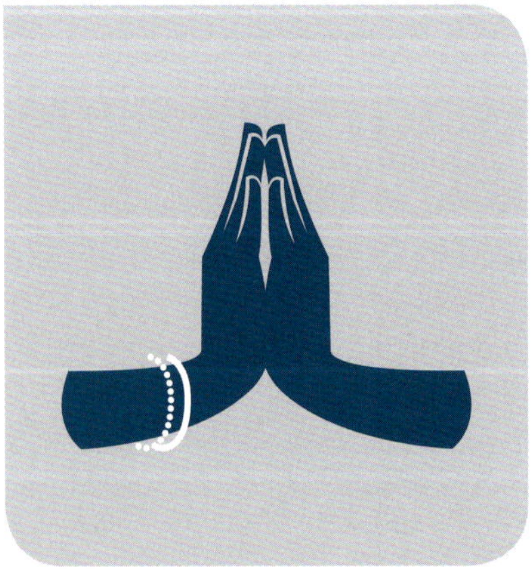

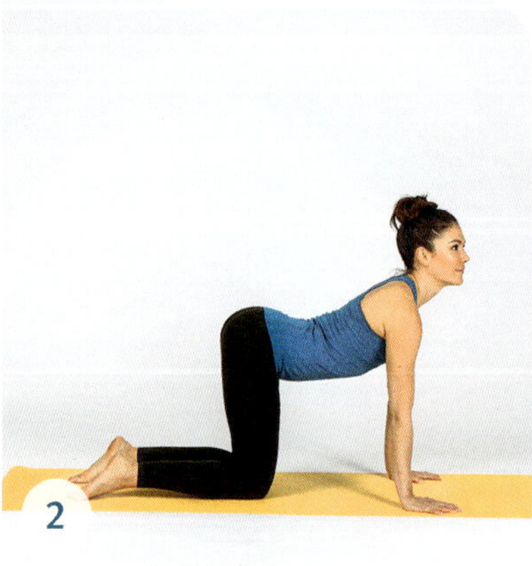

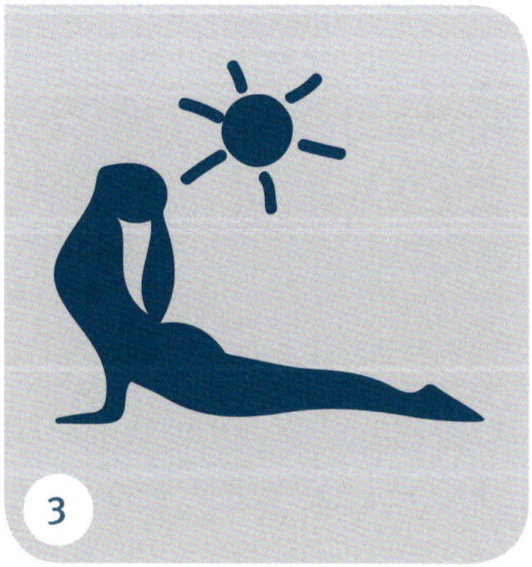

4 Verdauungsfeuer anregen (Seite 68) und Bauchkontraktion im Stehen (Seite 69).

5 Kraftvolles Vinyasa (Seite 108). Aus dem herabschauenden Hund (Seite 104) rechtes Bein gestreckt heben und gebeugt nach vorne schwingen. Rechten Fuß zwischen den Händen absetzen.

6 Weiter Ausfallschritt (Seite 58) mit rechtem Bein vorn, 15 × aktivierende Bauchatmung (Seite 43), Energielenkung in den rechten Eierstock.

7 Weiter Ausfallschritt mit abgesetztem linken Knie (Seite 58), im siegreichem Atem (Seite 42), Energielenkung in den linken Eierstock.

8 Pyramide (Seite 60) mit aktivierender Bauchatmung, Energielenkung in den rechten Eierstock. In den herabschauenden Hund kommen, optional durch ein kraftvolles Vinyasa fließen. Linkes Bein gestreckt anheben, gebeugt nach vorn schwingen und linken Fuß zwischen den Händen absetzen. Anschließend die Übungen 6–8 auf der anderen Seite wiederholen, Energielenkung in den linken Eierstock bei Übungen 6 und 8, in den rechten bei Übung 7.

9 In den herabschauenden Hund kommen. Knie am Boden absetzen. Beine zu einer Seite schwingen und nach vorn ausstrecken.

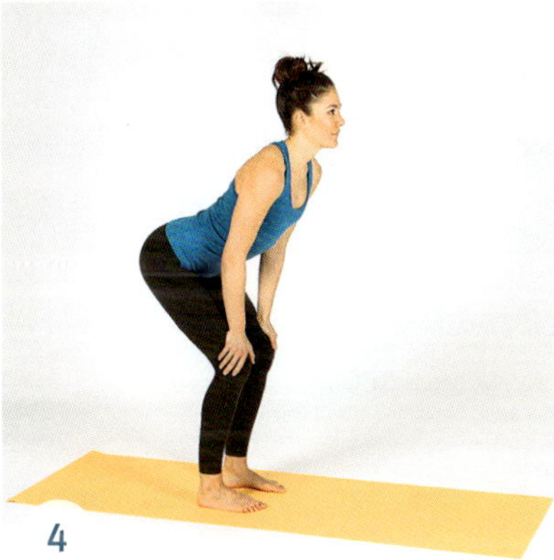
4

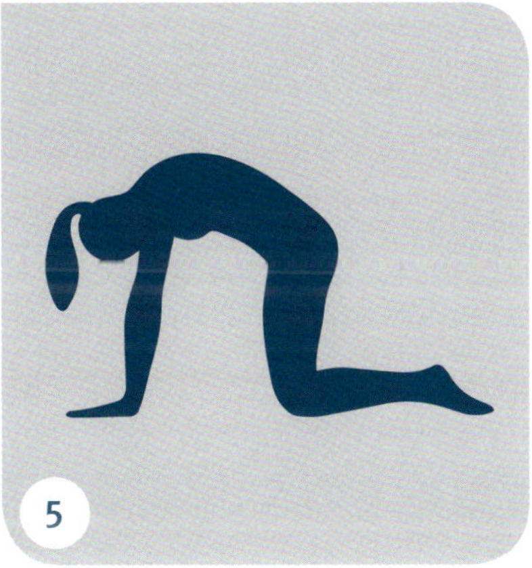
5

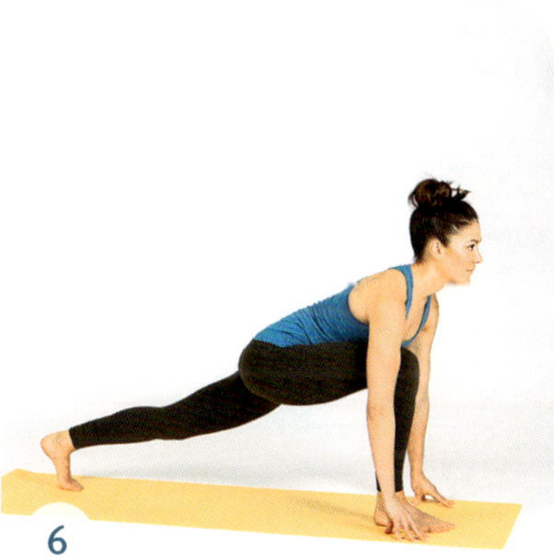
6

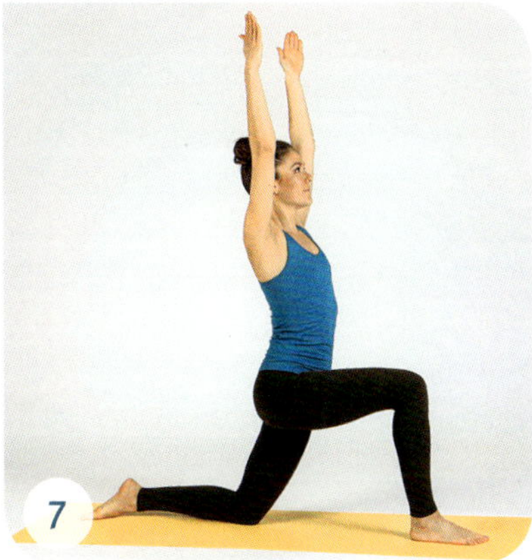
7

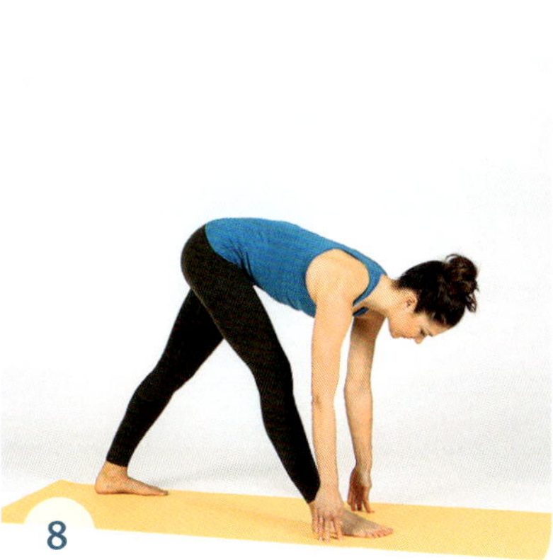
8

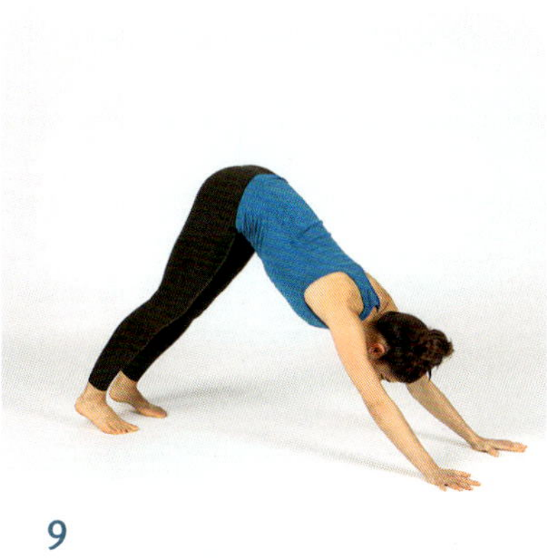
9

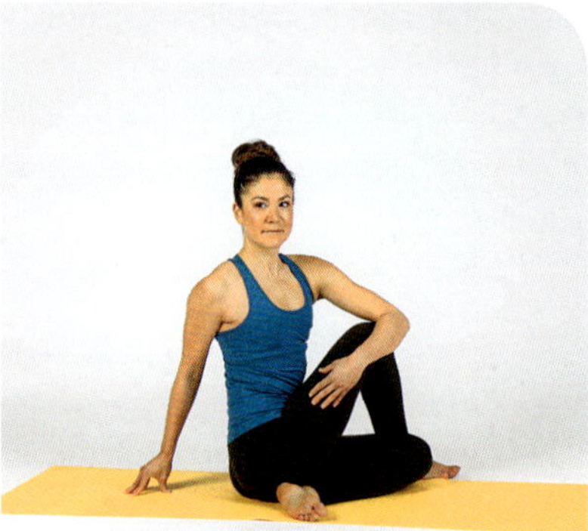

10

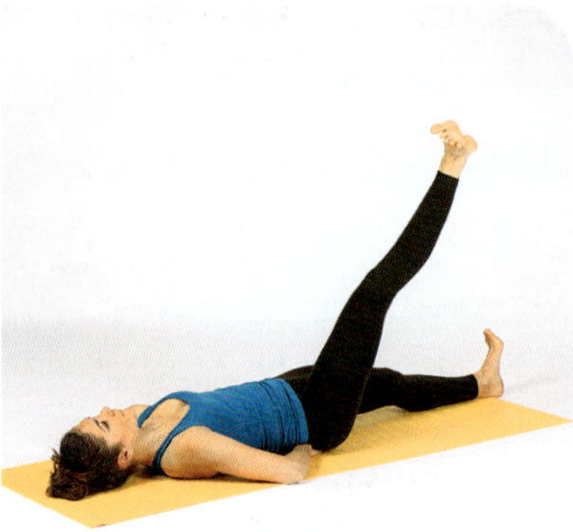

11

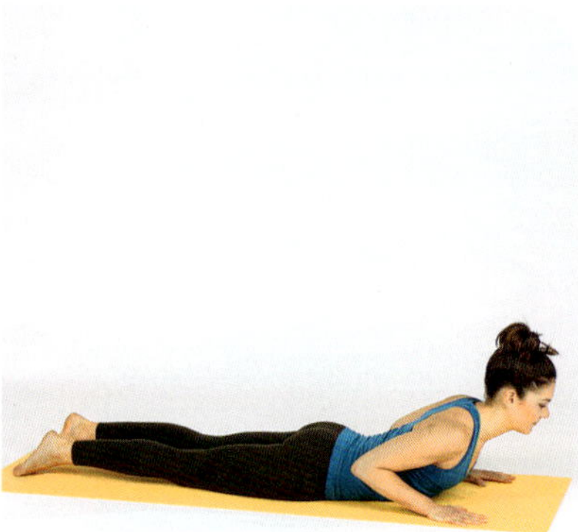

12

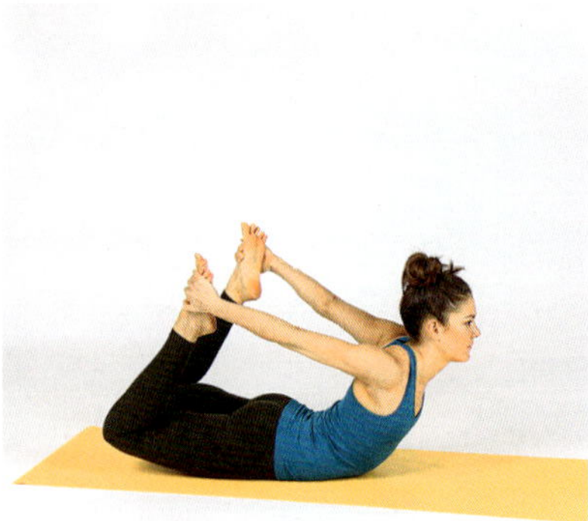

13

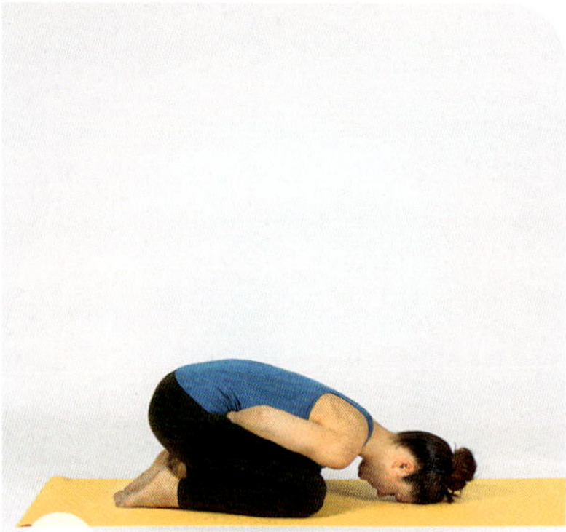

14

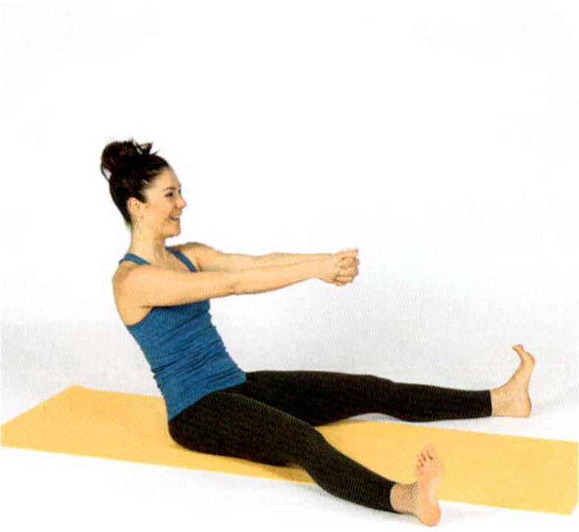

15

10 Drehsitz (Seite 62), Energielenkung in Eierstöcke und Nebennieren. Beine anwinkeln, Füße aufstellen und kontrolliert in die Rückenlage rollen.

11 Kreisen der Beine (Seite 80), Energielenkung in Gesicht und Haare. Einen Arm über dem Kopf ausstrecken und auf den Bauch rollen.

12 Kleine Kobra (Seite 74), 8–10 siegreiche Atemzüge (Seite 42)

13 Bogen (Seite 84) (oder Skydiver), 8–10 siegreiche Atemzüge (Seite 42) mit Energielenkung in die Schilddrüse

14 Kindhaltung mit Fäusten an den Leisten (Seite 52), 15 × aktivierende Bauchatmung (Seite 43) mit Energielenkung in beide Eierstöcke

15 Mahlen (Seite 64), Energielenkung in die Eierstöcke

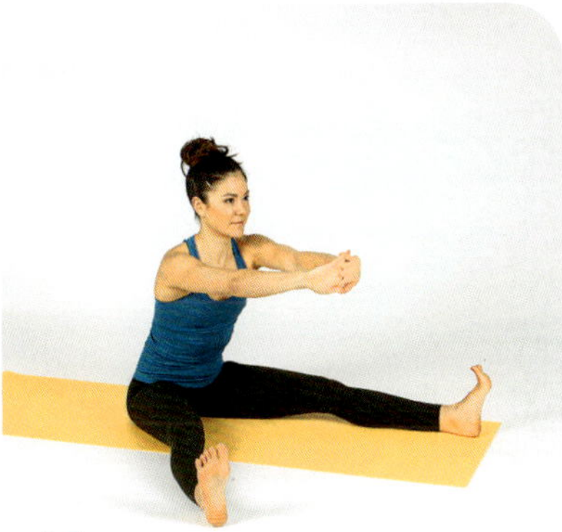

16

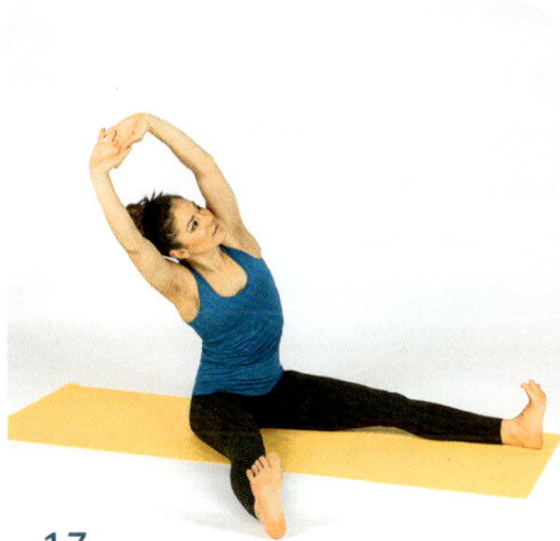

17

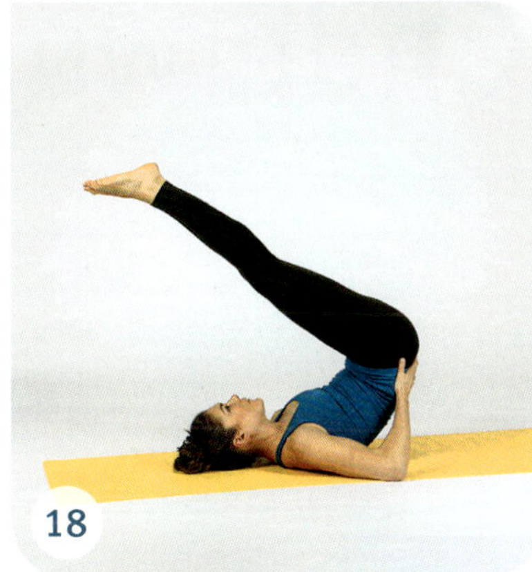

18

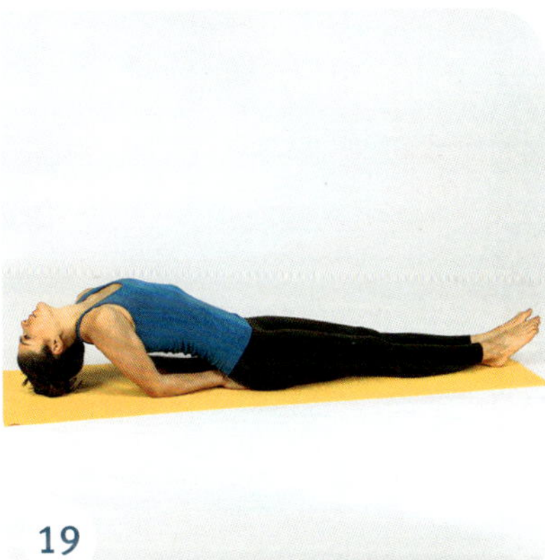

19

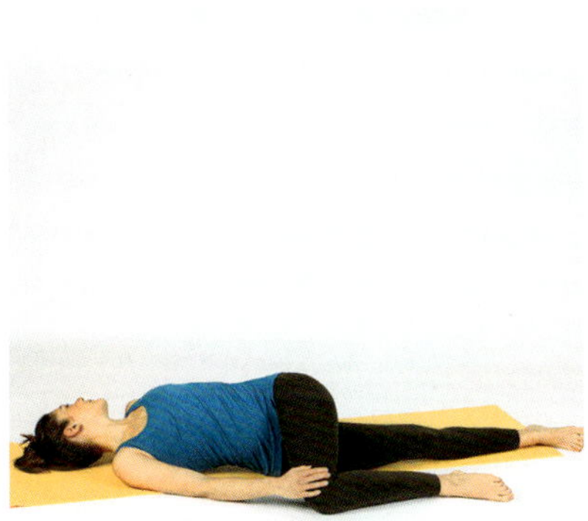

20

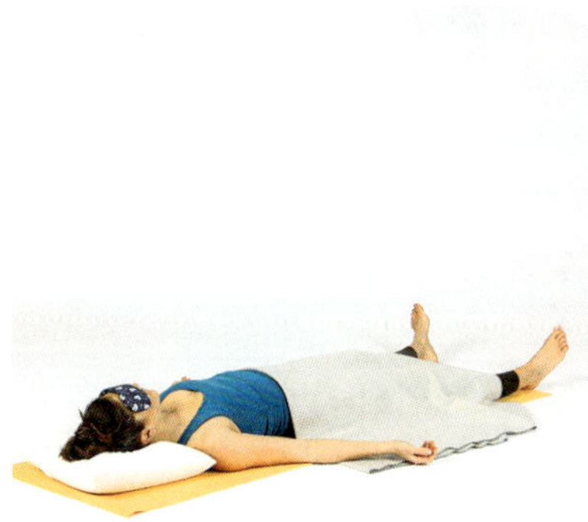

21

16 Lebermeridian-Dehnung (Seite 66), Energielenkung in den Unterleib

17 Gallenblasenmeridian-Dehnung (Seite 66), Energielenkung in den Unterleib.
Beine anwinkeln, Füße aufstellen und kontrolliert in Rückenlage rollen.

18 Halber Schulterstand (Seite 86), Energielenkung in Schilddrüse und Hypophyse

19 Fisch (Seite 88), Energielenkung in die Schilddrüse

20 Allgemeine Wirbelsäulendrehung (Seite 70), Energielenkung in die Nebennieren

21 Yoga Nidra für die Hormondrüsen (Seite 98)

Kinderwunsch

Du möchtest schwanger werden und es will nicht so recht klappen? Das kann viele Ursachen haben. Vieles kannst du selbst beeinflussen und deine Fruchtbarkeit unterstützen. Die folgenden Tipps können dir dabei helfen.

Bei Frauen liegt das fruchtbarste Alter zwischen Mitte 20 und Mitte 30. Danach geht die Fruchtbarkeit allmählich zurück, und ab etwa 35 Jahren treten vermehrt Zyklen ohne Eisprünge auf: Die Wahrscheinlichkeit, schwanger zu werden, wird geringer. Heutzutage sind viele Frauen weit über dreißig, wenn der Kinderwunsch des Paares konkret wird, was seine Erfüllung komplizierter macht.

Neben der biologischen Uhr erschweren diverse Faktoren, die die Hormone aus dem Gleichgewicht bringen, eine unkomplizierte Empfängnis und der Kinderwunsch bleibt oft über mehrere Jahre unerfüllt. Stress steht auch hier meist an erster Stelle. Dazu kommen Umweltgifte, zum Beispiel Plastik, die sich ungünstig auf die Empfängnis auswirken.

Wenn du, ohne zu verhüten, über einen Zeitraum von einem Jahr nicht schwanger wirst, solltest du abklären lassen, ob die Ursache bei dir oder bei deinem Partner liegt. Bei dir wäre es wichtig zu erfahren, ob es auf organischer oder genetischer Ebene Gründe für den unerfüllten Kinderwunsch gibt oder ob eine hormonelle Dysbalance besteht. Diese kann sich in diversen Störungen ausdrücken, zum Beispiel PCOS (Seite 137), Schilddrüsenfehlfunktionen, Progesteron-Mangel, erhöhter Prolaktin-Wert. Wenn es sich um eine hormonelle Ursache handelt, sind alle untenstehenden Empfehlungen gut für dich geeignet.

Tipps bei Kinderwunsch

Bei Kinderwunsch hat Stressabbau höchste Priorität. Achte auf einen geregelten Tagesablauf, regelmäßige Mahlzeiten und ausreichend Schlaf. Bei vielen Frauen erzeugt der unerfüllte Kinderwunsch zusätzlich noch starken emotionalen Stress. Setze dich nicht unter Druck und versuche, dich zu entspannen und loszulassen.

- Vermeide wenn möglich Fernreisen. Starke Zeit- und Klimaumstellungen können den weiblichen Zyklus durcheinanderbringen, sie stressen und erschöpfen den Körper.

- Aus ayurvedischer Sicht ist für den Erfolg einer Empfängnis vor allem die Qualität von Rasa-Dhatu entscheidend, dem Grundplasma, das nicht nur alle Körperzellen ernährt, sondern auch den Embryo versorgt. [23] Zur Reinigung und Stärkung von Rasa-Dhatu kann vor allem eine Panchakarma-Kur (ayurvedische Reinigungskur) hilfreich sein.
- Stärke deine Nieren, indem du gezielte Yogaübungen ausführst und dir eventuell Akupunktur- oder Shiatsu-Behandlungen gönnst. Die Energie der Nieren reguliert die Sexualität und Reproduktionsfähigkeit und wärmt die Gebärmutter.

Rezept: Grüner Storch

Dieser Smoothie enthält einige Nährstoffe, die das Immunsystem stärken und eine Empfängnis positiv beeinflussen können. Er wirkt sanft entgiftend und hormonell ausgleichend.

Zutaten für 1–2 Portionen:

- ½ Banane
- ¼–½ Avocado
- 1 Stückchen Bio-Zitrone mit Schale
- 1 Daumenkuppe frischer Ingwer
- ½ Granatapfel
- 1 Handvoll frischer Spinat oder Feldsalat
- einige Blätter frische Minze
- ½ Handvoll Storchschnabelblätter und -blüten
- 2 Frauenmantelblätter
- 2 Himbeerblätter
- 1 TL Spirulina-Pulver (optional)
- ½ TL gemahlene Kurkuma oder 1 Stückchen der frischen Wurzel
- 1 TL Leinöl
- Wasser nach Bedarf

Alle Zutaten in einem leistungsstarken Mixer pürieren, bis eine glatte, cremige Flüssigkeit entsteht.

Hinweis:
Die Kräuter kannst du frisch oder in getrockneter Form verwenden. Bezugsquellen findest du im Internet. Wenn du frische Kräuter sammeln möchtest, aber nicht kräuterkundig bist, empfehlen wir geführte Kräuterwanderungen.

Nahrungsmittel

Eine ausgewogene und gesunde Ernährung ist auch bei Kinderwunsch wichtig. Denn wenn der weibliche Körper nicht optimal mit Nährstoffen versorgt ist, schaltet er auf Überlebensmodus und stellt als Erstes die Fortpflanzungsfunktion ein. Auch ist es wichtig, dass du dein Idealgewicht erreichst.

Bevorzuge:

- grünes Blattgemüse, Brokkoli, Rosenkohl, Hülsenfrüchte, Quinoa. Sie alle enthalten reichlich Folsäure.
- kaltgepresste Öle aus Disteln, Raps, Sonnenblumen und Weizenkeimen. Sie sind besonders reich an Vitamin E, was für die Einnistung der Eizelle in der Gebärmutter hilfreich sein soll.
- kalziumhaltige Nahrungsmittel wie Amaranth, Brennnessel, Mandeln, Mohn-, Sesam- und Chiasamen. Sie unterstützen den Eisprung.
- zinkhaltige Lebensmittel wie Mohnsamen, Leinsamen, Kürbis- und Sonnenblumenkerne, Haferflocken, Paranüsse. Zink beeinflusst die Produktion von weiblichen und männlichen Hormonen und fördert die Eizellreifung.
- Granatapfel ist reich an Phytoöstrogenen und entzündungsvorbeugenden Polyphenolen.

Meide:

- Nahrung, die die Schleimhäute irritiert, zum Beispiel Chili, Rettich, Schimmelkäse.

- Nikotin und Alkohol
- folgende Kräuter und Gewürze: Fenchel, Frauenwurzel, Kamille, Katzenminze, Klette, Salbei, Selleriesamen, Sennesblätter, Wacholder. Sie können sich negativ auf die Fruchtbarkeit auswirken.

Gewürze

- Rosmarin stimuliert bei Frau und Mann die Keimdrüsentätigkeit und fördert somit die Fruchtbarkeit.
- Basilikum kann den Eisprung fördern und soll sich positiv auf Libido und Potenz auswirken.
- Beifuß kann bei Zyklusstörungen helfen. Er wirkt anregend auf die Progesteron- und Östrogenproduktion und gleichzeitig entgiftend.

Nahrungsergänzungsmittel und Heilpflanzen

- Vitamin D wirkt sich positiv auf die Follikelbildung aus.
- Auch eine gute Versorgung mit Vitamin E, Kalzium und Magnesium ist wichtig.
- Omega-3-Fettsäuren können die Chancen einer Schwangerschaft erhöhen und zudem das Fehlgeburtsrisiko senken.
- Inositol (siehe PCOS, Seite 141). Achtung: unbedingt absetzen bei eingetretener Schwangerschaft!
- Storchschabel (Geranium robertanium), auch »Kindsmacher« genannt, entfaltet im weiblichen Körper eine östrogenartige Wirkung.
- Frauenmantel (Alchemilla vulgaris) fördert die Durchblutung des Beckens und stimuliert die Produktion von Progesteron. Er wirkt somit ausgleichend auf den Zyklus und fördert sowohl den Eisprung als auch die Einnistung einer befruchteten Eizelle.
- Auch Himbeerblätter (Rubus idaeus) beeinflussen die Beckendurchblutung sowie den Aufbau der Gebärmutterschleimhaut, was die Einnistung einer befruchteten Eizelle begünstigt. Sie sind zudem reich an Kalzium.
- Mönchspfeffer (Vitex agnus-castus) kann ebenfalls sehr hilfreich bei Kinderwunsch sein. Er reguliert den Zyklus, soll einen Prolaktinüberschuss senken und gleichzeitig den Progesteronspiegel anheben. Es empfiehlt sich, diese Heilpflanze besser nur in der zweiten Zyklushälfte einzunehmen, denn sie kann den sexuellen Antrieb hemmen.
- Angelikawurzel oder »Ginseng der Frau« unterstützt die Funktion der Eierstöcke.
- Brennnesselblätter (Urtica dioica) stärken die Gebärmutter sowie die Funktionen von Nieren und Nebennieren.
- Die Rotkleeblüte (Trifolium pratense) ist allein durch ihre Dichte an Proteinen, Vitaminen und Mineralstoffen eine interessante Heilpflanze für Frauen mit Kinderwunsch. Sie wirkt sich positiv auf das gesamte Hormonsystem aus und sorgt für eine gute Säure-Basen-Balance in Vagina und Gebärmutter.
- Der Ayurveda empfiehlt Shatavari (indischer wilder Spargel), der die Schleimhäute der weiblichen Fortpflanzungsorgane reinigt, stärkt und optimal für eine Schwangerschaft aufbaut sowie die Hormonproduktion ankurbelt und hormonelle Störungen reguliert.
- Ashwaganda, auch Schlafbeere (Withania somnifera), Winterkirsche oder indischer Ginseng genannt, kann ebenfalls die Fruchtbarkeit fördern. Sie gehört zu den Nachtschattengewächsen und ist eines der wenigen bekannten pflanzlichen Adaptogene (das heißt, sie ermöglicht dem Körper, sich auf gesunde Weise an Stress anzupassen). Ashwaganda enthält Alkaloide und Steroidlactone, die im Körper ähnlich wie die Steroidhormone Cortisol, Testosteron und Östrogen wirken und somit den Hormonhaushalt beeinflussen. Diese Stoffe wirken zudem entzündungshemmend. Besonders ist an dieser Pflanze, dass sie

beruhigend und schlafbringend wirkt, aber tagsüber nicht müde macht, sondern im Gegenteil den Tonus und die körperliche und mentale Leistung steigert. Und, was bei Kinderwunsch besonders interessant ist: Sie hebt die Libido – sowohl bei der Frau als auch beim Mann.

Tees für die Fruchtbarkeit

Bereite dir für die erste Zyklushälfte einen Tee aus folgender Kräutermischung vor: Himbeerblätter, Rosmarin, Beifuß und Holunderblüte. In der zweiten Zyklushälfte trinke folgende Mischung: Frauenmantel, Schafgarbe und Brennnessel.

Zubereitung: Übergieße die Kräuter mit kochendem Wasser, decke sie zu und lasse sie etwa 10 Minuten ziehen, dann abseihen. Genieße den Tee über den Tag verteilt.

Körper- oder Aroma-Öle

- Muskatellersalbei ist bekannt als hormonausgleichendes Frauenöl. Es stärkt die Libido. In der ersten Zyklushälfte angewandt, stimuliert es die Östrogenproduktion zur Auslösung eines Eisprungs.
- Bulgarische Rose unterstreicht die Sinnlichkeit und fördert die Frauengesundheit. Diese Pflanze wirkt sich besonders unterstützend auf die weiblichen Fortpflanzungsorgane, insbesondere Eileiter und Gebärmutter, aus.
- Mönchspfeffer-Öl fördert die Fruchtbarkeit. Das Körperöl eignet sich zur Massage für den Unterbauch, am besten in der zweiten Zyklushälfte. Seine progesteronähnliche Wirkung fördert die Einnistung einer befruchteten Eizelle.
- Ylang-Ylang gilt als hormonell ausgleichend, entspannend und aphrodisierend.
- Geranium stärkt ebenfalls die weiblichen Fortpflanzungsorgane und harmonisiert den Hormonhaushalt. Zudem wirkt es stimmungsaufhellend.

Fruchtbarkeits-Massage

In der ersten Zyklushälfte mische 5 Tropfen Muskatellersalbei-Öl in 1 TL Nachtkerzenöl (oder Sesamöl). Massiere damit den Unterbauch morgens und abends.
In der zweite Zyklushälfte mische 2 Tropfen Mönchspfeffer-Öl in 1 EL Mandelöl (oder Sesamöl). Massiere damit den Unterbauch morgens und abends.
Gehe danach, was dein Körper gerade braucht (siehe Beschreibung der Öle unten), um eventuell noch eines dieser beiden Öle zu den jeweiligen Mischungen hinzuzufügen:

- 1–2 Tropfen Ylang-Ylang-Öl
- 1 Tropfen Geranium-Öl

Achtung:
Sobald eine Schwangerschaft besteht, bitte diese Massage nicht mehr durchführen!

Kinderwunsch-Übungsreihe

Dieser Flow stimuliert das Hormonsystem und entspannt gleichzeitig Gemüt und Nerven. Im ersten Teil bringen wir die Energie in Fluss und lenken sie gezielt in die Hormondrüsen. Darauf folgen regenerative Übungen mit Hüftöffnern und nierenstärkenden Asanas. Dauer: ca. 30 Minuten.

1 Tibetische Hormongymnastik (Seite 46). Bevor du beginnst, kannst du Bienensummen (Seite 94) üben.

2 Offene Kindhaltung (Seite 54), 5–10 siegreiche Atemzüge, lenke dann die Energie in Eierstöcke und Unterleib. Kleines Vinyasa (Seite 106), im herabschauenden Hund nach vorn zu den Händen laufen.

3 Stehende Vorbeuge (Seite 78), 5–10 Atemzüge im siegreichen Atem

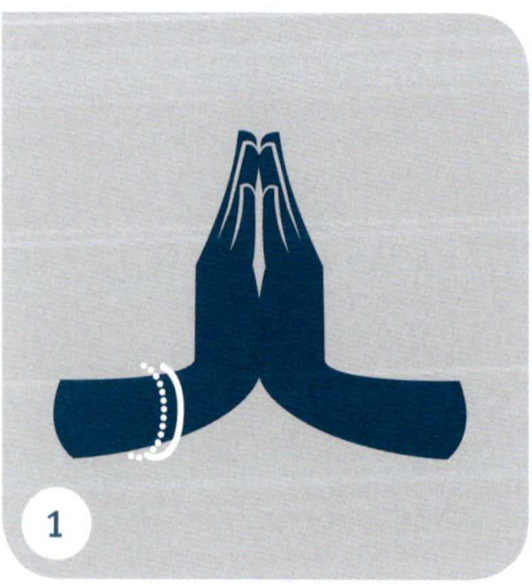

1

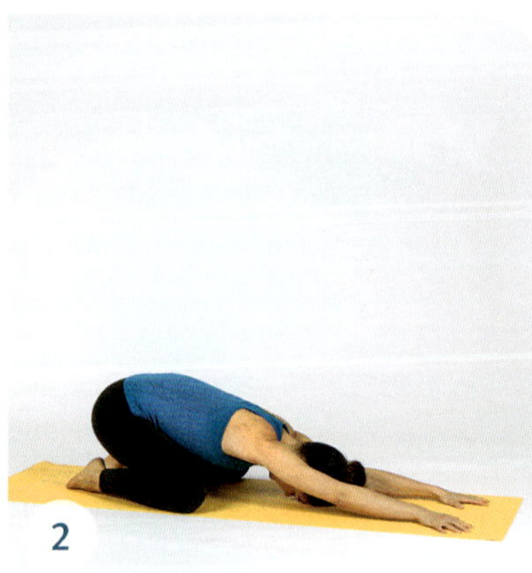

2

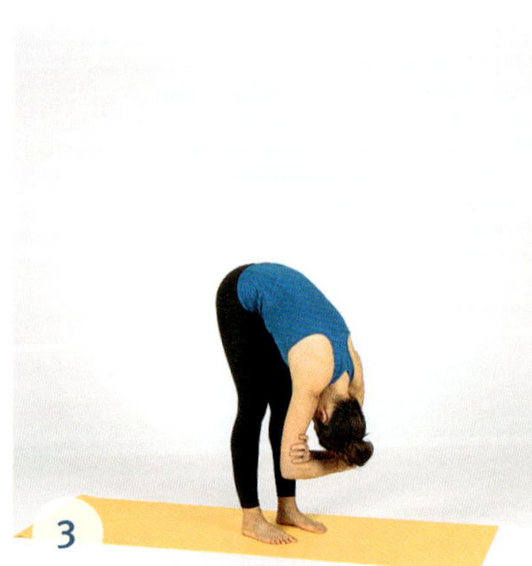

3

4 Windentferner (Seite 55), 15 × aktivierende Bauchatmung (Seite 43), Energielenkung in die Eierstöcke (Seite 44). Über die stehende Vorbeuge in den Vierfüßlerstand kommen, indem du einen Schritt zurücktrittst und die Knie am Boden absetzt. Kleines Vinyasa (Seite 106).

5 Taube (Seite 60) rechts und links mit aktivierender Bauchatmung (Seite 43), Energielenkung in die Eierstöcke. Beim Seitenwechsel evtl. kleines Vinyasa (Seite 106) einfügen. In den Vierfüßlerstand kommen.

6 Kleines Vinyasa (Seite 106), im herabschauenden Hund ein paar Atemzüge verweilen, dann nach vorn zu den Händen laufen. Aus der stehenden Vorbeuge den Rücken langsam Wirbel für Wirbel aufrollen.

7 Klassischer Sonnengruß (Seite 102), 6–12 × wiederholen

8 Berghaltung (Seite 102), einen Moment innehalten, Atmung und Herzschlag beobachten.

9 Hocke (Seite 56) mit aktivierender Bauchatmung und Energielenkung in die Eierstöcke. Komme danach in den herabschauenden Hund und fließe durch ein kraftvolles oder kleines Vinyasa (Seite 106). Strecke von hier aus die Beine nach vorn aus.

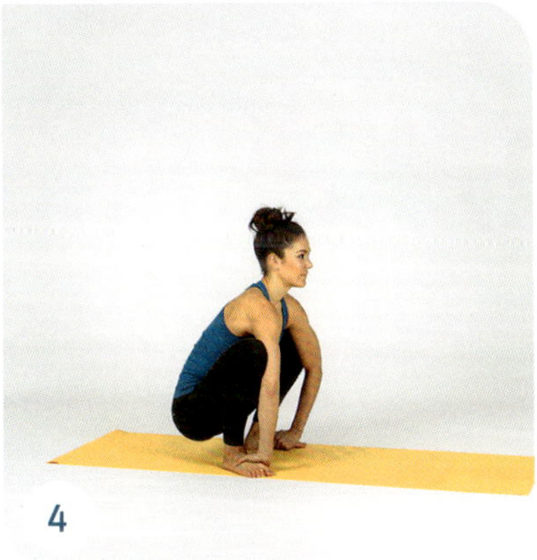

4

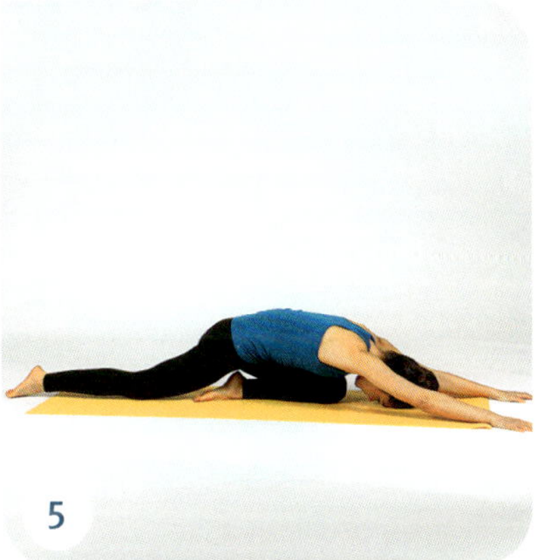

5

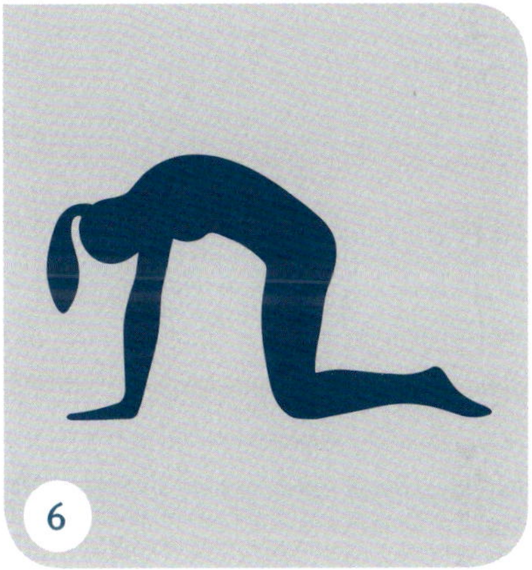

6

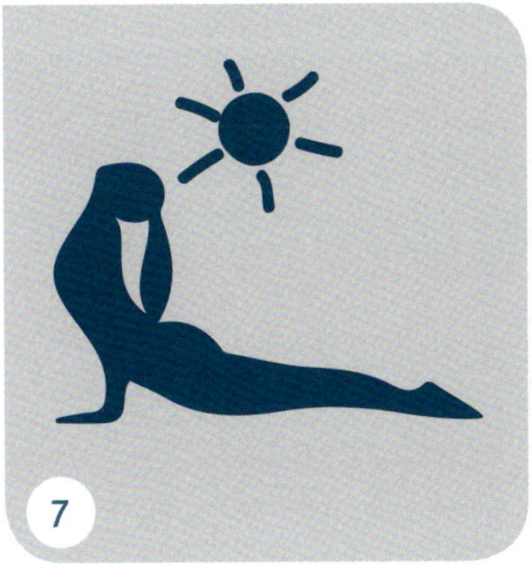

7

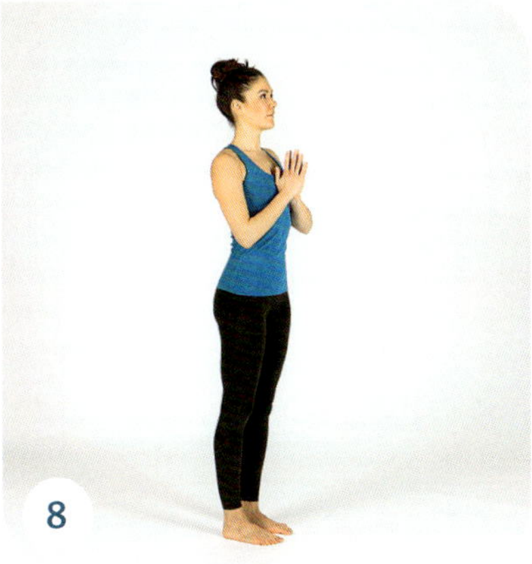

8

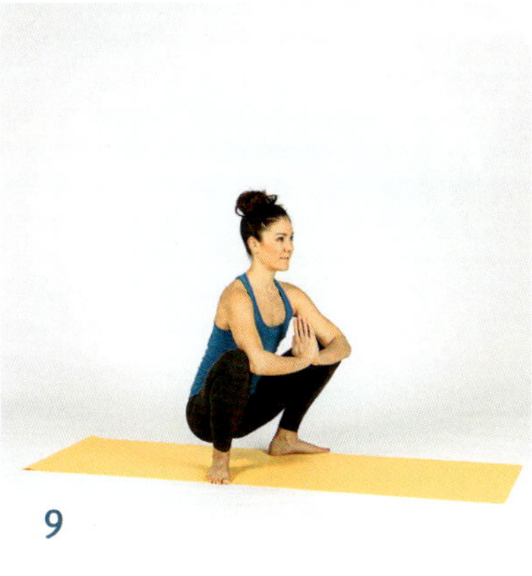

9

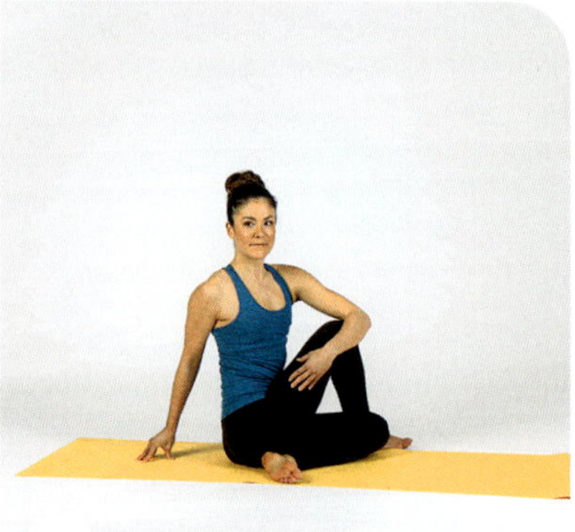

10

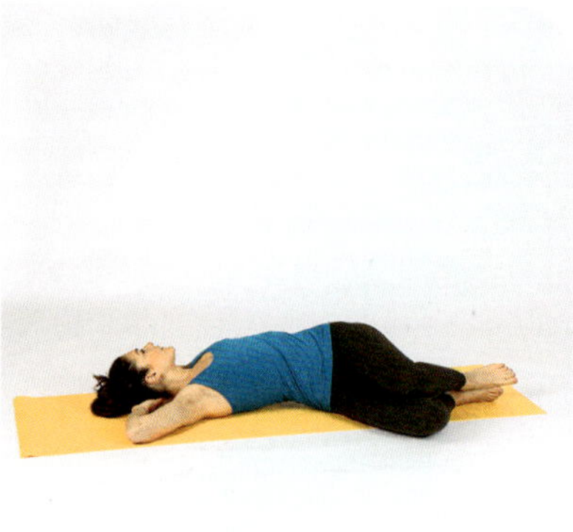

11

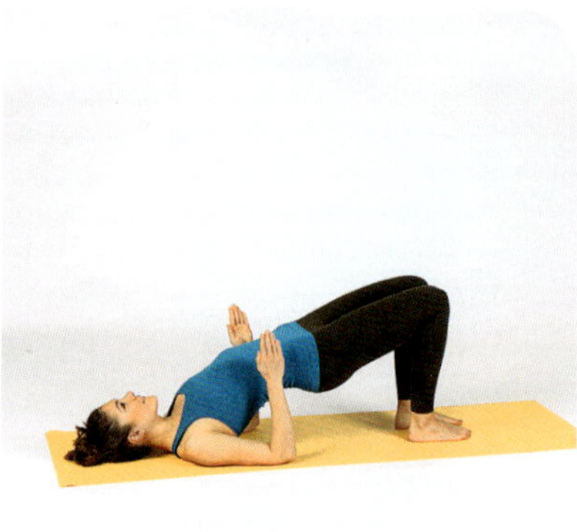

12

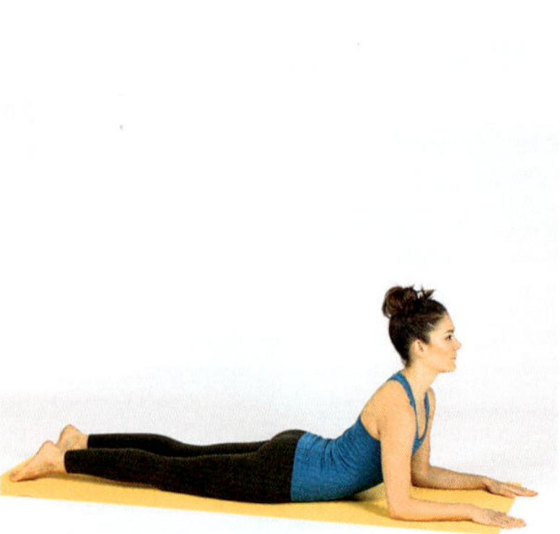

13

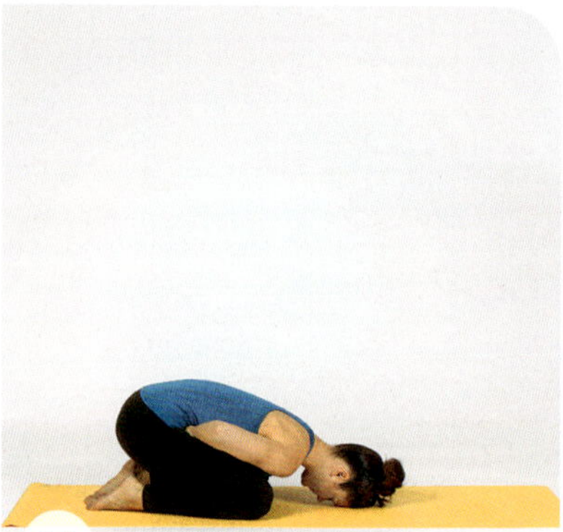

14

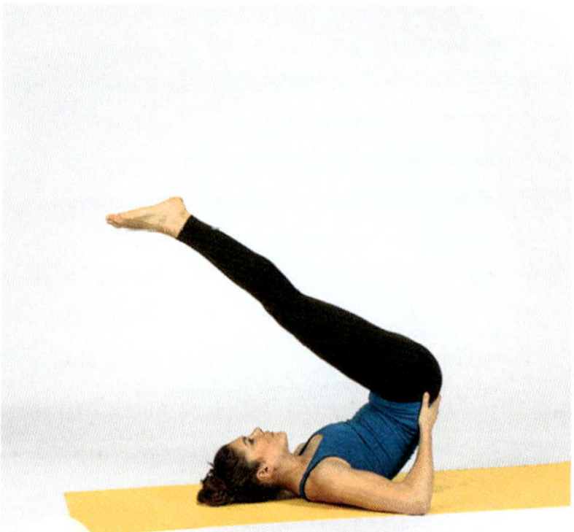

15

10 Drehsitz (Seite 62), 15 × aktivierende Bauchatmung und Energielenkung in Eierstöcke und Nebennieren. Beine anwinkeln, Füße aufstellen und kontrolliert in Rückenlage rollen.

11 Dynamischer Twist im Liegen (Seite 70) mit siegreichem Atem (Seite 42), Energielenkung in die Nebennieren

12 Schulterbrücke (Seite 82), 5–10 siegreiche Atemzüge, Energielenkung in die Schilddrüse. Einen Arm über den Kopf ausstrecken und auf den Bauch rollen.

13 Sphinx (Yin-Yoga-Variante) (Seite 72), 3–5 Minuten, halte die Bauchdecke entspannt und atme ruhig.

14 Kindhaltung mit Fäusten an den Leisten (Seite 52), 15 × aktivierende Bauchatmung (Seite 43) und Energielenkung in beide Eierstöcke. Kleines Vinyasa (Seite 106). Beine anwinkeln, Füße aufstellen und kontrolliert in die Rückenlage rollen.

15 Halber Schulterstand (Seite 86), Energielenkung in Schilddrüse und Hypophyse

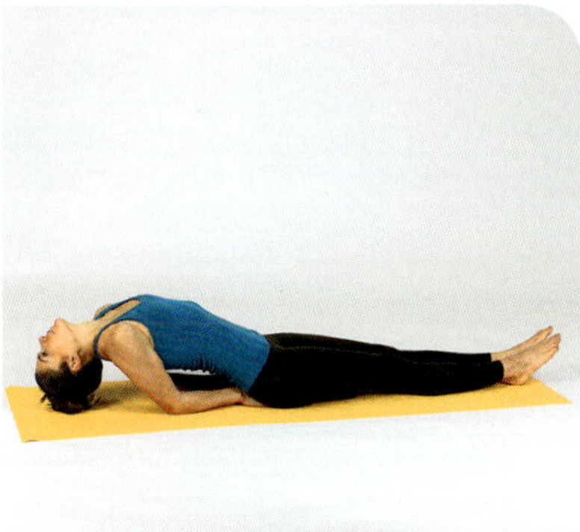
16

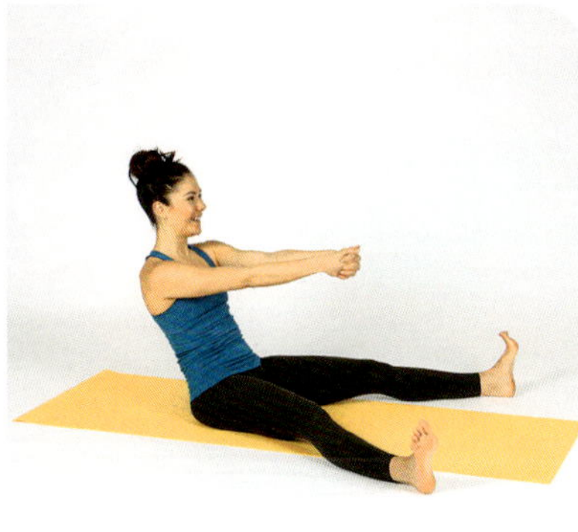
17

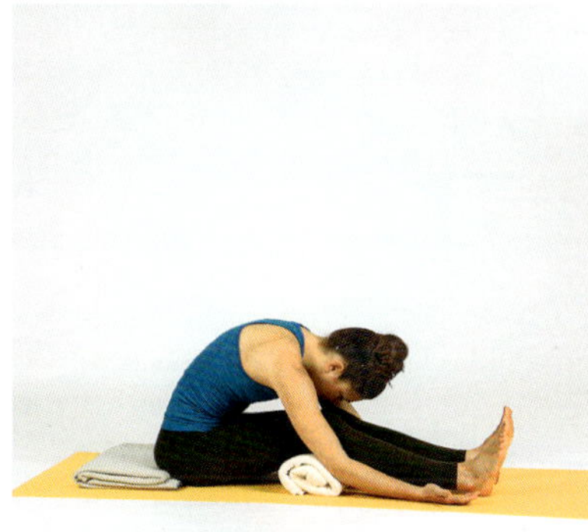
18

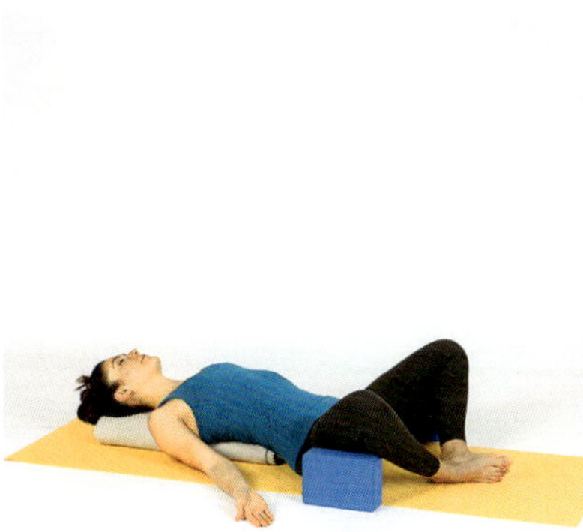
19

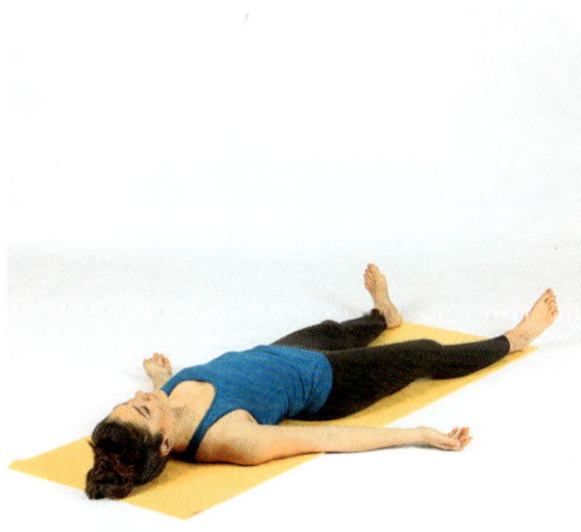
20

16 Fisch (Seite 88), Energielenkung in die Schilddrüse. Knie zur Brust ziehen, in die Kniekehlen greifen, ganz rund machen und mit etwas Schwung nach vorn zum Sitzen rollen.

17 Mahlen (Seite 64), Energielenkung in die Eierstöcke

18 Sitzende Vorbeuge (Seite 74), 3–5 Minuten

19 Liegender Schmetterling (Seite 64), 3–5 Minuten

20 Endentspannung: Hormondrüsen- und Chakra-Meditation (Seite 96)

Service

Von den Autorinnen empfohlene Bezugsadressen für Kräuterbitter und homöopathische Arzneimittel:

www.hoerbs.de

www.calendula-kraeutergarten.de

www.ceresheilmittel.ch

Literatur

[1] Dinah Rodrigues: Hormon-Yoga. Schirner 2005

[2] Bei der Beschreibung der Hormondrüsen orientiere ich mich an: Rosina Sonnenschmidt: Endokrine Drüsen. Basiskräfte der Spiritualität. Narayana 2016

[3] Hans Selye: The stress of life. McGraw-Hill 1956; Hans Selye: Stress in health and disease. Butterworth 1976

[4] www.psych.mpg.de/2559909/news_publication_13846531_transferred?c=25056

[5] Christiane Northrup: Weisheit der Wechseljahre. Zabert & Sandmann 2016

[6] »Sattvisch« beschreibt eine ayurvedische Ernährungsform, die den Körper und den Geist so rein und harmonisch wie möglich halten soll. Also vegan oder vegetarisch, energetisch wertvoll, leicht und erdend süß, z. B. süßes Obst, gekochtes Gemüse, gekochter Reis und Getreide, Nüsse, Mandeln, Cashewkerne, Sesam, Milch, Sahne und Honig; als Gewürze: Fenchel, Anis, Kümmel, Süßholz.

[7] Raja Yoga ist einer der klassischen Yogawege und wird mit Ashtanga Yoga (dem »achtgliedrigen Yogapfad«) gleichgesetzt, wie er im Yogasutra von Patanjali beschrieben wird.

[8] www.ncbi.nlm.nih.gov/pubmed/21241460

[9] journalmedizin.de/magen-darm/beeinflussen-darm-bakterien-unsere-hormone

[10] »Koffein wirkt, indem es ein Hormon imitiert, das den Nebennieren signalisiert, mehr Adrenalin auszustoßen. Die Nebennieren denken dann, dass eine stressauslösende Situation vorliegt und von ihnen erwartet wird, zusätzliche adrenale Hormone zu produzieren.« Aus: Ralph T. Golan: Herbal Defense, Seite 280

[11] www.ncbi.nlm.nih.gov/pubmed/29661913

[12] Bei der Beschreibung der hormonell regulierenden Pflanzen habe ich mich angelehnt an: Margret Madejsky: Praxishandbuch Frauenkräuter. AT 2019

[13] www.liebertpub.com/doi/10.1089/jwh.2009.1717

[14] www.pubmed.ncbi.nlm.nih.gov/27723543/

[15] Jandl-Jager E., Gänszle R.: Psychologische Faktoren der Dysmenorrhöe. In: Gynäkologische Rundschau 1987;27: 65–70; www.karger.com/Article/Pdf/270326

[16] www.ncbi.nlm.nih.gov/pubmed/27502806 www.ncbi.nlm.nih.gov/pubmed/25655828

[17] Die Ergebnisse dieser Studie wurden im Journal Reproductive Health (doi:10.1186/1742–4755–8-2) publiziert.

[18] www.purushaayurveda.com/articles/2017/3/8/an-ayurvedic-approach-to-polycystic-ovarian-syndrome

[19] Christiane Northrup: Frauenkörper, Frauenweisheit. Zabert & Sandmann 2017

[20] www.advances.sciencemag.org/content/4/8/eaar8590

[21] Daniel H Kort, Roger A Lobo: Preliminary evidence that cinnamon improves menstrual cyclicity in women with polycystic ovary sydrome: a randomized controlled trial, www.pubmed.ncbi.nlm.nih.gov/24813595/

[22] www.zentrum-der-gesundheit.de/polyzystisches-ovarialsyndrom.html

[23] www.yoga-aktuell.de/yoga-und-leben/ayurveda/ayurveda-fruchtbarkeit/2/

Alle Links wurden am 20.4.2021 geprüft .

Stichwortverzeichnis

Bibliografische Information der Deutschen Nationalbibliothek
Die Deutsche Nationalbibliothek verzeichnet diese Publikation in der Deutschen Nationalbibliografie; detaillierte bibliografische Daten sind im Internet über http://dnb.d-nb.de abrufbar.

Programmplanung: Celestina Filbrandt
Projektmanagement: Annalena Müller
Redaktion: Ursula Brunn-Steiner, Vaihingen/Enz
Bildredaktion: Christoph Frick, Caroline Merdian

Umschlaggestaltung und Layout: CYCLUS · Visuelle Kommunikation, Stuttgart

Bildnachweis:
Umschlagmotiv und Bild S. 3: Simone Schneider, Stuttgart
Fotos im Innenteil:
People-Fotos: Simone Schneider, Stuttgart
Bild S. 139: ©bilderhexchen/stock.adobe.com
Autorenfoto Karolin Lankreijer: felix storp – fotografie
Autorenfotos Silja Sperling und Ulrike Zander: ©Johannes Nemecky, Hamburg
Zeichnungen: Susi Schaaf, Bellheim

Die abgebildeten Personen haben in keiner Weise etwas mit dem Thema zu tun.

1. Auflage 2021

TRIAS Verlag in Georg Thieme Verlag KG
Rüdigerstraße 14, 70469 Stuttgart, Germany
www.trias-verlag.de

Printed in Germany

Satz und Repro: Fotosatz Buck, Kumhausen
Gesetzt in Adobe Indesign CS6
Druck: AZ Druck und Datentechnik GmbH, Kempten

Gedruckt auf chlorfrei gebleichtem Papier

ISBN 978-3-432-11310-4 1 2 3 4 5 6

Auch erhältlich als E-Book:
eISBN (ePub) 978-3-432-11311-1

Wichtiger Hinweis: Wie jede Wissenschaft ist die Medizin ständigen Entwicklungen unterworfen. Forschung und klinische Erfahrung erweitern unsere Erkenntnisse. Ganz besonders gilt das für die Behandlung und die medikamentöse Therapie. Bei allen in diesem Werk erwähnten Dosierungen oder Applikationen, bei Rezepten und Übungsanleitungen, bei Empfehlungen und Tipps dürfen Sie darauf vertrauen: Autoren, Herausgeber und Verlag haben große Sorgfalt darauf verwandt, dass diese Angaben dem Wissensstand bei Fertigstellung des Werkes entsprechen. Rezepte werden gekocht und ausprobiert. Übungen und Übungsreihen haben sich in der Praxis erfolgreich bewährt.

Eine Garantie kann jedoch nicht übernommen werden. Eine Haftung des Autors, des Verlags oder seiner Beauftragten für Personen-, Sach- oder Vermögensschäden ist ausgeschlossen.

Marken, geschäftliche Bezeichnungen oder Handelsnamen werden nicht in jedem Fall besonders kenntlich gemacht. Aus dem Fehlen eines solchen Hinweises kann nicht geschlossen werden, dass es sich um einen freien Handelsnamen handelt.

Wo datenschutzrechtlich erforderlich, wurden die Namen und weitere Daten von Personen redaktionell verändert (Tarnnamen). Dies ist grundsätzlich der Fall bei Patienten, ihren Angehörigen und Freunden, z. T. auch bei weiteren Personen, die z. B. in die Behandlung von Patienten eingebunden sind.

Thieme nennt Autorinnen und Autoren konkrete Beispiele, wie sich die Gleichstellung von Frauen und Männern sprachlich darstellen lässt. Wo im Text (z. B. aus Gründen der Lesbarkeit) nur das generische Maskulinum verwendet wird, sind alle Geschlechter gleichermaßen gemeint.